麻醉学问系列丛书

总主审 曾因明 邓小明
总主编 王英伟 王天龙 杨建军 王 锷

心胸外科麻醉

主 审 姚尚龙
主 编 王 锷

Cardiothoracic Anesthesia

中国出版集团有限公司

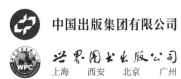
世界图书出版公司
上海 西安 北京 广州

图书在版编目(CIP)数据

心胸外科麻醉 / 王锷主编. —上海：上海世界图
书出版公司，2024.1(2024.7重印)
(麻醉学问系列丛书 / 王英伟总主编)
ISBN 978-7-5232-0688-1

Ⅰ. ①心… Ⅱ. ①王… Ⅲ. ①心脏外科手术—麻醉学
②胸部外科手术—麻醉学 Ⅳ. ①R654.2②R655

中国国家版本馆 CIP 数据核字(2023)第 174533 号

书 名	心胸外科麻醉
	Xinxiong Waike Mazui
主 编	王 锷
责任编辑	李 晶
出版发行	上海世界图书出版公司
地 址	上海市广中路 88 号 9 - 10 楼
邮 编	200083
网 址	http://www.wpcsh.com
经 销	新华书店
印 刷	杭州锦鸿数码印刷有限公司
开 本	787mm×1092mm 1/16
印 张	21.75
字 数	420 千字
版 次	2024 年 1 月第 1 版 2024 年 7 月第 2 次印刷
书 号	ISBN 978-7-5232-0688-1/ R · 704
定 价	150.00 元

总主编简介

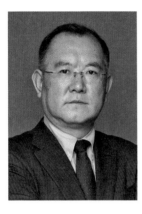

王英伟

    复旦大学附属华山医院麻醉科主任,教授,博士研究生导师。

    中华医学会麻醉学分会常委兼秘书长,中国医学装备协会麻醉学分会主任委员,中国神经科学学会理事兼麻醉与脑功能分会副主任委员,中国研究型医院学会麻醉学分会副主任委员,中国药理学会麻醉药理分会常务委员。

    以通讯作者发表SCI论文60余篇。作为项目负责人获得国家863重点攻关课题、科技部重点专项课题,以及国家自然科学基金7项其中包括重点项目。主编《小儿麻醉学进展》《小儿麻醉学》《临床麻醉学病例解析》《神奇的麻醉世界》《麻醉学》精编速览(全国高等教育五年制临床医学专业教材)、《麻醉学》习题集(全国高等教育五年制临床医学专业教材)等专著。

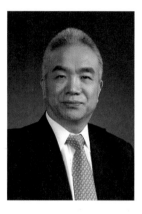

王天龙

首都医科大学宣武医院麻醉手术科主任医师,教授,博士研究生导师。

中华医学会麻醉学分会候任主任委员,中华医学会麻醉学分会老年人麻醉学组组长,国家老年麻醉联盟主席,中国医师协会毕业后教育麻醉专委会副主任委员,北京医学会麻醉学分会主任委员,中国研究型医院麻醉专业委员会副主任委员,欧洲麻醉与重症学会考试委员会委员。

擅长老年麻醉、心血管麻醉和神经外科麻醉,发表 SCI 论文 90 余篇,核心期刊论文 300 余篇。领衔执笔中国老年人麻醉与围术期管理专家共识/指导意见 9 部。主译《姚氏麻醉学》第 8 版,《摩根临床麻醉学》第 6 版中文版;主编国家卫健委专培教材《儿科麻醉学》等。

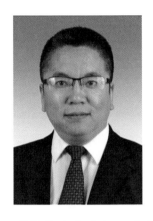

杨建军

郑州大学第一附属医院麻醉与围手术期及疼痛医学部主任,郑州大学神经科学研究院副院长,教授,博士研究生导师。

中华医学会麻醉学分会常务委员,中国精准医学学会常务理事,中国老年医学学会麻醉学分会副会长,中国神经科学学会麻醉与脑功能分会常务委员,中国神经科学学会感觉与运动分会常务委员,教育部高等学校临床医学类专业教学指导委员会麻醉学专业教学指导分委员会委员,河南省医学会麻醉学分会主任委员。

主持国家自然科学基金6项。发表SCI论文283篇,其中32篇IF>10分。主编《麻醉相关知识导读》《疼痛药物治疗学》,主审《产科输血学》,参编、参译30余部。

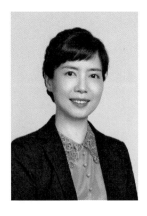

王 锷

一级主任医师,二级教授,博士生导师。

中南大学湘雅医院麻醉手术部主任,湖南省麻醉与围术期医学临床研究中心主任,国家重点研发计划项目首席科学家,中华医学会麻醉学分会常委,中国女医师协会麻醉学专委会副主委,中国睡眠研究会麻醉与镇痛分会副主委,中国心胸血管麻醉学会心血管麻醉分会副主委,中国超声工程协会麻醉专委会副主委,中国医师协会麻醉科医师分会委员,中国医疗器械协会麻醉与围术期医学分会常委,湖南省健康服务业协会麻醉与睡眠健康分会理事长,湖南省麻醉质控中心副主任。《中华麻醉学杂志》《临床麻醉学杂志》常务编委。

分册主编简介

王 锷

一级主任医师,二级教授,博士生导师

中南大学湘雅医院麻醉手术部主任

湖南省麻醉与围术期医学临床研究中心主任

国家重点研发计划项目首席科学家

中华医学会麻醉学分会常委

中国女医师协会麻醉学专委会副主委

中国睡眠研究会麻醉与镇痛分会副主委

中国心胸血管麻醉学会心血管麻醉分会副主委

中国超声工程协会麻醉专委会副主委

中国医师协会麻醉科医师分会委员

中国医疗器械协会麻醉与围术期医学分会常委

湖南省健康服务业协会麻醉与睡眠健康分会理事长

湖南省麻醉质控中心副主任

《中华麻醉学杂志》《临床麻醉学杂志》常务编委

麻醉学问系列丛书

总主审

曾因明　邓小明

总主编

王英伟　王天龙　杨建军　王　锷

总主编秘书

黄燕若

分册主编

麻醉解剖学	张励才	张 野
麻醉生理学	陈向东	张咏梅
麻醉药理学	王 强	郑吉建
麻醉设备学	朱 涛	李金宝
麻醉评估与技术	李 军	张加强
麻醉监测与判断	于泳浩	刘存明
神经外科麻醉	王英伟	
心胸外科麻醉	王 锷	
骨科麻醉	袁红斌	张良成
小儿麻醉	杜 溢	
老年麻醉	王天龙	
妇产科麻醉	张宗泽	
五官科麻醉	李文献	
普外泌尿麻醉	李 洪	
合并症患者麻醉	王东信	赵 璇
围术期并发症诊疗	戚思华	刘学胜
疼痛诊疗学	冯 艺	嵇富海
危重病医学	刘克玄	余剑波
麻醉治疗学	欧阳文	宋兴荣
麻醉学中外发展史	杨建军	杨立群
麻醉学与中医药	苏 帆	崔苏扬

编写名单

主 审

▼

姚尚龙（华中科技大学同济医学院附属协和医院）

主 编

▼

王 锷（中南大学湘雅医院）

副主编

▼

刁玉刚（中国人民解放军北部战区总医院）

王嘉锋（海军军医大学第一附属医院）

编 委

▼

夏中元（武汉大学人民医院）

章放香（贵州省人民医院）

郭克芳（复旦大学附属中山医院）

方向明（浙江大学医学院附属第一医院）

侯丽宏（空军军医大学第一附属医院）

叶伟光（首都医科大学宣武医院）

成 浩（苏州大学附属第一医院）

阎文军（甘肃省人民医院）

荆 娜（中国医科大学附属第一医院）

桑诺尔（北京协和医院）

曾 俊（四川大学华西医院）

宋宗斌（中南大学湘雅医院）

罗 慧（中南大学湘雅医院）

参编人员

覃　罡（中南大学湘雅医院）

邹　彬（中国人民解放军北部战区总医院）

黄　捷（海军军医大学第一附属医院）

侯家保（武汉大学人民医院）

王　斌（贵州省人民医院）

徐丽颖（复旦大学附属中山医院）

张　钰（浙江大学医学院附属第一医院）

周伟玲（空军军医大学第一附属医院）

田　甜（首都医科大学宣武医院）

金　迪（苏州大学附属第一医院）

李　婷（甘肃省人民医院）

王　团（中国医科大学附属第一医院）

马满姣（北京协和医院）

蔡晶晶（四川大学华西医院）

许芳婷（中南大学湘雅医院）

主编秘书

罗　慧（中南大学湘雅医院）

总　序

　　我投身麻醉学专业 60 余年,作为中国麻醉学科从起步、发展到壮大的见证者与奋斗者,欣喜地看到 70 余年来,特别是近 40 年来,我国麻醉学专业持续不断的长足进步。新理论、新观念、新技术、新设备、新药品不断涌现,麻醉学科工作领域不断拓展,人才队伍的学历结构和整体实力不断提升,我国麻醉学事业取得了历史性成就。更令人欣慰的是,我国麻醉学领域内的后辈新秀们正在继承创新,奋斗于二级临床学科的建设,致力于学科的升级与转型,为把我国的麻醉学事业推至新的更高的平台而不懈努力。

　　麻醉学科的可持续发展,人才是关键,教育是根本。时代需要大量优秀的麻醉学专业人才,优秀人才的培养离不开教育,而系列的专业知识载体是教育之本。"智能之士,不学不成,不问不知"。"学"与"问"是知识增长过程中两个相辅相成、反复升华、不可缺一的重要层面。我从事麻醉学教育事业逾半个世纪,对此深有体会。

　　欣悉由王英伟、王天龙、杨建军、王锷教授为总主编,荟集国内近百位著名中青年麻醉学专家为主编、副主编及编委的麻醉学问丛书,历经凝心聚力的撰著终于问世。本丛书将麻醉教学中的"学"与"问"整理成册是别具一格的,且集普及与提高为一体,填补了我国麻醉学专著中的空白。此丛书由 21 部分册组成,涉及麻醉解剖、麻醉生理、麻醉药理和临床麻醉学各专科麻醉,以及麻醉监测、治疗等领域,涵盖了麻醉学相关的基础理论及临床实践技能等丰富内容,以问与答的形式为广大麻醉从业者开阔思路、答疑解惑。这一丛书以临床工作中常见问题为切入点,编撰时讲究文字洗练,简明扼要,便于读者记忆和掌握相关知识点,减少思维冗杂与认知负荷。

值此丛书出版之际,我对总主编、主编和编委,以及所有为本丛书问世而辛勤付出的工作人员表示衷心的感谢!感谢你们为了麻醉学事业的发展、为了麻醉学教育的进步、为了麻醉学人才的培养所做出的不懈努力!"少年辛苦终身事,莫向光阴惰寸功",希望有更多出类拔萃、志存高远的后辈们选择麻醉学专业作为自己奋斗终生的事业,勤勉笃行、深耕不辍!而此丛书无疑是麻醉学领域传道授业解惑的经典工具书,若通读博览,必开卷有益!

(丛书总主审:曾因明)

徐州医科大学麻醉学院名誉院长、终身教授

中华医学教育终身成就专家获得者

2022 年 11 月 24 日

前　言

　　循环和呼吸系统疾病严重威胁广大患者的健康。近年来随着微创手术、杂交手术、机器人辅助等新兴技术的出现以及可视化影像技术、血流动力学监测手段和器官功能保护的长足进步，心胸外科麻醉正在迅速发展。在临床麻醉工作中，心血管手术麻醉和胸科手术麻醉是具有尖端前沿性和富有挑战性的亚专科麻醉，不仅为各类常见手术顺利完成，同时也为多种疑难危重患者手术顺利实施、安全度过围手术期发挥重要作用。

　　为多方面满足广大医者的需求，经多位学者的不懈努力，本册丛书得以编撰成功。全文中心血管手术麻醉共十六个章节、胸科手术麻醉共九个章节。本书以问题和答案的形式，介绍心血管和胸科相关解剖以及疾病的病理生理基础、患者的术前准备与评估、各类麻醉相关技术，以及心胸外科常见病种和特殊病种的具体围手术期麻醉管理等，同时汇集临床中常见的困惑进行针对性的解答。内容涵盖心血管手术麻醉和胸科手术麻醉的绝大部分领域。

　　本书内容覆盖面广、答案精炼、知识点明晰，为麻醉相关专业学生、青年医生以及对心胸外科麻醉感兴趣的人群提供了专业性强、准确性高、实用性好的参考书籍，并可作为一本为智能 App 奠基的心胸麻醉学专业问题大全。

　　尽管力求内容新颖，全局统一，但仍难免存在不同章节有极少数问题相近或重复。同时由于水平有限，经反复审校，本书难免存在不足之处，敬请读者和同道提出宝贵的意见和建议。

王　锷

目 录

第一章

心血管麻醉学基础

第一节　心血管解剖和生理学

1. 心脏位于人体哪个位置?

　　心脏位于胸腔中间的纵隔内,在分隔胸腔和腹腔的膈肌的上方,两肺之间,约2/3在中线左侧,1/3在中线右侧。心脏的前面大部分被肺和胸腔遮盖,只有一小部分借心包与胸廓的胸骨体和肋软骨直接相邻。心脏的两侧与肺和胸膜腔相邻。心脏的后方有食管、神经和主动脉等。心脏的下方为分隔胸腔和腹腔的膈肌。心脏的上方连着心脏的大血管(主动脉、肺动脉等)。

2. 心脏的外形是怎样的?

　　心脏的外形似倒置的圆锥,略大于本人拳头,可分一尖、一底、两面、三缘和三沟。心尖:朝向左前下方,在左侧第5肋间隙、锁骨中线内侧1～2 cm处。心底:朝向右后上方,大部分由左心房、小部分由右心房构成。两面:心脏的下面又称膈面,前面又称胸肋面。三缘:右缘垂直,主要由右心房构成。左缘圆钝向左下倾斜,主要由左心耳和左心室构成。下缘近水平位,由右心室和心尖构成。三沟:分别是冠状沟、前室间沟和后室间沟。

3. 什么叫心脏的四腔结构? 其连接哪些血管?

　　心脏是一中空的肌性器官,内有四腔:后上部为左心房、右心房,二者之间有房间隔分隔;前下部为左心室、右心室,二者之间以室间隔分隔。左心房与肺静脉相连接,左心室连接的是主动脉;右心房与上下腔静脉连接,右心室连接肺动脉。

4. 窦房结位于何处？

窦房结位于上腔静脉和右心房的交界处。

5. 房室结由哪条动脉供血？

房室结主要由右冠状动脉的分支之一房室结支供应。另外，左冠状动脉旋支也可发出分支滋养房室结。

6. 心脏冠状沟是什么？

冠状沟是靠近心底处的一条近似完整的环行沟，呈冠状位，是心房与心室在心表面的分界标志。前室间沟为胸肋面自冠状沟向心尖延伸的浅沟。后室间沟为膈面自冠状沟向心尖延伸的浅沟。前、后室间沟是左、右心室在心表面的分界标志。前、后室间沟在心尖右侧的汇合处稍凹陷，称心尖切迹。后室间沟与冠状构的交汇处称房室交点。所有沟内均有血管走行并被脂肪组织覆盖。

7. 主动脉起始的三大主要分支是什么？

主动脉起始的三大主要分支是：头臂干、左颈总动脉、左锁骨下动脉，其中头臂干分出右锁骨下动脉和右颈总动脉。

8. 什么是卵圆孔？

在右心房后内侧壁的房间隔下部有一卵圆形浅窝称卵圆窝（fossa ovalis），此处较薄，为胎儿时期卵圆孔的遗迹。卵圆孔多在出生后 1 岁左右闭锁，若未闭合，则构成先天性心脏病，叫作房间隔缺损。

9. 右心耳是什么？

右心房位于心脏的右上部，腔大壁薄，向左前方突出的部分称右心耳，内面有许多并行排列的隆起肌束，称梳状肌。当心功能发生障碍时，心耳处可因血流缓慢而形成血凝块，一旦脱落形成栓子，可堵塞血管。

10. 心腔壁的结构特点是什么？

心腔壁由三层膜组成，从内向外依次是心内膜、心肌膜和心外膜。心内膜从内向外可分为内皮、内皮下层和内膜下层。内皮与大血管根部的内皮相延续，内皮下层为细密的结缔组织。内膜下层含血管、神经和心脏传导系的分支。心肌膜主要由心肌纤维构成,其间有少许结缔组织和丰富的毛细血管。心肌纤维呈螺旋状排列,可分为内纵、中环与外斜三层。心外膜即浆膜心包的脏层,由间皮和薄层结缔组织组成,含有血管、神经、淋巴管及脂肪组织等。

11. 三尖瓣的结构和功能特点是什么?

　　右心房室口周围的纤维环上附有三片瓣膜,称三尖瓣,可分为前瓣、后瓣和隔瓣。瓣膜尖朝向右心室腔,瓣的游离缘借数条腱索与心室壁上的乳头肌相连。正常的三尖瓣口面积是 $4\sim6\ cm^2$。右心房室口周围的纤维环、三尖瓣、腱索和乳头肌在功能上是一个整体,称三尖瓣复合体。当心室收缩时,三尖瓣靠拢封闭房室口。由于乳头肌收缩,通过腱索牵拉瓣膜,防止血液逆流入心房,保证血液的单向流动。

12. 肺动脉瓣的结构和功能特点是什么?

　　右心室的出口为肺动脉口,通向肺动脉干。肺动脉口周围的纤维环上附有三个袋口向上的半月形瓣膜,称肺动脉瓣。心室收缩时,血液冲开肺动脉瓣流入肺动脉干;心室舒张时,肺动脉干内血液回流的压力使瓣膜相互贴紧而封闭肺动脉口,阻止血液逆流入右心室。

13. 二尖瓣的结构特点是什么?

　　左心房室口周围的纤维环上附有两片瓣膜是二尖瓣(mitral valve),分为前瓣和后瓣,前瓣将左心室分为后方流入道和前方流出道。瓣膜尖朝向左心室腔,瓣的游离缘借数条腱索与心室壁乳头肌相连。纤维环、二尖瓣、腱索和乳头肌在功能上构成二尖瓣复合体。二尖瓣的正常面积是 $4\sim6\ cm^2$,当受风湿病等侵袭后,瓣口面积会缩小。$1.5\sim2.0\ cm^2$ 是轻度狭窄;$1.0\sim1.5\ cm^2$ 是中度狭窄;小于 $1.0\ cm^2$ 为重度狭窄。

14. 主动脉瓣的结构和功能特点是什么?

　　左心室的出口为主动脉口,主动脉口周围的纤维环上也附有三个袋口向上的半月形瓣膜,称主动脉瓣,位于左心室和主动脉之间,阻止射入主动脉的血流回流入左心室,形态学上类似于肺动脉瓣。因为处于中心位置,主动脉瓣与各个心腔和瓣膜关系密切。正常主动脉瓣口面积超过 $3.0\sim4.0\ cm^2$,小于 $1.5\ cm^2$ 为轻度狭窄;$1.0\sim1.5\ cm^2$ 为中度狭窄;小于 $1.0\ cm^2$ 为重度狭窄。

15. 主动脉瓣狭窄的常见原因有哪些？

对于 75 岁以下的患者，主动脉瓣狭窄的常见原因是主动脉瓣二瓣畸形；而对于 75 岁以上患者，主动脉瓣退行性钙化是主动脉瓣狭窄的首要原因。

16. 主动脉窦的结构特点是什么？

三个主动脉瓣后相对性的主动脉壁向外突出形成的窦腔称主动脉窦。可分成左窦、右窦和后窦，在左、右主动脉窦的动脉壁上分别有左、右冠状动脉的开口。

17. 心脏传导系统有哪部分组成？

心脏传导系统包括窦房结、房室结、房室束和浦肯野纤维。窦房结是心脏正常的起搏点，位于右心房壁内，窦房结内的起搏细胞发生的兴奋，通过过渡细胞传至心房肌，使心房肌收缩，同时兴奋可经结间束下传至房室结。房室结位于房间隔下部，由房室结发出的房室束进入心室。房室结将窦房结发出的冲动传至心室引起心室收缩。房室束进入室间隔分为左、右束支，分别沿心室内膜下行，最后以细小分支即为浦肯野纤维分布于心室肌。

18. 冠状动脉的起源与主要分支血供如何分布？

右冠状动脉起自升主动脉根部的主动脉右窦，其主要分支有后室间支、心室支、心房支，主要供应右心房、右心室、部分左心室后壁及室间隔的后 1/3、窦房结及房室结。左冠状动脉起于升主动脉根部的主动脉左窦，主要分为前降支和回旋支，前降支发出分支分布于左心室前壁、室间隔前 2/3 及部分右心室前壁。回旋支发出分支分布于左心房、左心室侧壁及左心室后壁，也可发分支滋养窦房结及房室结。

19. 前降支和回旋支闭塞的心电图有何改变？

前降支闭塞在心电图 $V_3 \sim V_5$ 导联上出现缺血性改变。回旋支闭塞在心电图 I 导联和 aVL 导联上出现缺血性改变。

20. 右冠状动脉闭塞的心电图改变是什么？

右冠状动脉闭塞心电图改变为下壁（II、III、aVF）、右心室（V3R~V4R）缺血心电图表现。

21. 决定心肌氧耗的三个主要因素是什么？临床上是如何测定的？

决定心肌氧耗的主要因素有心率、左心室收缩期室壁张力、心肌收缩力。室壁张力与心室半径及心室内压力成正比，与室壁厚度成反比。舒张末期室壁张力与心室舒张末期半径有关，可由前负荷或左心室舒张末期容积表示，可通过肺动脉楔压评估。心肌收缩力评估方法包括有创和无创两种。有创法：最大收缩速度、心室压力时间比或左心室收缩末期压力/容积比；无创法：射血前期时间/左心室射血时间，以及超声心动图显示的整体及局部心室壁活动。

22. 决定心肌氧供的因素有哪些？

决定心肌氧供的因素有：① 冠状动脉血流量，与冠状动脉灌注压、通畅程度成正比，与其阻力成反比。提高舒张压、降低左心室舒张末期压力可以提升冠脉血流量；减慢心率可以增加单位时间内冠脉灌注时长；② 冠状动脉血氧含量：与血红蛋白压积、动脉血氧饱和度等携氧能力、氧结合及解离等特性相关。

23. 腹主动脉有哪些主要分支？

腹主动脉的沿途分有壁支和脏支两种。壁支较细小，主要有膈下动脉和腰动脉，它们主要分布于膈的下面、腰部、腹前外侧的肌肉、皮肤和脊髓及其被膜等处。脏支比较粗大，分为成对与不成对的脏支两种，每种各有三支。成对的脏支自上而下有肾上腺中动脉、肾动脉和精索内动脉或称睾丸动脉（女性为卵巢动脉）。不成对的脏支自上而下有腹腔干、肠系上动脉和肠系下动脉。

24. 脊髓的供血血管有哪些？

脊髓的供血主要由脊髓前动脉（75％）（发自椎动脉）和脊髓后动脉（25％）（发自脊髓前动脉的终末部分）组成，还包括一些根性的小动脉分支，与脊髓前动脉相吻合。

25. 支配心脏的交感神经是从哪里起源的？三个主要的交感神经是什么？

支配心脏和血管的交感神经来自胸腰段脊髓；发自星状神经节和颈中神经节的三个主要交感神经是：星状心肺神经、背侧心肺神经、右背外侧和背中线心肺神经。

26. 支配心脏的副交感神经是从哪里起源的？

副交感神经元起源于颈段脊髓以及延髓和疑核，从后两者发出的神经纤维加入喉返神经和胸迷走神经进入胸腔支配心脏。

27. 静脉压力曲线上的 v 波和 y 波与哪些因素相一致？

静脉压力曲线上的 v 波与血液从外周回流时心房容量逐渐增加有关。当心房充盈完成，三尖瓣和二尖瓣开放，心室开始充盈时 v 波达到最大值。静脉压力曲线上的 y 波是由于房室瓣开放以及心室舒张的结果。

28. 房颤对心房压力和心室充盈有什么影响？

急性房颤使心房压力升高，心房顺应性降低，心房耗氧量增加，同时失去了心房收缩对心室充盈的作用。

29. 左心房压的正常值是多少？ 其临床意义是什么？

左心房压正常值 $4 \sim 12$ mmHg，如果患者无二尖瓣相关病变，左心房压可反映左心室舒张末期压（LVEDP）。

30. 左心室和右心室的血流灌注时间有何区别？

流向左心室心肌的血流量受心动周期的影响，收缩期流向左心室心肌的血流量仅为舒张期的 $7\% \sim 45\%$，这主要是由于左心室收缩时心肌内的阻力血管受挤压所致。由于右心室心室肌比较薄，受心动周期影响较小，流向右心室的血流量在收缩期与舒张期几乎相同。

31. 冠状动脉血流量自动调节的灌注压范围是多少？

冠状动脉血流量自动调节的灌注压范围是 $8 \sim 24$ kPa（$60 \sim 180$ mmHg）。

32. 哪些因素影响冠状血管的自动调节？

影响冠状血管的自动调节机制的因素包括心肌氧含量、冠状静脉氧含量、心率、冠脉药理性收缩、代谢性调节因子、氧分压、血钾、pH、二氧化碳分压、内皮舒张因子、前列腺素、前列环素、组胺和 ATP 等。

33. 什么是冠脉窃血？

冠状动脉发生狭窄时，其小动脉扩张以维持冠脉血流量在正常范围内。一旦这种血管扩张性代偿机制耗尽时（狭窄＞90％），进一步的狭窄将导致冠脉血流量降低。当一种血管扩张剂同时作用于通过侧支相互联系的正常冠脉血管床和狭窄动脉血管床时，就会发生冠脉窃血。这是因为狭窄冠脉小动脉已经达到最大限度的扩张，血管扩张剂主要是扩张正常冠脉的小动脉，而对狭窄冠脉的小动脉影响甚小，这样血液由缺血区域"窃入"正常扩张的小动脉。

34. 什么是心排血量？有哪些影响因素？

心排血量是心脏每分钟泵出的血量：心排血量＝心率×每博量。心排血量随着心率、前负荷和心肌收缩力的增加或后负荷的降低而升高，随着心率、前负荷和心肌收缩力的降低或后负荷的升高而降低，还受心室顺应性的影响。

35. 什么是心脏指数？正常范围是多少？

心脏指数指心排血量与体表面积的比值，心排血量主要与机体氧耗或代谢率有关，已知代谢率与体表面积存在相关性，故可用心脏指数代替心排血量。正常范围为 $2.5\sim4.0$ L/(min·m^2)。

36. 什么是前负荷？影响因素有哪些？

前负荷可定义为在心脏舒张末期形成心室壁被动性张力的所有因素，决定前负荷的因素包括：血容量、静脉张力、心室顺应性、心室后负荷。

37. 什么是后负荷？影响因素有哪些？

后负荷指在心室收缩射血期间形成心室壁肌张力的一切因素。后负荷主要决定于以下因素：心室的形状、半径及心室壁的厚度；动脉壁僵硬程度；血液黏滞度、大动脉内血容量。

38. 什么是 Frank-Starling 定律？前负荷增加对 Starling 曲线有何影响？

Frank-Starling 定律是心脏收缩释放的能量（作功）是心肌纤维长度（心室舒张末期容积，EDV）的函数，即心肌收缩力在一定范围内依赖于心肌初长度。增加前负荷或心肌初长度可以使心肌静息张力、张力变化的速度和张力峰值升高。静脉回心血量增加可使心肌初长度延长，从而增强心肌收缩力和提高心排血量。

39. 动脉血氧含量的影响因素有哪些？

动脉血氧含量与氧分压、血红蛋白、2,3-二磷酸甘油酸以及 pH、二氧化碳分压或温度对氧-血红蛋白解离曲线的影响等因素有关。

40. 哪些因素可以降低心肌收缩力？

缺氧、酸中毒、心肌病、心肌缺血或心肌梗死、钙通道阻滞剂或 β 受体阻滞剂等药物可以降低心肌收缩力。

41. 何谓病态窦房结综合征？

病态窦房结综合征指不可逆的窦房结功能障碍引发的一系列临床症状。可以表现为继发于窦房结自律性不足的窦性停搏、窦性静止或窦性心动过缓。

42. 无症状的双束支阻滞患者在接受全身麻醉之前，是否需要安装临时起搏器？

无症状的双束支阻滞患者围手术期发展为全心阻滞的概率很低，目前还未发现任何临床症状可以成为发生全心阻滞的风险预警，不推荐患者全麻前安装临时起搏器，但建议在术中预备体外起搏器。

43. 主动脉瓣关闭不全和主动脉瓣狭窄分别对有血压的影响是什么？

主动脉瓣狭窄时，由于心排血量减低，收缩压降低，脉压差减小；主动脉瓣关闭不全时，舒张期主动脉内血流大量反流入左心室致舒张压降低，脉压差增大。

第二节　常用心血管药物

44. α₁ 受体激动剂的药理学机制是什么？

α_1 受体激动剂作用于突触后膜 α_1 受体，可引起外周血管收缩，胃肠道平滑肌松弛。

45. 去氧肾上腺素对心排血量有何影响？

去氧肾上腺素主要效应是增加外周血管阻力，增加后负荷，减慢心率（可能降低心排血量），以及急性静脉收缩（增加前负荷，并在心肌收缩范围内增加心排血量）。

46. 去甲肾上腺素临床应用的优缺点是什么？

去甲肾上腺素(NE)是交感神经节后纤维的主要神经递质,可直接激动肾上腺素受体,β_1 受体效应与肾上腺素相当,产生强烈的 α_1、α_2 受体激动效应,使血液再分布,脑和心脏血流增加,其他部位血管床收缩。对去氧肾上腺素无效时,NE 使用意义较大。它可能会降低器官灌注(肾脏、肠道、肝脏以及肢体缺血),引起心肌缺血(增加后负荷、心率、心肌收缩力,可引起冠脉痉挛)、肺血管收缩、心律失常、皮下渗漏引起皮肤坏死等风险。

47. 抗心源性衰竭的药物怎样选择？

正性肌力药物、利尿剂和血管扩张剂是心源性衰竭治疗的三类重要药物。正性肌力药物可以通过增强心脏收缩力来增加心排血量,目前应用的胃肠外正性肌力药物主要有三类:① β 肾上腺素能受体激动剂,包括多巴胺和多巴酚丁胺,以及儿茶酚胺类药物肾上腺素和去甲肾上腺素;② 磷酸二酯酶Ⅲ抑制剂米力农;③ 钙增敏剂左西孟旦。利尿剂主要有呋塞米和螺内酯等,血管扩张剂包括硝普钠等。

48. 多巴胺的剂量依赖的受体选择有何特点？

不同浓度的多巴胺激活多巴胺受体和交感神经受体产生不同的血管效应。小于 3 $\mu g/(kg \cdot min)$ 主要激活血管的多巴胺 D_1 受体,选择性扩张肾、冠状动脉和脑血管;激活突触前多巴胺 D_2 受体,抑制去甲肾上腺素的释放。$3 \sim 10$ $\mu g/(kg \cdot min)$ 时,除激活多巴胺受体外还可以激活心脏 β_1 受体,产生正性肌力作用。大于 10 $\mu g/(kg \cdot min)$ 可激活外周血管 α 受体,产生显著的血管收缩效应,增加血管阻力。

49. 多巴酚丁胺的作用机制是什么？其有哪些作用？

多巴酚丁胺直接作用于 β_1 肾上腺素受体,对 β_2 受体仅有轻微作用。它不引起去甲肾上腺素的释放,也不兴奋多巴胺受体。多巴酚丁胺的作用包括:正性肌力作用,对心率和全身血管阻力影响甚少;增加窦房结的自律性;使通过房室结和心室的传导加快;降低后负荷;抑制缺氧性肺血管收缩。

50. 肾上腺素对心血管的作用有何特点？

肾上腺素是通过直接兴奋 α 受体和 β 受体来产生心血管作用。对心脏:作用于心肌、传导系统和窦房结的 β_1 受体及 β_2 受体,加强心肌收缩性,加速传导,提高心肌的兴奋性。对血管:激动血管平滑肌上的 α 受体而使血管收缩,激动 $β_2$ 受体使血管扩张。对血压:小剂量时由于能心脏兴奋,可使心排血量增加、收缩压升高。同时作用于骨骼肌血管床的 $β_2$ 受体,使血管扩张、舒张压降低。较大剂量时作用于骨骼肌血管床的 α 受体使血管收缩、舒张压升高。

51. 血管加压素对心血管的作用特点是什么?

血管加压素是一种内源性抗利尿激素,高浓度时可直接激活血管平滑肌 V_1 受体,产生外周血管收缩作用。血管加压素可在心搏骤停后恢复冠状动脉灌注压,其没有 β 受体作用,与肾上腺素不同,较少引起心动过速和心律失常。

52. 米力农的药理机制是什么?

正性肌力作用主要是通过抑制磷酸二酯酶,使心肌细胞内环磷酸腺苷(cAMP)浓度增高,细胞内钙增加,心肌收缩力加强,心排血量增加。其血管扩张作用可能是直接作用于小动脉所致,从而可降低心脏前、后负荷,降低左心室充盈压,改善左心室功能,增加心脏指数。米力农的心血管效应与剂量有关,小剂量时主要表现为正性肌力作用,当剂量加大,逐渐达到稳态的最大正性肌力效应时,其扩张血管作用也可随剂量的增加而逐渐加强。

53. 地高辛的临床应用有哪些注意事项?

须个体化使用地高辛,应注意以下事项:① 影响地高辛血药浓度的因素包括剂量、年龄、性别(女性应更谨慎)、体重、肾功能、应用利尿剂等;② 心肌缺血抑制 Na^+/K^+-ATP 酶的活性,增加心肌对地高辛的敏感性;③ 与能抑制窦房结或房室结功能的药物(如胺碘酮、β 受体阻滞剂)联用时须严密监测心率;④ 奎尼丁、维拉帕米、胺碘酮、普罗帕酮、克拉霉素等与地高辛联用时,可增加地高辛血药浓度,增加中毒风险,地高辛宜减量。

54. 扩血管药物怎样分类?

① 直接作用于血管平滑肌的药物:如肼苯哒嗪(主要作用于动脉)、硝酸甘油和硝酸异山梨醇酯(主要作用于静脉)、硝普钠(作用于动脉及静脉);② α 受体阻断剂:$α_1$ 受体阻断剂如哌唑嗪,$α_2$ 受体阻断剂如酚妥拉明,$β_2$ 受体兴奋剂如舒喘灵;③ 血管紧张素转换酶抑制剂:如卡托普利、依那普利;④ 钙离子拮抗剂:如硝苯地平、硫氮卓酮;⑤ 其他:如阿方那特、柳丁氨酸、米诺地尔、前列腺素、心钠素等。

55. 硝酸甘油对冠状动脉循环的影响有哪些？

　　硝酸甘油对冠状动脉循环的影响有：引起心外膜冠状动脉扩张、增加冠状动脉侧支血管直径，增加侧支循环血流；改善心内膜下血流；扩张粥样硬化性血管；短期内增加冠状动脉血流，随着心肌氧耗的降低，冠状动脉血流逐渐减少；逆转或预防冠状动脉痉挛和血管收缩。

56. 钙通道阻滞药的共同作用有哪些特点？

　　钙通道阻滞药的共同作用特点是抑制血管平滑肌和心肌细胞 Ca^{2+} 内流，对小动脉平滑肌较小静脉更敏感，降低血管阻力，血压下降，心肌耗氧量降低。扩张冠状血管作用强，解除冠脉痉挛，增加冠脉血流量和心肌供氧量，使心收缩力减弱，耗氧量降低。

57. 硝普钠的作用机制是什么？应怎样确定初始使用剂量？

　　硝普钠的作用机制与硝酸酯类相同，使血管内皮细胞释放 NO 及激活鸟苷酸环化酶，增加细胞内 cGMP 水平，扩张血管。对阻力和容量血管均有直接扩张作用，对后负荷的作用强于硝酸甘油，故可使左心室充盈压减低，心排血量增加。对慢性左心室衰竭急性失代偿，硝普钠比呋塞米起效更快、更强。硝普钠主要作用于冠状动脉循环中阻力血管，可引起冠状动脉窃血。因小剂量扩血管作用不敏感，初始剂量需大于 $3\ \mu g/(kg \cdot min)$ 才有效。

58. 抗心律失常药物有哪几类及其代表药是什么？

　　抗心律失常药物的分为五类，Ⅰ类是膜稳定剂，代表药：A 类奎尼丁，B 类利多卡因，C 类恩卡尼和普罗帕酮；Ⅱ类是 β 肾上腺素受体阻滞剂，代表药：普萘洛尔；Ⅲ类是延长动作电位时程，延长不应期，代表药：胺碘酮；Ⅳ类是钙通道阻滞剂，代表药：硝苯地平；Ⅴ类是洋地黄类强心苷，代表药去乙酰毛花苷。

59. 胺碘酮的临床用药要哪些注意事项？

　　胺碘酮的临床用药注意事项：① 窦性心动过缓、房室传导阻滞、QT 间期延长等常见，甚至出现一过性窦性停搏。若原有房室传导阻滞或发生上述情况又必须用药者，最好预先安置起搏器；② 有促心律失常作用，可发生多形性室性心动过速或尖端扭转型室速，特别在伴有低钾血症时易于发生；③ 可引起血压下降，使原有心衰加重、恶化等。

60. 普罗帕酮的药理学作用是什么？

普罗帕酮属于ⅠC类的抗心律失常药,具有膜稳定性。抑制心肌和浦肯野纤维的快Na^+内流,减慢动作电位 0 相除极速度,延长所有心肌组织的传导和不应期。对房室旁路的前向和逆向传导的有效不应期有延长作用,并可以产生完全性阻滞。同时提高心肌细胞阈电位,明显降低心肌细胞的自律性,抑制触发激动。常规剂量即有较弱的慢Ca^{2+}通道阻滞作用。对心肌收缩力有抑制作用,减少左心室心排血量,程度与剂量相关,对冠状动脉有扩张作用。

61. 利多卡因抗心律失常的药理学作用是什么？

① 降低自律性:治疗浓度($2\sim5\ \mu g/mL$)能降低浦肯野纤维的自律性,由于 4 相除极速率下降而提高阈电位,减少复极的不均一性,故能提高致颤阈;② 传导速度:利多卡因治疗浓度对希-浦系统的传导速度没有影响,但在细胞外K^+浓度较高时则减慢传导;③ 缩短不应期:利多卡因缩短浦肯野纤维及心室肌的 APD(动作电位时程)、ERP(有效不应期),且缩短 APD 更为显著,故为相对延长 ERP,与阻止 2 相少量Na^+内流相关。

62. 利尿剂的作用机制是什么？代表药是什么？

利尿药初期的降压机制是排钠利尿、造成体内Na^+和水的负平衡,使细胞外液和血容量减少,血压降低。长期应用利尿药,当血容量及心排血量已逐渐恢复至正常时,血压仍可持续降低,其可能机制如下:① 持续排钠而降低动脉壁细胞内Na^+的含量,并通过Na^+-Ca^{2+}交换机制,使胞内Ca^{2+}量减少;② 细胞内Ca^{2+}减少会降低血管平滑肌对缩血管药(如去甲肾上腺素)的反应性;③ 诱导动脉壁产生扩血管物质,如激肽、前列环素等。

63. 心外科手术的常见术前用哪些药物？

对于心脏手术,适当的术前用药有利于使患者到手术室的转运安全而平稳。常见的术前用药有:① 镇痛药吗啡 0.1 mg/kg 和东莨菪碱 0.15～0.3 mg 肌内注射;② 特殊患者(严重的二尖瓣狭窄、冠心病等)或特殊情况(过度焦虑或紧张),可酌情使用咪达唑仑术前口服或肌内注射。老年患者可不用东莨菪碱。

64. 对存在冠状动脉疾病应用大剂量舒芬太尼麻醉患者,咪达唑仑会产生什么作用？

对存在冠状动脉疾病应用大剂量舒芬太尼麻醉患者,咪达唑仑应用可降低体循环阻力,导致低血压,进一步诱发冠脉冠注压下降,诱发心肌缺血加重。

65. 右美托咪定的心血管作用是什么?

右美托咪定选择性抑制交感神经冲动,降低交感张力,抑制去甲肾上腺素释放,利于血流动力学的稳定。其对心脏有负性变时和变传导作用,可预防和治疗心动过速。右美托咪定可增加心肌细胞内环磷酸腺苷含量、增强腺苷介导的冠脉扩张、抑制缺血-再灌注导致的心肌细胞内去甲肾上腺素水平升高、激活关键激酶、开放 ATP 敏感性钾离子通道、抑制线粒体膜通透性转换孔开放,减轻心肌缺血-再灌注损伤。

66. 为什么硝酸甘油禁用于肥厚性梗阻性心肌病患者?

梗阻性肥厚型心肌病的特点是以左心室血液充盈受阻、舒张期顺应性下降为主。如果使用硝酸甘油,可降低心脏前负荷,使左心室充盈进一步下降,左心室泵血减少;同时可降低后负荷,使左心室泵血时流出道压力阶差增大,会加重左心室流出道的梗阻症状,并进一步减少左心室的泵血量,冠状动脉血液灌注进一步减少,所以最终会加重心绞痛的症状,甚至可能出现心肌梗死。

67. 异丙肾上腺素的作用是什么? 其有哪些负面效应?

异丙肾上腺素是 β 受体激动剂,对 β_1 和 β_2 受体都有强大的激动作用,作用于心脏 β_1 受体,增强心收缩力,引起心率加快,传导加速,心排血量和心肌耗氧量增加。作用于血管平滑肌 β_2 受体,舒张骨骼肌血管,肾、肠系膜血管及冠脉亦不同程度舒张,降低血管总外周阻力。导致收缩压升高,舒张压降低,脉压差变大。异丙肾上腺素的负面效应是使心率急剧加快,回心血量减少,可导致快速性心律失常,长时间快心率还可引起心衰导致低血压。

68. 应用西地兰应注意哪些事项?

西地兰应用注意事项:① 中毒剂量对心脏的影响主要引起各种类型的心律失常,以室性早搏最常见,可为单源或多源性,通常表现为二联律或三联律;② 治疗时密切注意是否存在低钾、低镁等危险;③ 钙离子与强心苷在心肌收缩和电生理方面有协同作用,与钙离子合用,可引起恶性心律失常;④ 可增强流出道肥厚心肌的收缩,使梗阻加重,故梗阻性心肌病患者禁用。

69. 脑利钠肽来自哪里？药理作用是什么？

人脑利钠肽(BNP)均主要由左心室心肌细胞合成分泌，进入小静脉回流至室间隔静脉通过冠状窦进入循环，其分泌主要由左心室壁张力进行调节，左心室功能不良(LVD)的严重程度与其分泌正相关，外周血 BNP 水平可反映心室分泌率及LVD 程度。BNP 同心钠肽(ANP)一起参与了血压、血容量以及水盐平衡的调节，提高肾小球滤过率，利钠利尿，扩张血管，降低体循环血管阻力及血浆容量，这些均起到维护心功能作用。

70. 前列腺素 E_1 的药理作用及临床用药剂量？

前列腺素 E_1 直接作用于血管平滑肌，扩张血管和提高血流量，改善微循环的灌注；抑制血小板聚集和血栓 A_2 生成，抑制动脉粥样硬化脂质斑块及免疫复合物的形成；扩张外周血管和冠状血管，降低外周血管阻力和血压，降低肺循环阻力，防止血栓形成和保护血小板，保护缺血心肌，缩小心肌梗死面积，抗心力衰竭；扩张肾血管，增加肾血流量，调节水钠平衡，利尿和保护肾脏功能。静脉输注：开始剂量为 $0.02\sim0.1\ \mu g/(kg \cdot min)$。

（夏中元　侯家保）

参考文献

[1]　邓小明，姚尚龙，于布为，等. 现代麻醉学. 第 5 版[M]. 北京：人民卫生出版社，2020.
[2]　Michael A. Gropper 著. 邓小明，黄宇光，李文志，译. 米勒麻醉学. 第 9 版[M]. 北京：北京大学医学出版社，2021.
[3]　Michelle Bowman 著. 郭建荣，贾东林，译. 麻醉知识要点解析. 第 2 版[M]. 北京：北京大学医学出版社，2009.
[4]　Frederick A. Hensley, Jr. Donald E. Martin, Glenn P. Gravlee 著. 王锷，王晟，黄佳鹏，等译. 实用心血管麻醉学. 第 5 版[M]. 北京：人民卫生出版社，2017.
[5]　Fu-Sun F. Yao 著. 王天龙，李民，冯艺，等译. 姚氏麻醉学：问题为中心的病例讨论. 第 8 版[M]. 北京：北京大学医学出版社，2018.

第二章

心血管外科患者的
术前评估与准备

第一节　心血管疾病患者的术前评估

1. 运动耐量是什么？常用的评估方法有哪些？

运动耐量是受试者在运动试验中所能达到的最大运动量，是反映冠脉病变严重程度的重要指标，是预测病死率的强有力因子。通常女性<5 METs，或男性<7 METs 为异常。健康中年男性的平均运动耐量为 10 METs。如果冠心病患者的运动耐量可以达到 13 METs，则无论患者的运动试验结果是否为阳性，预后通常均好；如运动耐量<5 METs，则其死亡率较高。常用的评估方法有平板试验、METs 评估量表、6 分钟步行距离等。

2. 冠心病患者术前评估的危险因素有哪些？

冠心病患者术前评估的危险因素有：>45 岁，糖尿病，心肌梗死病史，或有冠状动脉疾病家族史，心绞痛，心律失常，充血性心力衰竭。

3. 糖尿病合并心肌缺血的临床表现有哪些？

糖尿病合并冠心病最常见的临床表现与单纯冠心病一样，以心绞痛和心律失常等为主，但糖尿病合并心肌缺血时起病隐袭，症状不典型，存在无症状性心肌缺血(SMI)。

4. 心外手术患者术前血糖控制的目标有哪些？

心外手术患者术前血糖控制：空腹血糖(FPG)或餐前血糖 6～8 mmol/L，餐后2小时血糖(2 hPG)或不能进食时任意时点血糖8～10 mmol/L。

5. 左心室舒张末压升高有什么意义？

左心室舒张末压是评价左心功能的重要方法,通常压力＞12 mmHg 时为左心室舒张末压增高,常见疾病有左心衰竭、限制型心肌病等。

6. 低钾血症和高钾血症对心电图有何影响？

低钾血症时心电图改变：ST 段压低、T 波低平或倒置、U 波明显。高钾血症对心电图的影响：T 波高尖、PR 间期延长、ST 段压低、QRS 波增宽、心室纤颤。

7. 房颤的诱发因素及处理措施有哪些？

房颤的诱发因素包括：低钾血症,年龄,充血性心力衰竭,风湿性心脏病,高血压,左心房增大。处理措施包括：通过心脏电复律和药物的方法控制心律；对于慢性房颤给予华法林治疗,血压应随心律失常的控制而作出相应调整。

8. 术前提示心室功能不全的表现有哪些？

术前提示心室功能不全的表现包括：① 病史：心肌梗死、充血性心力衰竭、低血压、心动过速、出现第三心音和第四心音、颈静脉怒张；② 症状：胸闷气短、心悸、心前区不适、劳累后呼吸困难、运动耐量降低等；③ 心电图：心肌缺血或梗死的征象；④ 胸 X 线片：心脏扩大、肺水肿、胸腔积液；⑤ 心功能检查：射血分数降低、室壁节段性运动异常、反向运动。

9. 什么是 Allen 试验？

经典的 Allen 试验的做法是：受检者握紧拳头,检查者同时紧压其腕部的桡动脉、尺动脉,这时受检者松开拳头,其手掌部皮肤由于血供被阻断变得苍白,然后继续压迫桡动脉,松开尺动脉恢复其血供,这时手掌应迅速(7 秒内)恢复红润,说明受检者的桡动脉、尺动脉间有完善的侧支循环,在桡动脉血供消失的条件下不影响手部血供,为 Allen 试验阴性；7～15 秒为临界状态,如果在 15 秒内不能恢复红润,则为该试验阳性。

10. Allen 试验阳性应注意哪些事项？

Allen 试验阳性患者,不能选用桡动脉进行围手术期动脉压力监测或桡动脉作为桥血管进行冠状动脉旁路移植手术。

11. 临时起搏器的植入治疗性起搏指征是什么？

临时起搏器植入的治疗性起搏指征包括：① 急性心肌梗死、急性心肌炎、药物中毒或电解质紊乱、心脏外伤或外科术后引起的房室传导阻滞、严重窦性心动过缓、窦性停搏、阿-斯综合征；② 不宜用药物或电复律的快速性心律失常；③ 反复发作的室性心动过速、室上性心动过速等，给予起搏或超速起搏治疗。

12. 如何判别患者安装的起搏器是心房起搏、心室起搏，或是房室顺序起搏？

心房起搏的心电图表现为：在 P 波之前存在一个起搏波，QRS 复合波通常正常。心室起搏的心电图表现为：起搏波后即刻跟随一个加宽的 QRS 复合波。房室顺序起搏的心电图表现为，有两个起搏波，一个在 P 波之前，另一个在 QRS 复合波之前。

13. 如何鉴别安装的植入型心脏起搏器或转复除颤器是否在发挥作用？

理想情况下，通过检查心脏节律控制装置（CRMD）就可以对该仪器的功能进行评估。当不能对仪器检测时，可按压颈动脉或做 Valsalva 运动来减慢患者的固有心率，使其低于起搏心率。按压颈动脉时要非常谨慎，存在动脉粥样斑块脱落的风险。若心率降低程度还不足以使起搏器取代心室的固有电活动，可在起搏器上放置一块磁铁，把起搏模式调为固定节律起搏。在这种模式下，起搏器不受心脏固有电活动影响，起搏波按自身节律运行。

14. 心脏压塞有什么症状和体征？

心脏压塞分为急性心脏压塞和慢性心脏压塞，慢性心脏压塞导致体循环静脉压增高，存在颈静脉怒张、奇脉等症状；通常体征较轻，有肝淤血、下肢水肿等。急性心脏压塞可能体征：① 血液回流心脏时会有阻力，表现为颈静脉充盈、颈静脉怒张；体循环静脉中血液增多，张力增大，平卧和坐位均出现，即出现颈静脉怒张；② 急性心脏压塞血压偏低，心脏无足够血液射出。常表现为心跳快、心音遥远、动脉压力低、静脉压力高等循环衰竭、休克症状。

15. 超声心动图提示异常室壁运动的意义有什么？

异常室壁运动（RWM）常为冠状动脉疾病（CAD）所致。CAD 影响心肌供血，从而导致相应的室壁节段异常运动。室壁运动异常的分组包括运动减弱、无运动和反向运动（室壁离开心室的中心）。由于室壁厚度和心内膜运动存在内在联系，因此,所有的室壁运动异常也应与室壁厚度、心内膜运动异常相关。

第二节　影像学检查和心导管术

16. 血管狭窄严重程度有哪些分析方法?

　　血管狭窄严重程度的分析方法有多普勒超声检查、MRA 或者是 CTA 检查和血管造影检查。

17. 术中 TEE 对前负荷的评估主要有哪些指标?

　　前负荷的定义为心肌收缩之前遇到的负荷,实际上是心室舒张末期容量或心室舒张末期室壁张力的反应。术中 TEE 对前负荷估的主要指标包括左心室舒张末期容积(LVEDV)、左心室舒张末压(LVEDP)和左心房压(LAP)。

18. 左心室功能有哪些评估指标?

　　左心室整体功能的评估:① 左心室舒张末压(LVEDP):LVEDP 升高超过 12 mmHg 提示左心室功能不全,LVEDP 受前负荷和后负荷的影响,反映左心室收缩和舒张功能;② 左心室射血分数(EF):EF 是指每次心搏射血量与射血前左心室容积的比值;③ 舒张容积指数:舒张末容积与体表面积之比是反映左心室整体功能的指标,正常舒张末容积指数小于 $100 \ mL/m^2$。心室局部功能的评价:超声心动图可对左心室局部运动功能进行评估。

19. TEE 在左心室成像上有哪些切面选择和优势?

　　TEE 在左心室成像的切面包括:食管中段四腔心切面、经胃短轴切面和经胃两腔心切面。其对左心室的心肌运动功能、室壁厚度和心腔大小等方面测量具有显著优势。左心室运动功能反映心肌收缩和舒张功能的有效运动,按运动功能分级可分为正常、轻度、中度和重度心肌运动功能减退、无运动和运动障碍;而室壁厚度和心腔大小是反映心脏瓣膜疾病的重要病理生理指标。

20. 主动脉狭窄的超声心动图诊断标准是什么?

　　主动脉狭窄的超声心动图诊断标准是 M 型超声显示主动脉瓣叶开放振幅减小,瓣叶曲线增宽,舒张期可呈多线。在二维或切面超声图像上可见到主动脉瓣叶增厚、变形或钙化,活动度减小和瓣口缩小等征象。

21. 超声心动图获得的主动脉狭窄的压力梯度与经导管直接压力测量获得的结果有何差异?

主动脉瓣狭窄(AS)时超声心动图测量左心室到主动脉的梯度,测量其最狭窄的主动脉瓣处的血流速度,根据改良的 Bernoulli 公式($\Delta P = 4v^2$),用血流速度估算压力梯度,反映左心室和主动脉间的最大瞬时压力差。经心导管检查测量 AS 的左心室和主动脉间的压力梯度是将导管从左心室经狭窄瓣膜退回到主动脉获得的,是最大的左心室压与主动脉压力之差。因此,超声心动图计算的 AS 压力梯度往往高于左心导管的报告数值。

22. 放射性核素显像技术在心血管诊断中有何意义?

放射性核素负荷显像是心肌细胞对某些放射性阳离子有选择性摄取能力,静脉注射后心肌细胞对其有较高的摄取率,从而可使心肌显影。其可用于评价心肌灌注和存活区域,其敏感性和特异性高于运动耐受实验检查,并且能够评价左心室整体功能。

23. 手术中对心肌收缩功能的评估方法有哪些?

手术中对心肌收缩功能的评估方法有正性肌力药的使用、温度稀释法心排量(CO)的测量、经食管超声心动图(TEE)的影像学分析等。

24. 心导管检查的主要项目包括哪些?

心导管检查主要项目包括:① 压力曲线:右心房、左心房、右心室、左心室、肺动脉、主动脉、肺动脉楔压(与左心房及肺静脉压力曲线一致,反映左心室舒张末压)、上下腔静脉的压力曲线(与右心房相似);② 血氧含量及心排血量:腔静脉、右心房、右心室、肺动脉由于血液混合情况不同,血氧含量存在一定程度的生理差异,超出正常生理差异范围,则说明有动脉血分流到右心系统;③ 阻力,测出压力和流量后,根据流体力学的原理计算阻力。

25. 放置肺动脉导管的并发症有哪些?

放置肺动脉导管的并发症包括菌血症、心内膜炎、血栓形成、肺梗塞、肺动脉破裂、大出血(特别是服用抗凝药、老年人或女性,或伴有肺动脉高压患者)、导管打折、心律失常、传导异常及肺动脉瓣损伤。

26. 右心导管检查有哪些主要用途?

右心导管检查术是在 X 线透视引导下,经静脉插入心导管至右侧心腔及大血管的检查方法,主要用于中心静脉压、右心室压、心排血量、肺动脉压等的测定。

27. 左心导管检查有哪些主要用途?

了解主动脉及其分支冠状动脉和周围动脉的病变情况;为复杂性先天性心脏病和主动脉瓣、二尖瓣及左心室病变提供诊断依据或进行术前评估;为心血管疾病介入治疗包括冠状动脉球囊扩张成形术、二尖瓣、主动脉瓣狭窄的球囊成形术、左侧旁道或左心室室速的射频消融术提供基本的操作技术;对危重患者或术后患者进行血流动力学监测。

28. 左心导管插入的途径有哪些?

左心导管有三种插入路径:① 经肱动脉或股动脉逆行插管至升主动脉和左心室,观察主动脉、冠状动脉、左心室、动脉导管等;② 经房间隔穿刺左心房,了解左心房、二尖瓣、左心室,适于重症患者和小儿;③ 经心尖部穿刺左心室,观测左心室、升主动脉等。

29. 心导管检查有哪些禁忌证?

心导管检查的禁忌证包括:感染性疾病,如感染性心内膜炎 3 个月内、活动性心肌病、心肌炎活动期等;外周静脉血栓性静脉炎;严重出血性疾病;近期有严重室性心律失常、心脏传导阻滞且未能有效控制者;严重肝肾损害者;显著肺动脉高压合并严重心功能不全或有晕厥发生、二尖瓣狭窄合并急性肺水肿等。

第三节 心导管介入治疗

30. 什么是心导管介入治疗? 目前开展的项目有哪些?

心脏介入治疗是一种新型诊断与治疗心血管疾病技术,无需开胸,在影像引导下,经过穿刺体表血管,借助某些器械,将导管送到病变部位,通过特定的心脏导管操作技术对心脏病进行确诊和治疗的方法。目前开展的项目包括冠状动脉造影术、PTCA＋支架术、二尖瓣球囊扩张术、射频消融术、起搏器植入术、先天性心脏病介入治疗、冠状动脉腔内溶栓术、经导管主动脉瓣置入术等。

31. MAC 是什么样的麻醉方式?

MAC 是麻醉监测管理(monitored anesthesia care)的缩写,即患者在局部麻醉或无麻醉下接受诊治时,需要麻醉医生提供特殊的镇静和(或)镇痛麻醉,监护和调控生命体征,根据需要给予适当的药物或其他治疗。MAC 是静脉麻醉与区域阻滞结合的麻醉技术,包括术前访视、术中和术后管理等。在实施过程中,应对患者进行无创呼吸和循环监测,维持气道通畅,连续评估生命体征,必要时能对紧急事件及时诊断和处理。

32. 继发孔房间隔缺损(ASD)封堵术的适应证有哪些?

ASD 的封堵术适应证:① 年龄通常≥3 岁;② 直径 4~35 mm 的中央型左向右分流性 ASD;③ 缺损边缘至冠状静脉窦,上、下腔静脉的距离≥5 mm,至房室瓣≥7 mm;④ 房间隔的直径大于所选用的封堵伞左心房侧的直径;⑤ 外科手术后残余分流的 ASD 患者(左向右分流);⑥ 二尖瓣成形术后遗留的明显左向右分流者;⑦ 不合并必须外科手术的其他心脏畸形;⑧ 伴有中度以上肺动脉高压,需经封堵试验证实肺动脉压力、右心室下降趋势。

33. 继发孔房间隔缺损(ASD)封堵术的并发症有哪些?

ASD 封堵术的并发症有:心导管术的并发症;冠状动脉栓塞;脑栓塞,脑出血;股动静脉瘘;心律失常;头痛;房室瓣反流;心脏穿孔,心包填塞;阻塞导管脱落;对阻塞导管过敏,等等。

34. 什么是经导管主动脉瓣置换术(TAVR)?

经导管主动脉瓣置换术(transcatheter aortic valve replacement,TAVR),或称经导管主动脉瓣置入术(transcatheter aortic valve implantation,TAVI),通过股动脉送入介入导管,将人工心脏瓣膜输送至主动脉瓣区打开,从而完成人工瓣膜置入,恢复瓣膜功能。手术无需开胸,因而创伤小、术后恢复快。要有经验的心血管医师实施。

35. 经导管主动脉瓣置换术(TAVR)瓣膜植入路径有哪些？

在经导管主动脉瓣置换术(TAVR)中,有4种方法插入导管来置入人工主动脉瓣:经股动脉入路、经心尖入路、锁骨下动脉入路、经主动脉入路。

36. 经导管主动脉瓣置换术(TAVR)术后并发症有哪些？

TAVR手术后常见并发症有卒中、瓣周漏、心律失常、血管并发症和出血,较罕见的有冠状动脉阻塞、瓣环撕裂、亚急性心内膜炎等。

37. 经皮球囊主动脉瓣成形术的术中并发症有哪些？

经皮球囊主动脉瓣成形术的术中并发症有重度主动脉瓣反流引起全心衰竭;主动脉及左心室穿孔引起血压下降、循环衰竭及心包压塞;严重心律失常引起循环不良甚至致死;局部动脉并发症如局部血肿、栓塞及假性动脉瘤。

第四节 术前用药管理

38. 术前用药的目的是什么？

术前用药的目的有:抗焦虑、镇静、镇痛、遗忘、止吐;减少胃内容物,降低胃液pH;防止自主神经反应性;减少气道分泌物;防止过敏反应等。

39. 术日能停用β受体阻滞剂吗？

β受体阻滞剂应继续使用直至手术当日晨。突然停用β受体阻滞剂会出现撤药综合征,并可伴随高肾上腺素能状态,从而增加心肌耗氧量,严重时可危及生命。

40. 术前抗血小板治疗的停药原则是什么？

① 对于择期手术患者,如术前服用阿司匹林、氯吡格雷,建议停药至少5天,如患者术后无明显出血征象,24小时后可恢复服用;② 对于血栓事件中高危患者,建议继续应用阿司匹林至手术日;服用氯吡格雷者则至少停药5天;③ 冠状动脉放置金属裸支架的患者,建议择期手术安排在支架术后6周后,需继续服用阿司匹林。若冠脉支架为药物洗脱支架,建议择期手术安排在术后6~12个月后,并继续服用阿司匹林。

41. 哪些药物应继续使用至手术前？

心血管手术患者使用至术前的药物包括：抗心律失常药、β受体阻滞剂、钙通道阻滞剂、硝酸酯类药物。服用地高辛控制心律和心率的患者亦应继续使用。

42. 血管紧张素转换酶抑制剂的术前用药推荐方案？

全麻时应在手术当日早晨停用，监护性麻醉可继续使用直至手术当日早晨。麻醉状态下交感神经系统受抑制，如同时合并低血容量并于术前持续使用血管紧张素转换酶抑制剂（ACEI），则调节血压的几个因素均被抑制，机体易发生顽固性低血压，尤其接受心脏和大血管手术的患者更是如此。因此，体外循环下心脏直视手术及大血管手术患者术前应停用长效 ACEI，避免围手术期持续低血压难以纠正。

43. 二尖瓣狭窄患者术前镇静药有哪些用药方案？

二尖瓣狭窄患者术前镇静药使用必须谨慎，若使用小剂量苯二氮䓬类口服，镇静药物可诱发低通气及二氧化碳蓄积，可能导致肺动脉压力显著增加，进一步减少右心室的排血量。推荐在手术室或准备区内密切监控和吸氧下滴定镇静药物。

44. 术前应用 α 受体阻滞剂的患者，术前如何准备？

术前应用 α 受体阻滞剂时，应预先给予静脉输注液体补充足够的中心静脉容量，提高前负荷。麻醉时，谨慎使用明显扩张血管的药物。

45. 急性冠脉痉挛的首选药物是什么？

治疗急性冠脉痉挛首选药物是硝酸甘油。

46. 哪些药物可以治疗心肌缺血？

治疗心肌缺血可选择硝酸甘油、硝普钠、β受体阻滞剂、钙通道阻滞剂和外周血管收缩剂。

47. 小儿心脏手术麻醉前如何用药？

有关小儿术前用药的意见尚不统一。小儿术前用药主要目的包括：减少分泌物、阻断迷走反射、减轻烦躁情绪，降低麻醉诱导期的心血管反应。可术前肌内注射或在麻醉诱导时静注阿托品等，以减轻婴儿的迷走反射。大于 1 岁的小儿在麻醉前是否使用镇静药尚存在分歧。循环功能稳定而又烦躁不安的年长儿使用镇静药物,有助于缓解术前烦躁情绪和降低围手术期高度紧张的反应,可以经口服、鼻腔滴入或直肠方式给予巴比妥类、苯二氮䓬类、阿片类药物。

48. 术前给予阿片类药物的不良反应有哪些?

术前给予阿片类药物对心脏没有直接作用,但会产生体位性低血压、组胺释放、降低延髓呼吸中枢对二氧化碳的反应、对缺氧的反应降低、烦躁不安、恶心呕吐、胆总管十二指肠括约肌痉挛、瘙痒等。

49. 体外循环麻醉术前需要停用地高辛吗?

为防止体外循环后发生洋地黄中毒,术前通常需要停药一个半衰期(地高辛1.5～1.7 天,洋地黄毒苷 5～7 天)。洋地黄药物很容易发生中毒反应,尤其是体外循环后有酸碱失衡和电解质异常时。慢性心衰患者长期应用洋地黄,洋地黄要持续应用到手术前夜。还要注意避免低钾、高钙等造成洋地黄中毒的高危因素。

（夏中元　侯家保）

参考文献

［1］　邓小明,姚尚龙,于布为,等. 现代麻醉学. 第 5 版[M].北京：人民卫生出版社,2020.
［2］　Michael A. Gropper 著.邓小明,黄宇光,李文志,译. 米勒麻醉学. 第 9 版[M].北京：北京大学医学出版社,2021.
［3］　Michelle Bowman 著.郭建荣,贾东林,译. 麻醉知识要点解析. 第 2 版[M].北京：北京大学医学出版社,2009.
［4］　Frederick A. Hensley, Jr. Donald E. Martin, Glenn P. Gravlee. ,王锷,王晟,黄佳鹏,等译.实用心血管麻醉学. 第 5 版[M].北京：人民卫生出版社,2017.
［5］　李立环. 阜外心血管麻醉手册[M].北京：人民卫生出版社,2007.
［6］　Fu-Sun F. Yao 著. 王天龙,李民,冯艺,等译. 姚氏麻醉学：问题为中心的病例讨论. 第 8 版[M].北京：北京大学医学出版社,2018.
［7］　Robert M. Savage, Solomon Aronson 著.李立环,译. 术中经食管超声心动图[M].北京：人民卫生出版社,2011.
［8］　张曹进. 心导管检查临床应用及操作规范[M].北京：人民卫生出版社,2017.

第三章

心血管手术患者的麻醉监测

第一节　心血管系统功能监测

1. 心血管手术主要包括哪几类?

心血管手术主要包括先天性心脏病手术、心脏瓣膜手术、冠脉手术、大血管手术、心包疾病及心脏肿瘤疾病手术治疗等。

2. 为什么心血管手术患者需要全面的监测?

由于此类患者本身心血管功能脆弱,血流动力学波动性大。同时,在心血管部位的手术操作、体外循环系统、心血管辅助药物及器械装置等均可能导致血流动力学的巨大变化,诱发多系统多器官产生病理生理改变。对心血管疾病患者而言,任何细微改变均可能直接影响其生存质量及预后。因此,对心血管手术患者需要进行全面的监测。

3. 心血管手术中需要监测的内容有哪些?

心血管手术中常规监测主要包括无创血压、心电图、指脉搏氧饱和度等项目。此外,还需各种血流动力学监测(如有创动脉压力、中心静脉压、肺动脉压、肺毛细血管楔压、心排血量等)、经食管超声心动图监测、体温监测、呼吸功能监测、血气分析、凝血功能监测、神经系统监测等。

4. 什么是血流动力学监测?

血流动力学监测主要包括监测患者的心血管系统的功能、血流、组织灌注、氧供、氧耗等方面。

5. 血流动力学监测一般有哪些方法?

血流动力学监测可分为无创性监测和有创性监测两大类。无创性血流动力学监测包括无创血压持续监测、心电图、脉搏血氧饱和度等,使用安全方便。有创性血流动力学监测指经体表将导管、探头通过有创操作置入血管腔、心腔内,直接获得各项参数,监测患者心血管功能,可获得更为全面精确的血流动力学参数,有利于充分评估患者病情变化,指导危重症患者的诊治,其缺点是有创性,可能伤害机体,引起各种并发症。

6. 什么是动脉内直接测压? 如何进行动脉内直接测压?

动脉内压力是指血管内血液对于血管壁单位面积上的压力。动脉内直接测压指将导管置入动脉管腔内,通过连接血管内压力测量系统,直接于监护仪上动态获取血管内压力数据。动脉内直接测压是心血管手术监测的重要内容,能实时动态地监测血压,并可获得多种血流动力学信息。

7. 什么是血管内压力测量系统?

血管内压力测量系统主要包括导管、换能器、电子分析仪和显示系统等主要部件,它不仅可以测量动脉内压力,也可测量中心静脉压、肺动脉压等其他血管内压力。

8. 动脉置管有哪些并发症?

动脉置管是创伤性操作,可能导致血管夹层、血栓形成、栓塞、局部缺血、空气栓塞、出血、血肿、局部或全身感染等并发症。

9. 如何对动脉波形进行分析?

由于动脉置管部位不同,其动脉波形也不尽相同,但基本构成是相同的。动脉波形的切迹表示收缩期结束、舒张期开始。从动脉波形可读出的信息主要包括: ① 心率和节律;② 脉压:即收缩压和舒张压之差,脉压增高可能提示主动脉瓣反流或血容量过低,脉压减少可能提示心包压塞或外周阻力过高;③ 呼吸变异和容量状态:低血容量时的正压通气可使回心血量减少,动脉收缩压降低。

10. 什么是中心静脉压?

通过颈内静脉、锁骨下静脉等大静脉内置管,直接测得的右心房充盈压称为中心静脉压。中心静脉压主要受循环血量、静脉张力和右心功能的影响。中心静脉测压的换能器零点应置于右心房水平。

11. 中心静脉置管有哪些适应证？

① 液体输注通路：中心静脉作为大静脉，可直接给予血管活性药，或进行快速液体输注；② 生命体征监测：如中心静脉压、中心静脉血氧饱和度等；③ 其他：放置肺动脉导管时，须先行置入肺动脉导管鞘管。

12. 中心静脉置管有哪些并发症？

① 感染：置管过程中应严格遵循无菌技术以避免导管相关性感染；② 心律失常：由操作过程中，钢丝或导管刺激所引起，应避免钢丝或导管插入过深；③ 出血和血肿：缺乏经验者操作或穿刺不顺时可发生，凝血机制异常或肝素化后可加重，颈部血肿可能引起气管压迫；④ 气胸和血胸：主要发生在颈内静脉、锁骨下静脉穿刺时，穿刺时注意监测生命体征，如有怀疑，及时进行双肺听诊、超声探查等，以期尽早发现，并采取有效措施。

13. 常见的中心静脉置管部位有哪些？

常见置管部位主要有颈内静脉、锁骨下静脉、腋静脉及股静脉。

14. 颈内静脉置管有哪些优缺点？

① 优点：穿刺点到右心房的血管较直，置管易于成功；导管位于中心循环，药物起效快，输血补液均可快速进入循环；可测量中心静脉压；距离胸腔较远，并发症相对较少，穿刺失误时易于压迫止血；可经导管鞘置入肺动脉导管；② 缺点：颈部难以固定且活动不便；左侧颈内静脉靠近胸导管，可能发生乳糜胸；左侧颈内静脉置管尖端与无名静脉呈锐角，穿刺和置管时可能发生摩擦破裂。

15. 锁骨下静脉置管有哪些优缺点？

① 优点：置管相对容易（仅次于右侧颈内静脉），且导管容易固定及护理，颈部活动不受限制，常用于需长期留置导管的危重症患者；② 缺点：气胸发生率最高；容易误穿到锁骨下动脉；左侧锁骨下动脉穿刺时可能误伤胸导管；肺动脉导管经过无名静脉时角度较大，导致右侧锁骨下静脉穿刺放置肺动脉导管困难。

16. 影响中心静脉压的因素有哪些？

① 病理因素：中心静脉压升高可见于右心衰竭、容量负荷过重、心包填塞、缩窄型心包炎等；降低可见于血容量不足、外周血管扩张等；② 神经体液因素：交感神经兴奋，儿茶酚胺等分泌增加，血管张力增加，使中心静脉压升高；反之使其降低；③ 药物因素：大量快速输液，或应用血管收缩药物时，中心静脉压明显升高；应用扩张血管药物时，中心静脉压降低；④ 其他：缺氧、胸内压增加等情况均可致中心静脉压升高。

17. 什么是肺动脉导管？

肺动脉导管是一种右心系统导管，从中心静脉置入，途经上腔静脉或下腔静脉进入右心房、右心室，使导管尖端置入肺动脉及其远端分支。肺动脉导管尾端连接血管内压力系统，可测量肺动脉压、肺毛细血管楔压、中心静脉压、血液温度及心排血量等多种血流动力学参数。

18. 肺动脉导管可测量哪些参数？

肺动脉导管可测量多种血流动力学参数，直接测定的指标包括：中心静脉压、右心房压、右心室压、肺动脉压、肺毛细血管楔压、心排血量及混合静脉血氧饱和度等；间接测定的指标包括：体循环血管阻力、肺血管阻力、心脏指数、每搏量指数、心室每搏功指数、氧输送及氧摄取等参数。

19. 肺动脉导管放置有哪些适应证？

肺动脉导管是一项有创的监测方法，其主要适应证有：① 评估肺动脉高压；② 协助鉴别休克时容量状态，尤其是心源性休克时；③ 存在严重心肺基础疾病患者高风险手术时监测；④ 监测全身氧供需平衡。

20. 肺动脉导管放置有哪些禁忌证？

绝对禁忌证：① 三尖瓣或肺动脉瓣狭窄；② 右心内有肿块或栓塞：可能导致肿块或栓塞脱落；③ 存在右心辅助装置；④ 置入部位感染。

相对禁忌证：① 严重心律失常：肺动脉导管放置可能刺激右心系统，引发或加重恶性心律失常；② 法洛四联症：右心室流出道敏感，肺动脉导管可能导致漏斗部痉挛；③ 凝血障碍；④ 严重电解质紊乱及重度酸碱失衡；⑤ 其他如重度肺高压、艾森曼格综合征、永存左上腔及乳胶过敏等。

21. 肺动脉导管放置有哪些并发症?

① 心律失常;② 尖端气囊破裂以至气体栓塞;③ 血栓形成;④ 肺栓塞;⑤ 心肌、血管或瓣膜破裂;⑥ 导管相关性感染;⑦ 导管错位、扭曲、打结;⑧ 静脉穿刺相关并发症。

22. 如何经右侧颈内静脉途径放置肺动脉导管?

① 右侧颈内静脉置入静脉血管鞘,肺动脉导管尾端连接血管内压力测量系统;② 从静脉血管鞘中置入肺动脉导管,导管尖端达右心房时可见到低平的心房压力波形;③ 气囊充气持续置入,气囊通过三尖瓣进入右心室,可见压力波形陡然升高后急速回落至接近零点;④ 持续置入至肺动脉可见肺动脉压波形,舒张压较前显著升高。持续置入可见肺毛细血管楔压波形;⑤ 气囊放气,再次出现肺动脉波形;⑥ 将导管退出 1 cm 后固定。

23. 肺动脉压监测的主要作用是什么?

① 评估左心功能。应用热稀释法可计算心排血量,评估左心功能。肺动脉楔压可估计左心房压力;② 评估右心功能。导管置入时可监测右心房、右心室压力,留置导管时可持续监测中心静脉压。应用热稀释法可计算心排血量;③ 评估肺动脉压力变化,指导循环及呼吸治疗;④ 评估心包病变。缩窄性心包炎患者,右心舒张末期压和右心房压力增高,PAWP 与右心房压无明显差别,心排血量下降;⑤ 计算体循环阻力和肺循环阻力;⑥ 心内左向右分流的检测。

24. 什么是心排血量?

左或右心室每分钟泵出的血液量,即心排血量,是心率与每搏排血量的乘积。肺动脉导管等可通过热稀释法获得心排血量,辅以脉冲波分析可实时监测心排血量。TEE 可通过多种方法获得心排血量,并较为直观地反映心肌收缩力、局灶性室壁运动及血容量变化,但其测得的心排血量并不固定,需要结合其他信息综合分析。

25. 热稀释法测定心排血量原理是什么?

将 5 mL 低于血液温度的液体(室温或 0℃)从肺动脉导管近端开口处快速注入,低温液体与血液混合后将降低右心室内血液温度。这部分血液流经肺动脉导管尖端附近的热敏电阻,机器记录肺动脉内血液温度随时间的变化并形成温度-时间曲线。曲线下面积与肺动脉血流量成反比,在无心内分流的情况下即可通过肺动脉血流量反映左心室心排血量。在监护仪中输入常数、中心静脉压、肺动脉压、身高、体重,监护仪即可根据公式计算出心排血量。

第二节　其他系统功能监测

26. 为什么心血管麻醉需要进行体温监测?

很多心血管手术都需要体外循环下进行,体外循环期间,为保证组织器官氧供需平衡,会采用轻度(32~35℃)、中度(28~32℃)或深度(<28℃)低体温来保护脑和重要器官。适当降低体温可显著降低代谢率,使耗氧量明显减少,减少灌流量。体外循环快结束时又要逐步复温,因此需要持续的体温监测。

27. 常见的体温监测部位有哪些?

多个部位可监测体温:鼻咽部、食管、直肠、膀胱、口腔、皮肤、腋窝、血液温度。

28. 为什么心血管麻醉需要进行血气分析与电解质平衡监测?

不同的麻醉方法和通气模式下,许多因素可能引起血气和酸碱失常、电解质紊乱。血气分析可以快速监测,判断患者的呼吸和酸碱失衡,监测电解质异常等。心血管手术时可能进行体外循环,患者的通气、氧合和血液循环都将由体外循环机替代。在心血管麻醉中,机体可能会经历缺血、缺氧的过程,出现代谢异常,血气分析可快速发现这些生理改变,并进行相应的处理。

29. 为什么心血管麻醉需要进行呼吸功能监测?

为了维持患者氧供平衡,围手术期需进行呼吸功能的监测,以评估患者肺部气体交换功能、通气储备等,预防围手术期呼吸并发症。心血管手术患者对氧含量的需求更为敏感,需持续监测与评价呼吸功能。此外,体外循环时期,为减少对手术视野的影响,呼吸暂停或潮气量减小,可能会导致肺不张,造成术后呼吸功能障碍。因此,术中呼吸功能监测至关重要。

30. 如何进行术中呼吸功能监测?

术中呼吸功能监测除了患者呼吸运动观察外,还包括肺容量、肺通气功能、呼吸动力学和血液气体分析等多个内容的监测。临床上常见监测有脉搏血氧饱和度、呼气末二氧化碳分压、血气分析、呼吸力学、氧供氧耗监测等。

31. 为什么心血管麻醉需要进行凝血功能监测？

凝血过程是一个高度复杂的病理生理过程，涉及大量的因子和酶。心血管手术体外循环过程中，需要进行有效抗凝，在体外循环结束后，则需要逆转抗凝过程。同时，心血管手术过程中人工低体温、血液稀释及血容量丢失等因素都可能对凝血功能造成明显影响。因此，心脏手术全程都需要凝血功能的监测。

32. 如何进行围手术期凝血功能监测？

术前全面了解出血史、出血倾向、诱因及凝血相关药物使用情况，并完善相关的术前检验。心血管手术中，可进行激活全血凝固时间（activated clotting time，ACT）监测，可准确反应药物预防接触性血栓能力，酌情使用鱼精蛋白拮抗肝素，正常为 90～130 秒。术中还可进行血栓弹力描记图监测，动态观察血液凝固过程的变化。此外，术中也可进行凝血功能的检查。

33. 为什么心血管麻醉需要进行神经功能监测？

心血管麻醉手术过程中，往往伴随循环波动及非生理性的体外循环，影响组织器官灌注。脑是对缺氧最为敏感的器官，心血管手术后中枢神经的发病率明显高于一般手术麻醉。此外，心脏手术操作可能导致微血栓、脂质微栓等进入血液循环及颅内，导致神经功能损害，故而心血管麻醉需要进行神经功能监测。

34. 神经功能监测主要有哪些方法？

① 神经电生理监测，如自发或诱发电位监测、自发或诱发肌电监测、脑电多变量双谱分析等；② 经颅多普勒超声脑血流监测；③ 脑氧饱和度监测；④ 多模式神经功能监测。

（宋宗斌　许芳婷）

参考文献

［1］　邓小明,姚尚龙,于布为,等.现代麻醉学.第 5 版［M］.北京：人民卫生出版社,2020.

［2］ Frederick A. Hensley，Jr. Donald E. Martin，Glenn P. Gravlee 著. 王锷，王晟，黄佳鹏，等译. 实用心血管麻醉学. 第 5 版［M］. 北京：人民卫生出版社，2017.

［3］ Glenn P. Gravlee，Andrew D. Shaw，Karsten Bartels 著. 王晟，王锷，译. Hensley 心胸麻醉学. 第 6 版［M］. 北京：中国科学技术出版社，2021.

［4］ Joel A. Kaplan 著. 李立环，译. 卡普兰心脏麻醉学：超声时代. 第 6 版［M］. 北京：人民卫生出版社，2016.

第四章

经食管超声心动图

第一节　超声成像的基本原理和心脏超声成像模式

1. 二维超声心动图成像的基本原理是什么?

超声波在均匀介质中呈直线传播,与组织之间可以发生反射、散射、折射和衰减等作用。二维超声的主要原理是超声探头发射超声波,经过组织器官并反射回来,反射的超声波时间延迟,经过仪器的处理,在荧光屏上显示为强弱不同的光点。在二维超声心动图中,因为心脏组织声速恒定,通过时间的延迟等可精确计算心脏结构的位置,从而产生图像。

2. 超声心动图的显像方式有哪些?

临床常用的显像方式有:二维超声心动图、运动型超声(M 型)、多普勒超声心动图。

3. 什么是运动型超声?

即时间-运动型(time-motion mode)超声成像模式,临床简称 M 型超声,是用单晶片发射和接受超声波,以大于 1 000 Hz 的速度快速更替,动态和轴向显像的分辨率高,可检查心脏随时间变化的信息。但 M 型超声仅显示轴线的运动信息,纵坐标为超声束上的心脏结构,横坐标为时间,提供心脏解剖图像有限。

4. 什么是多普勒超声心动图?

多普勒超声心动图基于多普勒效应,利用超声记录心血管系统内的血流信号。

多普勒效应是指因为物体的移动,声波沿着物体运动的方向被压缩,沿与物体运动相反的方向被拉伸。多普勒系统检查的是红细胞反射回探头的超声波频率的变化,故而可评估血流的方向和速度。常用的多普勒技术有脉冲多普勒、连续多普勒和彩色多普勒。

5. 脉冲多普勒与连续多普勒有何区别?

脉冲多普勒通过特定频率的超声发出重复的短脉冲,同时分析采样频率的反射波频移,可获得精确位置的血流参数。由于脉冲多普勒的数据是间歇性收集的,故而其测量的最大频率和血流速度是有限的。连续多普勒采用 2 个专用超声晶体,一个持续性发射超声波信号,另一个持续接受。使用的是连续的超声波脉冲,对测量高速血流速度具有很高的准确性,但测量区域中的血流参数不能精准定位。

6. 什么是彩色多普勒?

彩色多普勒可同时提供心脏结构及血流的即时动态信息。朝向探头的血流信号编码为红色,远离探头的血流信号编码为蓝色,湍流编码为五彩色。彩色多普勒易受到混叠等干扰,不能精确测定流速,也不能追踪血流速度的变化。彩色多普勒常用来确定异常血流的位置和范围,如评估反流及心内的血液分流。

7. 什么是速度-时间积分?

超声多普勒速度变化图显示的是速度和时间,横坐标为时间,纵坐标显示速度,通过计算曲线下的面积,可以估算该时期内"区域血流"流经的横向距离,即速度-时间积分(time-velocity integral,TVI)。它代表累积的距离,指红细胞在收缩射血时期流动的距离。由于血流速度不恒定,故而射流期所有血流速度被整合成区域血流所流过距离的测量。

8. 速度-时间积分如何应用?

可用于计算血流。如将左心室流出道认为是圆柱体,其横截面积可通过测量圆形的直径获得,故而每搏排血量＝左心室流出道横截面积×速度－时间积分。还可用于计算血流的平均速度和平均压差,比如通过描记二尖瓣血流收缩期的VTI,可以计算跨二尖瓣血流的峰值速度和峰值压差,以及平均速度和平均压差,辅助判断瓣口面积有无狭窄及狭窄程度。

9. 多普勒技术估算血流动力学的基本原理是什么?

　　单位时间内血液在血管内流动,流经血管的体积是一个圆柱体,其体积就是血流量。在心脏中同样适用。横截面积可通过测量半径计算,距离可认为是时间-速度积分。因此,流量可通过横截面积×时间-速度积分计算得出。

10. 心排血量一般如何测量?

　　一般指左心室流出道心排血量。在经胃或经胃深部长轴切面中,左心室流出道几乎平行于超声声束,在此测定血流速度最佳。在左心室流出道距离主动脉瓣约 5 mm 处测量左心室流出道直径,并选择取样容积,应用脉冲多普勒获得速度-时间积分。每搏排血量=左心室流出道横截面积×速度-时间积分,心排血量=每搏排血量×心率。

11. 什么是伯努利方程?

　　理想流体在忽略黏性损失的流动中,流线上任意两点的压力势能、动能和位势能之和保持不变,即伯努利方程。根据方程可评估跨狭窄瓣膜的压差或 2 个腔室间的压差:狭窄近端速度(v_1),狭窄处的流速(v_2),血液密度(ρ),狭窄处的血流加速度(dv/dt)和黏滞损失 $R(\mu)$,即 $\Delta P = 0.5\rho(v_2^2 - v_1^1) + \rho\int(dv/dt)ds + R(\mu)$。经过临床相关的简化后为 $\Delta P = 4v_2^2$。通过该方程可估算跨瓣膜的压力差。

12. 伯努利方程如何应用?

　　伯努利方程可通过测量狭窄瓣膜的流速测量跨瓣压差,可通过测量流经关闭不全的瓣膜血液反流速度,测定跨过瓣膜的收缩压,进而评估心腔内压力。例如,测量三尖瓣反流束的最大速度,可反映跨过反流的三尖瓣压力下降情况,即右心室和右心房的压力差。右心房的压力可通过中心静脉压测量,故而可测定右心室的收缩压。

13. 什么是连续方程?

　　连续方程描述了物理量的守恒。在超声心动图中,不存在分流的情况下,单位时间内通过心内某一部分的血流必须等于流经另一部分的血流,故而理论上来说,通过左心室流出道的每搏排血量=通过主动脉瓣的每搏排血量。

14. 连续方程如何应用?

连续方程常用于计算主动脉瓣面积。通过测量左心室流出道的直径、速度-时间积分,以及主动脉瓣血流的速度-时间积分,就可算出主动脉瓣的面积。但其测量的准确性来源于层流,任何湍流都会影响结果。

15. 经胸超声心动图和经食管超声心动图如何区别?

经胸超声心动图检查是将探头放于心脏前部的左侧胸壁,通过超声技术检查心脏功能和结构的检查方法。经食管超声是将超声探头置入食管内,从心脏的后方近距离探查其深部结构。与经胸超声相比,可排除肺气肿、肥胖等影响,便于进行心脏手术中的超声监测与评价。经胸超声心动图扫描不清晰的远场,是经食管超声的近场。经胸超声心动图与经食管超声心动图互为补充,可对心脏进行完整的评估。

16. 经食管超声探头如何操作?

置入经食管超声探头应轻柔,可用胃管吸净食管及胃内空气,探头涂润滑剂或耦合剂。左手轻提起下颌,右手置入探头,使探头朝咽后壁方向,沿正中线滑入食管。在食管中超声探头可前进或后撤,旋转探头朝患者左侧或右侧,通过顺时针或逆时针旋转大转盘进行探头尖端前屈或后屈,小转盘可使探头向左或向右屈曲。探头的晶片也可在探头尖端保持不动的情况下进行角度旋转(0°～180°)。

第二节　心脏手术中经食管超声心动图的适应证、禁忌证和并发症

17. 术中经食管超声的适应证有哪些?

适应证包括所有成人直视心脏手术(如瓣膜手术)、胸主动脉手术、经导管心内手术、先天性心脏畸形矫治术等,在冠状动脉旁路移植术中也推荐常规应用。

18. 术中经食管超声的禁忌证有哪些?

绝对禁忌证包括患者拒绝、活动性上消化道出血、食管梗阻或狭窄、食管占位性病变、食管撕裂和穿孔、食管憩室、食管裂孔疝、先天性食管畸形、食管手术后不久、咽部脓肿、咽部占位性病变。相对禁忌证包括食管静脉曲张、凝血障碍、纵隔放疗史、颈椎疾病、咽部脓肿、咽部占位性病变。相对禁忌证需要权衡 TEE 检查的收

益和相对禁忌证的风险决定是否行 TEE 监测。

19. 术中经食管超声的并发症有哪些？

并发症包括对口腔、牙齿的损伤,喉部功能障碍,婴儿主动脉或气管压迫,食管胃底静脉曲张患者可能会出现食管胃底静脉破裂出血、食管穿孔等。

第三节　经食管超声心动图的标准切面

20. 经食管超声有几个标准切面？

美国心脏超声协会(ASE)及美国心血管麻醉医师协会(ASC)术中 TEE 全面检查的指南,描述并命名了 20 个 TEE 标准切面,被广泛应用至今。

21. 经食管超声在食管中有哪几个标准切面？

食管中段四腔心切面、食管中段二尖瓣交界区切面、食管中段两腔心切面、食管中段左心室长轴切面、食管中段主动脉瓣短轴切面、食管中段主动脉瓣长轴切面、食管中段右心室流入-流出道切面、食管中段双房上下腔静脉切面、食管中段升主动脉短轴切面、食管中段升主动脉长轴切面、食管中段降主动脉短轴切面、食管中段降主动脉长轴切面、食管上段主动脉弓长轴切面、食管上段主动脉弓短轴切面。

22. 经食管超声在胃中有哪几个标准切面？ 分别是什么？

共有 6 个,分别是经胃中段乳头肌短轴切面、经胃两腔心切面、经胃长轴切面、经胃右心室流入道切面、经胃基底段短轴切面、经胃深部长轴切面。

23. 食管中段四腔心切面探头深度和角度分别是多少？ 可观察什么结构？

探头尖端距门齿 30～40 cm,角度为 0°～20°。主要可观察左心房、左心室、右心房、右心室、二尖瓣、三尖瓣、房间隔、室间隔、左肺静脉、右肺静脉等。

24. 食管中段二尖瓣交界区切面探头深度和角度分别是多少？ 可观察什么结构？

探头尖端距门齿 30～40 cm,角度为 50°～80°。主要可观察左心房、左心室、前外侧乳头肌、后内侧乳头肌、二尖瓣等。

25. 食管中段两腔心切面探头深度和角度分别是多少？可观察什么结构？

　　探头尖端距门齿 30～40 cm，角度为 90°。主要可观察左心房、左心耳、二尖瓣、左心室前壁、左心室下壁、回旋支短轴、冠状静脉窦短轴和左肺静脉等。

26. 食管中段左心室长轴切面探头深度和角度分别是多少？可观察什么结构？

　　探头尖端距门齿 30～40 cm，角度为 110°～160°。主要可观察左心房、二尖瓣、左心室前间隔壁、左心室下侧壁、主动脉瓣长轴、右冠状动脉等。

27. 食管中段主动脉瓣短轴切面探头深度和角度分别是多少？可观察什么结构？

　　探头尖端距门齿 30～40 cm，角度为 30°～60°。主要可观察左心房、右心房、房间隔、右心室流出道、主动脉瓣短轴、肺动脉瓣、左冠状动脉。

28. 食管中段主动脉瓣长轴切面探头深度和角度分别是多少？可观察什么结构？

　　探头尖端距门齿 30～40 cm，角度为 110°～160°。主要可观察主动脉瓣长轴、主动脉瓣环、主动脉窦、主动脉窦管交界处、二尖瓣、左心房、左心室、右冠状动脉。

29. 食管中段右心室流入-流出道切面探头深度和角度分别是多少？可观察什么结构？

　　探头距门齿 30～40 cm，角度为 60°～90°。主要可观察左心房、右心房、房间隔、三尖瓣、右心室、右心室流出道、肺动脉瓣、主肺动脉、主动脉瓣短轴、左冠状动脉。

30. 食管中段双房上下腔静脉切面探头深度和角度分别是多少？可观察什么结构？

　　探头尖端距门齿 30～40 cm，角度为 30°～40°。主要可观察右心房、上腔静脉长轴、下腔静脉长轴、左心房、右上肺静脉和房间隔。

31. 食管中段升主动脉短轴切面探头深度和角度分别是多少？可观察什么结构？

　　探头尖端距门齿 30～40 cm，角度为 0°。主要可观察升主动脉短轴、主肺动脉长轴、右肺动脉长轴、上腔静脉短轴。

32. 食管中段升主动脉长轴切面探头深度和角度分别是多少？可观察什么结构？

　　探头尖端距门齿 30～40 cm，角度为 90°。主要观察升主动脉长轴、右肺动脉短轴。

33. 经胃中段乳头肌短轴切面探头深度和角度分别是多少？可观察什么结构？

　　探头尖端距门齿 40～45 cm，角度为 0°。主要观察前外侧乳头肌、后内侧乳头肌、左心室前壁、左心室下壁、左心室侧壁、间隔壁。

34. 经胃两腔心切面探头深度和角度分别是多少？可观察什么结构？

　　探头尖端距门齿 40～45 cm，角度为 90°。主要观察左心室前壁、左心室下壁、二尖瓣瓣下结构。

35. 经胃长轴切面探头深度和角度分别是多少？可观察什么结构？

　　探头尖端距门齿 40～45 cm，角度为 110°～140°。主要观察左心室前间隔壁、左心室下侧壁、左心室流出道、主动脉长轴。

36. 经胃右心室流入道切面探头深度和角度分别是多少？可观察什么结构？

　　探头尖端距门齿 40～45 cm，角度为 90°～120°。主要观察右心房、右心室、三尖瓣瓣下结构、右心室乳头肌。

37. 经胃基底段短轴切面探头深度和角度分别是多少？可观察什么结构？

　　探头尖端距门齿 40～45 cm，角度为 0°。主要观察左心室基底段、二尖瓣前叶及后叶。

38. 经胃深部长轴切面探头深度和角度分别是多少？可观察什么结构？

　　探头尖端距门齿 40～45 cm，角度为 0°。主要观察左心房、二尖瓣、左心室、左心室流出道、主动脉瓣长轴。

39. 食管中段降主动脉短轴切面探头深度和角度分别是多少？可观察什么结构？

　　探头尖端距门齿 30～40 cm，角度为 0°。主要观察降主动脉短轴、左侧胸膜角。

40. 食管中段降主动脉长轴切面探头深度和角度分别是多少？可观察什么结构？

　　探头尖端距门齿 30～40 cm，角度为 90°。主要观察降主动脉长轴、左侧胸膜角。

41. 食管上段主动脉弓长轴切面探头深度和角度分别是多少？可观察什么结构？

　　探头尖端距门齿 20～25 cm，角度为 0°。主要观察主动脉弓长轴、左锁骨下动脉。

42. 食管上段主动脉弓短轴切面探头深度和角度分别是多少？可观察什么结构？

　　探头尖端距门齿 20～25 cm，角度为 70°～90°。主要观察主动脉弓短轴、肺动脉瓣长轴、右心室流出道、左锁骨下动脉。

第四节　围手术期经食管超声心动图的应用

43. 常用哪些切面对左心房大小进行测量？测量什么指标？

　　可通过测量左心房直径、面积和容积进行评估。直径可在食管中段主动脉瓣长轴或短轴切面测量。面积可在食管中段四腔心切面描记左心房心内边界。容积可使用双平面法：左心房容积＝$8/3\pi(A_1 \times A_2/L)$，A_1 是四腔心切面描记的心房面积，A_2 是两腔心切面中描记的左心房面积，L 是二尖瓣瓣环中点到左心房上缘的垂直距离（在两腔心和四腔心切面分别测得后取较短的值）。注意，测量时应在左心室收缩末期测量左心房的最大值。

44. 常用哪些切面对左心室大小进行测量？测量什么指标？

　　常在食管中段两腔心和食管中段四腔心切面描记心内膜边界，从二尖瓣环开始，沿着左心室腔心内膜边界描记至另一侧瓣环，连接瓣环处两端的直线即为心室腔的底部。主要测量左心室线性距离、左心室壁厚度及左心室容积评价左心室的大小。其中，采用双平面辛普森法测量左心室容积是最常用的方法。该方法将左心室腔分为 20 个椭圆形的切片，所有 20 个切片容积之和即为左心室容积。超声心动仪可自动通过软件进行计算。

45. 常用哪些切面对右心房大小进行测量？测量什么指标？

　　常在经食管中段四腔心切面进行右心房大小的测量，主要测量右心房的长度、内径和面积。右心房长度为三尖瓣瓣环连线中点到右心房上壁间的最大直径。也可描记右心房面积。右心房的容积尚无标准的超声心动图流程。

46. 常用哪些切面对右心室大小进行测量？测量什么指标？

　　主要在食管中段四腔心切面测量右心室大小。于右心室 1/3 基底段的最大短轴长度测量为右心室基底段直径，在右心室中 1/3 处平左心室乳头肌水平测量为右心室中段直径，长度为三尖瓣环水平到右心室尖端的距离。

47. 常用哪些切面对主动脉进行测量？测量什么指标？

　　常在食管中段主动脉瓣长轴和短轴切面、食管中段升主动脉长轴和短轴切面以及食管中段降主动脉长轴和短轴切面进行测量，主要测量主动脉瓣环大小、主动脉根部直径、升主动脉根部直径、降主动脉直径。

48. 常用哪些切面对肺动脉进行测量？测量什么指标？

　　主要在食管上段主动脉弓短轴切面和食管中段右心室流入流出道切面，测量主肺动脉、右肺动脉直径以及肺动脉流速。

49. 如何应用经食管超声监测心肌缺血？

　　冠状动脉分布于整个心脏，分出各种分支滋养心肌。相应的冠状动脉阻塞缺血，即可造成其滋养的心肌出现节段性室壁运动障碍。超声心动图可敏感探查这些室壁运动障碍，运用左心室 17 节段模型，确定发生病变的血管。另外，也可运用组织多普勒成像技术对单个节段心肌组织运动方向和速率进行量化分析。近年来,斑点追踪技术可利用高分辨率的二维图像分析斑点运动轨迹,从而得到每个心肌节段的运动模式,监测心肌的变形。

50. 左心室 17 节段模型是什么?

左心室 17 节段模型,是由美国心脏协会推荐、目前应用最广泛的左心室模型。在模型中,左心室从基底到心尖被分为不同的平面:基底段、乳头肌中段和心尖段。其中基底段和乳头肌中段各被均分为 6 个节段,前间隔壁、前壁、前外侧壁、下间隔壁、下壁及下外侧壁;心尖段被分为 5 个节段,室间隔壁、前壁、侧壁、下壁及心尖顶部。从基底段前壁开始,以顺时针的方向给每个节段编号。不同节段与相应的冠脉支配相对应。

51. 评价室壁运动和室壁增厚的分级标准是什么?

每个节段在收缩期用下列标准评价室壁运动和室壁增厚:1=正常(增厚大于30%),2=运动减弱(增厚 10%~30%),3=不运动(增厚小于 10%),4=反向运动(矛盾运动),5=室壁瘤(舒张变形)。一般认为,一个节段的运动评级增加 2 级或以上即为心肌缺血的重要提示。

52. 经食管超声在二维超声下,一般如何评价瓣膜?

在各标准切面下,仔细检查瓣膜的结构和完整性,如先天性瓣叶畸形、瓣膜增厚、瓣叶钙化等,观察瓣膜运动情况,如瓣膜开放受限、瓣叶脱垂、瓣叶连枷样运动等。需要注意的是,在评价瓣膜时,应当连同瓣环、瓣下结构、心腔等一同进行评估,否则可能会忽略瓣膜功能障碍的原因。

53. 瓣膜狭窄如何通过经食管超声评估?

完成二维超声基本评估后,可测量瓣环大小、瓣口开放面积;利用彩色多普勒评估通过狭窄瓣膜的湍流;利用连续多普勒,测定通过瓣膜血流的速度、速度-时间积分、压力半降时间、跨瓣压差等,估算瓣口面积。

54. 反流瓣膜如何通过经食管超声评估?

二维超声基本评估后,测量瓣环大小、脱垂长度、心腔大小、瓣叶运动等;利用彩色多普勒观察反流束方向、宽度及花色血流所占面积;频谱多普勒可测量压力半降时间、射流轮廓等。

55. 二尖瓣的解剖结构是怎样的？

二尖瓣是一个复杂的三维结构，它主要包括五个明显的解剖结构：瓣叶、瓣环、交界区、腱索、乳头肌（和左心室）。任何一个结构发生改变，都可能导致瓣膜功能障碍。

56. 二尖瓣叶如何分区？

二尖瓣主要分为前瓣和后瓣。前瓣面积约占整个瓣叶的 2/3，但瓣环仅占完整瓣环周长的 1/3。后瓣面积约占整个瓣叶的 1/3，但瓣环占到整个瓣环周长的 2/3。前瓣和后瓣都被分为三个区域，从前往后依次为 A1、A2、A3 和 P1、P2、P3。瓣叶相邻的部位为交界区，A1 和 P1 侧为前外交界区，A3 和 P3 侧为后内交界区。

57. 经食管超声评估二尖瓣的主要切面有哪些？

评估二尖瓣需要在多个切面进行完整评估，主要包括：食管中段四腔心切面、食管中段二尖瓣交界区切面、食管中段两腔心切面、食管中段左心室长轴切面、经胃基底段短轴切面、经胃两腔心切面及经胃深部左心室长轴切面。注意，使用频谱多普勒评估时，应在取样线与血流方向一致的切面进行评估。

58. 二尖瓣反流的原因主要有哪些？

① 先天性，如矫正型大动脉转位等；② 风湿性，如风湿性心脏病等；③ 心内膜炎，如感染性心内膜炎等；④ 心肌病，如扩张型心肌病等；⑤ 其他，如系统性红斑狼疮等。

59. 根据瓣叶的活动度，如何对二尖瓣反流进行分类？

① Ⅰ型功能障碍：瓣环扩张，瓣叶活动正常，可见中心性反流。但需注意感染性心内膜炎因为瓣叶穿孔或破坏，也可出现中心性反流；② Ⅱ型功能障碍：瓣叶活动过度，反流束远离患侧。如二尖瓣脱垂或连枷样运动；③ Ⅲ型功能障碍：瓣叶活动受限，中心性和偏心性反流都可出现。多见于风湿性心脏病致瓣膜活动受限（Ⅲa 型），或冠心病导致缺血性二尖瓣反流（Ⅲb 型）。

60. 术中经食管超声如何评估二尖瓣反流？

利用多种二维超声、脉冲多普勒、连续多普勒、彩色多普勒等技术，对瓣膜及瓣下结构进行完整的评估。第一步，评估二尖瓣反流严重程度。第二步，确定二尖瓣反流的机制及病变位置。从不同切面综合评价完整瓣膜，根据瓣叶活动度，确定瓣叶功能障碍的类型，并判断瓣叶病变的具体分区。第三步，术中经食管超声详细评估后，协助外科医生确定手术方式。

61. 评估二尖瓣反流常用哪些具体指标？

定性评估常用反流束方向、持续时间、面积等进行评估。定量评估常用反流颈的宽度、反流口面积、反流容积、反流分数等进行评估。

62. 二尖瓣反流的程度如何分级？

反流颈的宽度（mm）：<3 为轻度，3~6.9 为中度，≥7 为重度。反流容积（mL）：<30 为轻度，30~60 为中度，≥60 为重度。反流口面积（cm^2）：<0.2 为轻度，0.2~0.4 为中度，≥0.4 为重度。反流面积/左心房面积（%）：<20% 为轻度，20%~40% 为中度，>40% 为重度。

63. 二尖瓣狭窄的常见原因是什么？

常见的原因主要有风湿性心脏病、左心房黏液瘤、瓣环钙化、感染性心内膜炎、先天性二尖瓣狭窄等。

64. 术中经食管超声常用哪些指标评估二尖瓣狭窄？

经食管超声主要通过测定二尖瓣跨瓣压差、压力半降时间、描记瓣口面积等对二尖瓣狭窄进行评估。

65. 二尖瓣狭窄的程度如何分级？

平均压差（mmHg）：<6 为轻度，6~10 为中度，>10 为重度。压力半降时间（ms）：100~200 为轻度，200~300 为中度，>300 为重度。二尖瓣瓣口面积（cm^2）：1.6~2.0 为轻度，1.0~1.5 为中度，<1.0 为重度。

66. 二维超声下如何评估主动脉瓣？

对主动脉瓣的评估，不仅要对瓣叶本身进行评估，还应检查主动脉瓣瓣环、窦部、窦管交界区、近端升主动脉等。

67. 经食管超声评估主动脉瓣的主要切面有哪些？

主要的切面有食管中段主动脉瓣短轴切面、食管中段主动脉瓣长轴切面、经胃深部长轴切面以及经胃主动脉瓣长轴切面。其中，经胃深部长轴切面及经胃主动脉瓣长轴切面，允许超声束与跨主动脉瓣的血流平行，是利用频谱多普勒定量评估的最佳位置。

68. 经食管超声如何定量评估主动脉瓣反流？

主动脉瓣反流的定量评估，一般在食管中段主动脉瓣长轴切面，利用彩色多普勒，测量反流束宽度与左心室流出道宽度的比值。也可在食管中段主动脉瓣短轴切面，用反流口面积与左心室流出道横截面积比值进行评价。通过测量缩流颈的宽度，也能反映主动脉瓣反流的程度。

69. 主动脉瓣反流的程度如何分级？

反流束宽度/左心室流出道宽度（%）：＜25 为轻度，25～45 为轻-中度，45～64 为中-重度，≥65 为重度。反流口面积/左心室流出道横截面积（%）：＜5 为轻度，5～20 为轻-中度，21～59 为中-重度，≥60 为重度。缩流颈的宽度（mm）：＜3 为轻度，3～6 为中度，≥6 为重度。

70. 主动脉瓣狭窄常见的病因有哪些？

常见的病因有风湿性心脏病、老年退行性病变、主动脉瓣二叶畸形等。

71. 经食管超声如何定量评估主动脉瓣狭窄？

在食管中段主动脉瓣短轴切面可通过二维面积描记法描记瓣口面积；在胃深部长轴切面，用连续多普勒测定跨瓣流速可计算出跨瓣压力梯度，并描记出跨瓣血流的时间-速度积分；应用脉冲多普勒取左心室流出道血流速度频谱，描记频谱曲线，计算出左心室流出道血流的时间-速度积分；在食管中段主动脉瓣长轴切面，测量左心室流出道的宽度，计算出左心室流出道的横截面积，应用连续方程法，就可得到主动脉瓣口面积。

72. 主动脉瓣狭窄的程度如何分级？

主动脉瓣口血流速度（m/s）：2.6～2.9 为轻度，3.0～4.0 为中度，＞4.0 为重度。平均压力梯度（mmHg）：＜20 为轻度，20～40 为中度，＞40 为重度。主动脉瓣口面积(cm^2)：>1.5为轻度，1.0~1.5为中度，<1.0为重度。

73. 经食管超声如何评估三尖瓣病变？

三尖瓣由前瓣、后瓣和隔瓣组成，通过瓣膜、腱索和三尖瓣瓣环共同维护其功能。三尖瓣主要在食道中段四腔心切面及食道中段右心室流入-流出道切面进行评估，检查瓣叶的形态及活动，并用彩色多普勒检查有无狭窄和反流。在食道中段右心室流入-流出道切面，如有足够的三尖瓣反流束，可通过测量连续多普勒测量反流束的速度。

74. 经食管超声在梗阻性肥厚型心肌病手术中如何应用？

梗阻性肥厚型心肌病患者常经主动脉入路，将室间隔左心室面部分心肌切除，疏通左心室流出道。在手术过程中，经食管超声可测量左心室室壁和室间隔厚度，评估左心室流出道狭窄程度，检查二尖瓣、主动脉瓣与室间隔的具体位置，协助手术医生确定左心室流出道疏通的具体范围，并持续监测前负荷、左心室收缩功能和心室壁运动。在手术结束后，评估手术效果，测量左心室流出道流速，并检查是否存在二尖瓣前叶的收缩期前向运动等。

75. 对先天性心脏病进行超声评估时有哪些步骤？

先天性心脏病的心脏结构紊乱，可导致一系列心内血流及血流动力学改变。在进行超声评估时，应遵循以下步骤：① 判断心脏的方向；② 判断心脏的位置；③ 确定心房、心室、动脉节段等三个节段；④ 确定房室连接和心室动脉连接；⑤ 确定其他合并畸形，如间隔缺损、梗阻病变、瓣膜异常等。

76. 经食管超声如何应用于先天性心脏病？

经食管超声可在术前对心脏进行全面检查，修正诊断，指导手术，并评估其血流动力学状态及心功能，指导血管活性药和正性肌力药的使用。在手术结束前，可评价手术效果，避免不正确的手术修复；探查其他可能的畸形，避免出现残余缺损而影响患者预后；并评估手术后血流动力学状态和心脏功能，指导术后治疗。

77. 经食管超声如何引导房间隔缺损封堵？

术中经食管超声主要在食管中段四腔心和双房上下腔静脉切面进行探查。该切面可精准评估缺损的位置及大小，直接引导手术医生进行经导管房间隔缺损封堵。在封堵完成后可评估手术效果,用彩色多普勒探查有无残余分流。值得注意的是,对于先天性心脏病患者,术中经食管超声应当对心脏进行完整探查,检查有无合并其他类型的先天性心脏病,如肺静脉异位引流等,必要时应及时改变手术方式,避免不良预后。

78. 经食管超声如何应用于经导管主动脉瓣膜置换术(TAVR)?

经食管超声在 TAVR 术中发挥多重作用。在术前,用于患者的筛选,确定适应证,避免对瓣膜下狭窄的患者进行手术,测量主动脉瓣环与主动脉根部尺寸,选择合适的人工瓣膜尺寸。术中,引导并确保瓣膜的位置合适,释放妥善,避免堵塞冠脉开口,避免瓣环破裂、医源性夹层等,检查是否有瓣周漏、主动脉破裂、流出道撕裂等。术后,确认人工瓣膜的位置和功能,警惕有无室壁运动障碍等。

79. 经食管超声如何评估主动脉病变? 在哪些标准切面进行评估?

经食管超声也可对主动脉进行评估,应评估主动脉有无扩张、主动脉瘤、夹层和粥样硬化,在主动脉夹层患者中还可评估夹层撕裂的范围,对瓣膜的影响等。但升主动脉远端和主动脉弓近端常常因为左主支气管的阻挡而难以显像。一般可在降主动脉短轴切面、降主动脉长轴切面、以及食管中段升主动脉长轴短轴等切面评估。

80. 左心室的收缩功能一般用哪些指标进行评估?

左心室收缩功能评价最常用的临床指标是左心室射血分数,指舒张末期心室容积与收缩末期心室容积的差值占舒张末期心室容积的比值,正常成年人的射血分数应≥55%。常使用双平面辛普森法或利用 M 型超声在经胃中段乳头肌短轴切面测量。缩短分数是一种较早期的、简化的左心室收缩期直径缩短百分比的线性指标。心肌收缩力是左心室收缩功能的另一参数,可通过计算压力随时间升高的速率(dP/dt)来测量。

81. 左心室的舒张功能一般用哪些指标进行评估?

舒张功能障碍分为四级,正常、舒张受损、假性正常、限制性充盈。常用指标包括:左心房舒张末容积指数、二尖瓣口前向血流、肺静脉血流和二尖瓣侧壁或间壁组织多普勒频谱等。组织多普勒测量二尖瓣环侧壁运动速度可见两个正向峰值速度 E'和 A',E'代表舒张早期二尖瓣环运动,A'代表心房收缩。二尖瓣环侧壁瓣环峰流速 E'≤10 cm/s 和跨二尖瓣的 E'≤8 cm/s 可提示左心室舒张功能障碍。

82. 右心室的心肌收缩力一般用哪些指标进行评估？

右心室结构复杂,室壁较薄,其功能主要依靠足够的前负荷,对后负荷变化敏感度低。一般可在食管中段四腔心切面测量右心室内径以及三尖瓣环收缩期位移。三尖瓣环收缩期位移,可一定程度反应右心室的收缩功能,正常值 15～25 mm。也可在食管中段四腔心切面或经胃短轴切面描记右心室舒张末期面积与收缩末期面积,其差值在舒张末期面积中的占比称为面积变化分数。右心室射血分数一般建议用三维超声测量。

83. 前负荷有哪些方法进行评估？

前负荷一般通过测量左心室舒张末期容积等指标进行评估。最常见的方法是面积-长度法,假设左心室是子弹形状的,在经胃中段乳头肌切面描记左心室舒张末期心内膜边界,即可得到左心室横截面积,在经食道中段两腔心切面测量左心室长度,可估测左心室舒张末期体积,进而估计左心室前负荷。

（宋宗斌　许芳婷）

参考文献

［1］ Albert C. Perrino, Jr., Scott T. Reeves 著. 李治安,译. 经食管超声心动图实用技术. 第 2 版［M］. 天津：天津科技翻译出版公司,2011.
［2］ Annette Vegas 著. 鞠辉,冯艺,译. 围手术期二维经食管超声心动图使用手册. 第 2 版［M］.北京：北京大学医学出版社,2020.
［3］ Robert M. Savage, Solomon Aronson 著. 李立环,译. 术中经食管超声心动图［M］.北京：人民卫生出版社,2011.
［4］ Glenn P. Gravlee, Andrew D. Shaw, Karsten Bartels 著. 王晟,王锷,译. Hensley 心胸麻醉学. 第六版［M］.北京：中国科学技术出版社,2021.
［5］ David L. Reich, Gregory W. Fischer 著. 于晖,王晟,宋海波,等译,围手术期经食管超声心动图学［M］.北京：人民卫生出版社,2018.
［6］ Joel A. Kaplan 著. 李立环,译. 卡普兰心脏麻醉学：超声时代. 第 6 版［M］.北京：人民卫生出版社,2016.

第五章

体外循环手术的麻醉

第一节 麻醉诱导和体外循环前的管理

1. 心脏手术麻醉诱导总原则是什么?

麻醉诱导应基于个体心血管功能的评估,选择最适合当前心血管病理生理状态的诱导方案,目标是在避免血流动力学剧烈波动的情况下,完成从清醒到麻醉状态的过渡,抑制气管插管和后续手术应激反应。没有任何一种单一的麻醉药物或技术能保证血流动力学绝对平稳,但合理的诱导方案、小剂量滴定式给药,可有效控制诱导过程中因患者病理生理改变和交感张力下降引起的血管扩张、心肌抑制和相对低血容量等所致的血流动力学变化。

2. 如何预防与处理诱导时及诱导后的低血压?

麻醉诱导时抑制插管应激反应的同时应避免低血压:① 根据患者病理生理选择诱导药物和剂量;结合起效时间,使各种药物在插管时发挥最佳效应;② 判断容量状况,纠正低血容量;需谨慎扩容时,在心排量足够的情况下应使用血管收缩药;③ 低心排者可预防性输注正性肌力药。诱导后至切皮前刺激小,避免低血压的方法为:① 减小麻醉维持用药剂量;② 低血容量者适当扩容;③ 外周阻力低者应用血管收缩药;④ 心率慢或心肌抑制者给予正性肌力药。

3. 诱导前应备好的血管活性药和正性肌力药有哪些?

诱导前,应准备至少一种不同浓度的正性肌力药、血管收缩药和血管扩张药,以备单次推注和持续泵注。常备药物有:① 血管收缩药:去氧肾上腺素、去甲肾上腺素、血管加压素；② 血管扩张药：硝酸甘油、尼卡地平；③ 正性肌力药：肾上腺素、多巴酚丁胺或多巴胺、米力农；④ 抗心律失常和抗心动过速药物：艾司洛尔、美托洛尔、腺苷、地尔硫卓或异搏定、利多卡因、胺碘酮、镁剂；⑤ 抗胆碱药：阿托品；⑥ 其他：钙剂。

4. 什么是肺保护性通气策略？如何实施？

肺保护性通气策略包括低潮气量（<8 mL/kg）、低驱动压（<16 cmH$_2$O）和合适的 PEEP，允许性高碳酸血症。单肺通气时需注意：单肺前通气侧肺做肺复张（Paw 20～30 cmH$_2$O，持续 20 s）；机械通气参数：V$_T$ 4～6 mL/kg（Ppeak<35 cmH$_2$O，Pplat<20 cmH$_2$O），合适的 PEEP，驱动压<16 cmH$_2$O，FiO$_2$ 50%～80%，在肺损伤高危患者使用压力控制模式。

5. 肝素的作用机制是什么？

普通肝素是一种分子链长度多变的亲水性大分子黏多糖，是抗凝血酶Ⅲ（AT-Ⅲ）的激动剂，主要通过增强 AT-Ⅲ 诱导的凝血因子Ⅱa（凝血酶）和Ⅹa 的失活发挥抗凝效应，也可抑制凝血因子Ⅸa、Ⅺa、Ⅻa。若缺乏 AT-Ⅲ，肝素将无法充分发挥临床效果。此外，肝素还可结合并激活辅助因子Ⅱ（非 AT-Ⅲ 依赖的凝血酶抑制物），因此肝素诱导的抗凝效应在 AT-Ⅲ 缺乏的情况下依然有效果。

6. 肝素的半衰期是多少？

肝素的生物半衰期随剂量和温度不同而不同，有显著的个体差异。在体温正常的男性中，初始剂量 300 IU/kg 时，其半衰期约为 100 分钟，随肝素剂量增加、体温降低，半衰期会延长。静脉给予每公斤体重 100 IU、400 IU 及 800 IU 肝素，其半衰期分别约为 1 小时、2.5 小时和 5 小时。

7. 什么是 ACT（activated coagulation time, ACT），体外循环时 ACT 应达到多少？

ACT 即激活全血凝固时间，是监测肝素抗凝效果的最常用指标。将全血加入含有凝血激活剂的试管中，激活内源性凝血途径，测量凝血时间。正常范围为80～120 秒。为安全启动并维持体外循环（CPB），通常首次肝素剂量为 300～400 IU/kg，使 ACT 超过 480 秒，在 CPB 预充液中也需加入 5 000～10 000 IU 肝素。ACT 数值还可能受 CPB 期间血液稀释、低温和血小板减少等因素的影响。

8. 什么是肝素抵抗？原因与处理策略是什么？

　　肝素抵抗指给予足量肝素并达到有效血药浓度，但仍不能将 ACT 延长到预期值。肝素耐药的原因有：AT-Ⅲ缺乏或活性降低、血小板激活、外源性凝血途径激活、Ⅷ因子活性增强，及血小板功能不全降低了 ACT 对肝素的反应。处理方法：① 增加肝素用量；② 使用 AT-Ⅲ浓缩物；③ 使用新鲜冰冻血浆（FFP）补充 AT-Ⅲ。明确肝素抵抗者可应用新型凝血酶抑制剂，如比伐卢定和水蛭素。

9. 什么是体外循环（extracorporeal circulation）？

　　广义的体外循环（extracorporeal circulation）是指将人体血液由体内引至体外，经过物理和化学处理后再注入体内，达到生命支持、器官替代和功能调控等目的。狭义的体外循环又称心肺转流（cardiopulmonary bypass，CPB），是指将人体血液由体内引至体外进行气体交换和（或）循环，从而代替或辅助循环和呼吸功能的技术。

10. 不同心脏手术建立体外循环的方式是什么？

　　多数心脏手术需全心肺转流：升主动脉和右心房插管是最常用的方式；需打开右心房操作时采用上下腔静脉分别插管；股动脉可作为升主动脉插管禁忌时备用；腋动脉插管可避免动脉粥样硬化时逆行血流引起斑块脱落，还可用于脑动脉灌注，后者常用于 A 型主动脉夹层手术，作为深低温停循环时的脑灌注策略。股动静脉插管常用于微创、再开和急诊手术，无法充分引流时需加上腔静脉引流。

11. 什么是外周体外循环技术？微创手术为何选用外周体外循环技术？

　　外周体外循环技术（port-access techniques）是指采用外周动静脉插管，建立简易或紧急体外循环。股动静脉、颈内静脉、颈动脉、腋动脉、肱动脉都可作为插管部位。在微创心脏手术中，由于切口较小，暴露相对困难，选用外周插管，一方面可避免暴露不足引起的插管困难，另一方面可尽量减少手术视野内的管路，有利于手术操作。

12. 抗纤溶药的作用原理，常见抗纤溶药怎样应用？

　　赖氨酸类似物、ε氨基己酸和氨甲环酸可抑制 CPB 相关病理性纤溶亢进。这些药物与纤溶酶原及纤溶酶结合，抑制纤溶酶原与纤维蛋白原上的氨基酸残基结合，发挥抗纤溶效应，并阻止正在发生的消耗性凝血。CPB 前预防性应用抗纤溶药还可通过抑制纤溶酶保护血小板功能。用法是：先静脉给予氨甲环酸负荷剂量 10 mg/kg，再给予 10 mg/(kg·h)或 ε 氨基己酸负荷量 50 mg/kg，接着以 25 mg/(kg·h)持续输注。

13. 体外循环前的麻醉维持有哪些注意点？

该阶段的麻醉要求保证血流动力学的平稳，应加深麻醉抑制切皮、锯胸骨等手术刺激，追加舒芬太尼等镇痛药和肌松药，调整吸入麻醉药的浓度。及时处理心内操作引起的血流动力学变化。心肺转流开始前应加深麻醉，包括镇静、镇痛药和肌松药，防止出现术中知晓和自主呼吸恢复。

14. 如何处理体外循环开始前的心律失常？

其原因有：机械刺激、原有心律失常、浅麻醉或高碳酸血症致儿茶酚胺升高、麻醉药或血管活性药致自主神经刺激、电解质异常、高或低血压、缺血及低氧血症等。治疗措施有：① 中止操作；② 纠治病因；③ 致轻微血流动力学异常时采用药物治疗：室上速（急性房颤、房扑），可使用钙通道阻滞剂、β 受体阻滞剂；室性早搏可使用利多卡因、β 受体阻滞剂或胺碘酮；④ 致严重血流动力学紊乱的房性心律失常、室速或室颤时，应及时电复律或除颤。

15. 对体外循环开始前的低血压如何甄别与处理？

其原因有：低血容量；麻醉过深；心脏或大血管受压、气道压力高、张力性气胸致回心血量减少；心肌收缩力下降；心肌缺血；心律失常；外周血管阻力降低；心包粘连缩窄；长期激素治疗致自身激素水平低下。治疗前需先排除机械因素，中止不当操作，检查有无有创血压监测故障（导管打折、气泡或手腕位置不佳），检查 E_tCO_2；治疗包括：减浅麻醉；根据循环状况扩容或选用血管活性药及正性肌力药；复查血气调整内环境。

第二节　体外循环期间的管理

16. 何谓体外循环的组成？

CPB 环路需实现四大功能：氧合、CO_2 排出、血液循环、系统降温和升温。典型回路包括心肺旁路、左心吸引系统、术野吸引系统、停搏液灌注系统和升温降温系统。具体组件包括：静脉血线路(将血液从心脏引出)、储血池、氧合器(经静脉血氧合为动脉血)、动脉血线路(将氧合后的血液泵入患者的动脉系统)、动脉滤过器、动脉血泵、心内吸引泵、术野吸引泵、停跳液泵、晶体停跳液、水箱、气体管路及气源以及监测系统等。

17. 体外循环的工作原理是什么？

CPB 的基本功能是将血液引出心脏经过氧合后再输送回全身动脉系统，从而停止心肺工作以允许手术进行，因此需使用人工心肺机，后者包含氧合器和动脉主泵两个部分，前者排出 CO_2、提供 O_2，后者将血液回输动脉系统维持动脉血压和器官灌注。静脉血则靠重力从右心引流入储血器，再泵入氧合器和热交换单元，最后通过动脉滤器返回体内。同时，为便于手术，常使心脏停搏，此时需通过停搏液灌注系统灌注心脏停搏液来保护心肌。

18. 心内直视手术为什么需要体外循环？

在心内直视手术中，心肺转流提供了体外维持呼吸和循环的方法，将血液从心脏和肺分流，使外科医生能在常温或低温下在静止的心脏和无血的环境中完成外科操作。

19. 为什么 CPB 需要预充液？预充液包含哪些成分？

体外循环管路使用前必须用预充液充满并排除管路中的所有气体。成人通常使用晶体和胶体液预充，应尽量减少预充液容量以避免过度血液稀释(正常成年人可低至 1 000~1 250 mL)。目前多使用平衡电解质预充，酌情加入胶体、甘露醇、缓冲液和白蛋白。许多配方中加入肝素或抗纤溶药物。婴幼儿、儿童、体重过低及严重贫血者体外循环启动前需预测血细胞比容以决定是否需要在预充液中加入红细胞。

20. 放置左心引流的意义是什么？

左心过度膨胀可致心肌氧耗增加、过度伸张；左心房压升高致肺水肿或出血、妨碍暴露术野，因此需设法引流。CPB 时流入左心的血液来源有：支气管静脉回流、未能引入静脉插管的体静脉血、主动脉瓣反流、冠状窦静脉回流、动脉导管未闭及房室缺。过度膨胀常发生在左心室不能完全排空时，如 CPB 开始、心脏停搏、主动脉阻断、顺行灌注停搏液、室颤及主动脉开放后。可通过 TEE 评估引流效果。

21. 什么是流量、转速、泵压、灌注压?

流量即每分钟排血量。滚压泵流量＝每转容量×转速,离心泵的流量需根据血流测量仪来测定。转速即泵头每分钟转动次数。泵压指血泵的后负荷。滚压泵的流量与泵压不相关,存在管路破裂和气栓风险。而离心泵具有后负荷依赖性,当检测到高压和气体时会停止泵血。灌注压:多数 CPB 采用非搏动性泵血,故 MAP 通常即可代表灌注压,成人一般维持在 $50\sim80$ mmHg。

22. 除了维持流量、平均动脉压以外,哪些监测可反映灌注效果?

充分灌注最重要的目标是充足的氧供。可反映氧供的监测手段有:① 公式计算:DO_2(氧供)＝CaO_2(血氧含量)×有效流量;② 混合静脉血氧饱和度(MvO_2,SvO_2):常温下 MvO_2 高于 75%,如低于 50% 可能存在组织缺氧,应采用血气分析监测代谢性酸中毒和乳酸增高;其次是测量尿量及脑氧饱和度和(或)组织氧饱和度。外周体温和中心体温监测也是体外循环时必备的监测,外周体温和中心体温的差值可间接反映灌注效果。

23. 为什么要在 CPB 期间进行超滤?

CPB 期间,预充液、返回管路的心脏停搏液、术野冲洗的液体、血管收缩药物或低温引起的血管床收缩,都会增加储血器的液平面。若平面持续增加,可导致血液过度稀释,使红细胞比容和胶体渗透压降低,引起组织缺氧和(或)水肿。超滤可以清除多余的水和电解质,滤除炎症因子,对于保持胶体渗透压和正常的血细胞比容、改善组织氧供、预防组织水肿、减轻炎性反应具有重要作用。术前贫血、心功能不全的患者还可以通过超滤改善外周淤血。

24. 体外循环期间如何进行麻醉管理?

CPB 期间应根据患者病理生理进行合理的麻醉管理。① 药物与技术选择:常规方案是阿片类药物联合应用其他镇静药物、吸入麻醉药或静脉麻醉药;② 确保肌松,避免体动和自主呼吸;③ 麻醉深度监测:检查瞳孔扩张和出汗情况,推荐使用麻醉深度监测;④ 注意循环血量增加、血液稀释、低温、管壁吸附和体外氧合等因素对麻醉药物药代动力学的影响。如体温下降时麻醉药物需求量也下降,复温时需追加药物,确保麻醉深度;⑤ 维持合理的灌注压。

25. 体外循环中的麻醉维持有哪些注意点？

全身肝素化后停止外周液体输入。上、下腔静脉阻断后，或主动脉阻断后停止机械通气。根据手术需求进行膨肺操作。上、下腔静脉开放后可恢复机械通气，随时调整呼吸参数。主动脉开放后，根据心脏复跳情况选择血管活性药物。及时处理心律失常，必要时由外科医师安装临时起搏器。

26. 体外循环期间的膨肺操作有什么作用？

该操作主要用于帮助外科医生检查室间隔修补后有无残余分流，二尖瓣修补后检查瓣膜关闭是否完全，以及开放主动脉前协助排除左心气体等。

27. 灌注停搏液的目的是什么？什么是顺灌和逆灌？分别适用于哪些情况？

主动脉阻断后向心肌灌注停搏液产生舒张期电机械停搏，从而减少氧耗，是术中心肌保护的主要策略。顺行性灌注通过在升主动脉靠近阻断钳的位置放置插管来实施；当存在主动脉瓣反流时应打开主动脉，直接通过左右冠脉开口进行灌注。逆行性灌注是通过在冠状静脉窦放置球囊插管实施，停搏液通过冠状静脉系统逆行进入毛细血管床，随后进入动脉，从冠脉口流出，常用于冠脉有严重病变时或者重复灌注停搏液时。

28. Del Nido 停搏液的特点和优点是什么？

Del Nido 停搏液的特点是使用高钾去极化停搏，同时发挥利多卡因的超极化保护作用，辅以大剂量镁离子的钙拮抗作用。与传统心脏停搏液相比，Del Nido 停搏液具有心肌保护效果确切、可单次灌注及长时间间隔重复灌注的优点，单次灌注安全时限可达 90 分钟，极大地便利了心脏手术，尤其在微创手术、复杂长时间手术和再次手术中具有显著优势。

29. 心脏复苏过程中，麻醉处理的步骤和原则是什么？

主动脉阻断钳开放后应避免左心室扩张，必要时需引流，室颤时应除颤。在充分复温、膨肺、调整 Hct 和内环境的前提下，优化各项血流动力学参数：① 建立有效、稳定的心律；② 控制心率在 75～95 次/分，每搏量受限时需适当提高心率；心动过缓可使用临时起搏；③ 维持心肌收缩力，严重收缩功能不全可使用 IABP；④ 在 TEE 监测下调整前负荷；⑤ 使用血管活性药物调整后负荷，全流量时 MAP 维持在 60～80 mmHg。

30. 复苏困难的常见原因有哪些?

心脏复苏困难的常见原因有:① 心肌顿抑,主要表现为一过性收缩功能不全、正性肌力药物有效;② 缺血再灌注损伤加重既有的心功能不全;③ 桥血管或自身冠脉内血栓形成、微栓或气栓、桥血管打折、吻合口远端血管狭窄、冠脉痉挛及远端血管病变造成的血管再通不彻底;④ CPB 期间心肌保护不完善;⑤ 体循环阻力低、严重贫血或心肌肥厚,心肌灌注不足;⑥ 手术因素:如残余分流、瓣周漏、成形失败、传导束损伤等。

31. 脱离体外循环需要具备哪些条件?

① 充分复温并排空心腔内气体;② 确认双肺通气正常;③ 确认心电活动恢复正常,必要时安装临时起搏器,无新发缺血表现;④ 核查实验室检查结果并予以纠正。确认上述条件后,可缓慢减少体外循环静脉引流量,同时将血液从储血罐回输入患者体内,使心脏重新获得有效的循环血容量。在合理的正性肌力药物和血管活性药物支持下,当心排血量恢复至正常、血流动力学稳定、组织灌注良好时,逐步降低动脉泵的流量直至停止。

32. 脑氧饱和度监测有何意义? 体外循环期间脑氧饱和度降低的处理流程是什么?

$rScO_2$ 监测通过近红外光谱法评估脑氧供需平衡,连续双侧监测在术中有助于制定决策、改善转归。基础值为 $60\%\sim80\%$,当数值$<50\%$或较基础值下降$>20\%$,应寻找原因并处理。处理流程为:① 提升血压;② 提高动脉氧分压;③ $Hb<80\ g/L$ 且 $rScO_2<50\%$时可输血;④ 加强镇静镇痛;⑤ 降温;⑥ 适度提高 $PaCO_2$ 扩张脑血管;⑦ 体外循环期间提升灌注流量;⑧ 主动脉弓手术时经头臂动脉或颈动脉选择性脑灌注,或逆行脑灌注。

第三节　体外循环后阶段的管理

33. 体外循环后的麻醉维持有哪些注意点?

除了维持适当的麻醉深度,还需要维持良好的心肌收缩力和灌注压,补充血容量,纠正凝血功能障碍,维持电解质酸碱平衡,特别是要避免低钙血症和低钾血症,维持满意的尿量,保持体温。由于监护室无吸入麻醉装置,应将吸入麻醉过渡到静脉麻醉。根据 ACT 监测,合理使用鱼精蛋白拮抗肝素。转送监护室前应备好呼吸机、监护仪和急救药物。

34. 体外循环期后为什么会发生低心排血量?

原因包括:心率或心律变化,出血、利尿、补液不足或心脏压塞等导致心脏前负荷降低,肺动脉高压或外周血管收缩等引起后负荷增加,酸中毒、电解质失衡、缺血缺氧所致的心肌受损、心室切开等导致的心肌收缩力下降,心内修补不满意等。

35. 左心收缩功能不全的处理原则是什么?

多由急性缺血或心肌顿抑、慢性病变、或前后负荷调节不当引起,严重者可表现为低心排综合征。疑似急性缺血时,先应排除手术因素引起的冠脉问题。低心排的管理包括:保证灌注压;心脏过胀时可考虑使用硝酸甘油及减少回心血量;合理选择和使用正性肌力药;低钙血症时可补充钙剂;纠正贫血和电解质紊乱;药物无效时暂时恢复体外循环;持续低心排可使用 IABP;若药物联合 IABP 后仍难以停机,建议使用心室辅助装置,如 ECMO。

36. 左心舒张功能不全的处理原则是什么?

左心舒张功能不全的处理原则为:① 控制心率,维持充足的左心室舒张充盈时间,但当顺应性严重减退时由于每搏量相对固定,应避免心率过慢,以免心排量受限;② 谨慎优化前负荷:小而僵硬的左心室对前负荷的降低会非常敏感,可致心排量显著降低,但补液速度不宜过快,避免左心室舒张末压过高引起肺水肿;③ 使用改善心肌顺应性的药物,如米力农;④ IABP 有助于改善舒张功能;⑤ 避免过高的 PEEP。

37. 右心衰的处理原则是什么?

① 维持体循环舒张压,保证右心室血供;② 优化前负荷;③ 尽量维持窦性节律;④ 使用能同时增加右心室收缩力和降低 PVR 的正性肌力药,如米力农、多巴酚丁胺,使用肺血管扩张剂(硝酸甘油、前列腺素类、吸入 NO 等);⑤ 降低 PVR 的其他措施:避免缺氧和二氧化碳潴留,避免浅麻醉和应激,机械通气时避免人机对抗和过高的 PEEP,纠正酸中毒和低温;⑥ 必要时使用右心辅助装置或 ECMO。

38. 前负荷不足引起的心排血量降低通常如何处理?

通常采取补充容量以改善前负荷。补液的种类、数量取决于患者血红蛋白水平、血细胞比容、白蛋白水平和容量丢失的多少等,补液速度不宜过快,应参考中心静脉压、肺动脉楔压等监测数值。

39. 后负荷过高引起的心排血量降低通常如何处理?

先要消除低氧、酸中毒、低体温等造成血管收缩的病因。常用的降低后负荷的血管扩张药物有米力农、硝酸甘油和硝普钠。米力农可直接扩张体、肺循环床,同时能够强心,适用于低排高阻的患者。硝酸甘油、硝普钠可松弛血管平滑肌,使用硝普钠应注意避光。使用血管扩张药物时应注意监测血压,补充容量维持前负荷。

40. 体外循环后为什么会发生肺动脉高压?

除了患者术前的肺血管阻力升高等固有原因,以下因素也会加重肺动脉高压:缺氧、二氧化碳蓄积、酸中毒、疼痛刺激、使用肾上腺素等收缩肺血管的药物等。

41. 肺高压的治疗策略是什么?

① 一般措施:避免低氧血症;维持 $PaCO_2$ 30~35 mmHg,避免二氧化碳潴留;调整吸呼时间比,延长呼气时间;避免过度膨肺和过高的 PEEP;纠正酸中毒,目标 pH>7.4;充分复温;充分镇静镇痛,避免应激引起儿茶酚胺释放;② 降低肺动脉压的药物包括能降低肺血管阻力的正性肌力药(米力农、多巴酚丁胺、异丙肾上腺素)、血管扩张药(硝酸甘油)、特异性肺血管扩张药(前列环素、前列腺素 E_1、NO)。

42. 特异性的肺血管扩张药物有哪些?

特异性的肺血管扩张药又称靶向药物,分为:前列腺素通路、内皮素通路和一氧化氮(NO)通路。第一类药物有前列腺素类似物和前列环素受体激动剂,包括:依前列醇、伊洛前列素、曲前列尼尔、司来帕格等;内皮素受体拮抗剂包括:波生坦、安立生坦、马昔腾坦等;NO 通路的药物包括:磷酸二酯酶 5 型(PDE5)抑制剂(西地那非、他达那非)、可溶性鸟苷酸环化酶(sGC)激动剂(利奥西呱)、外源性 NO 等。

43. 停机困难的甄别与处理原则是什么?

停机困难的原因有:① 手术失败,如瓣周漏、桥血管堵塞等,此时需再次手术;

② 心功能不全，可使用药物支持，延长体外辅助，必要时使用 IABP、ECMO 或心室辅助装置；③ 血管麻痹综合征，可使用缩血管药物或亚甲蓝；④ 左心室流出道梗阻，见于肥厚型心肌病或二尖瓣术后，需扩容、减慢心率，降低心肌收缩力来缓解；无效时需再次体外循环行流出道疏通或二尖瓣再次修补或置换。

44. 中和肝素的时机与方法是什么？

CPB 结束时需使用适量鱼精蛋白来中和循环中的肝素。给药方法有：① 经验比值法：推荐每 100 IU 肝素使用 1～1.3 mg 鱼精蛋白，低至 0.6 mg 鱼精蛋白每 100 IU 肝素亦被证实有效；② 依据肝素剂量-效应曲线的个体化方案，通过测定含有已知鱼精蛋白的肝素化血液样本的 ACT，结合估算出的血容量，推算需要中和残存肝素的鱼精蛋白剂量。这种方法减少了鱼精蛋白剂量，并可减少术后出血。

45. 鱼精蛋白的药物作用机制是什么？

硫酸鱼精蛋白是一种强碱，能与强酸性肝素钠或肝素钙形成稳定的盐而使肝素失去抗凝作用，还可分解肝素与抗凝血酶Ⅲ的结合，从而消除其抗凝作用。鱼精蛋白本身可以干扰凝血酶原的激活，延长凝血酶原时间，激活蛋白酶系统，使血管活性多肽物质释放，引起因子Ⅷ、纤维蛋白原和血小板减少，当其用量过大时影响凝血功能。

46. 鱼精蛋白过敏反应有多种类型？如何表现与处理？

鱼精蛋白反应包括最常见的Ⅰ型反应，表现为血管舒张性低血压；Ⅱ型免疫源性反应，包含ⅡA（过敏性）、ⅡB（类过敏）和ⅡC（非心源性肺水肿），较少见；Ⅲ型反应以肺血管和支气管收缩为表现，重症者表现为低血压和肺高压危象导致的右心衰竭。肺动脉压不高时的治疗包括扩容、肾上腺素、氯化钙和其他血管活性药、可能需要吸入支气管扩张药和应用激素；高肺动脉压应使用米力农，吸入 NO。血流动力学极度恶化时需要重新开始 CPB。

47. 如何鉴别过敏性休克与心源性休克？

过敏性休克属于血管源性休克，发生前有可疑药物应用史，血流动力学表现为高排低阻，严重低血压可能是早期的唯一表现，可伴皮疹或支气管痉挛；及时给予肾上腺素和激素一般可迅速纠正休克症状。心源性休克属于低心排血量性休克，表现为体循环血压低，CVP 偏高，可合并急性肺水肿。TEE 可见心腔节段性或大面积收缩功能减退。治疗往往需要大剂量的正性肌力药物和血管活性药物,甚至需要电机械辅助装置。

48. 体外循环结束后低氧血症的常见原因及处理策略是什么?

① 肺不张是最常见的原因,可复张后加用 PEEP;② 肺水肿:可因肺损伤、间质水肿、术前肺水肿、过敏反应等引起,治疗应降低前后负荷、增加心肌收缩力、增加 PEEP 或 FiO_2、利尿、超滤,必要时使用 ECMO;③ 机械原因如气胸、血胸、气管导管移位、痰液或血液堵塞;④ 死腔增加:多为支气管痉挛,需去除诱发因素、吸入支气管扩张剂、肾上腺素、糖皮质激素、氨茶碱、吸入麻醉药,调整呼吸参数;⑤ 心内分流:如卵圆孔开放。

49. 什么是 ERAS,术中的 ERAS 策略包含哪些内容?

ERAS(enhanced recovery after surgery)是全球致力于推广的标准化围手术期管理理念,目的是为了促进术后患者的快速康复。心脏术中的 ERAS 策略可包括:使用区域阻滞技术、合理使用抗生素、控制血糖、严格掌握输血指征、目标导向液体管理、肺保护性通气策略、监测麻醉深度,优化血流动力学、合理使用正性肌力药和缩血管药,优化体外循环管理(减少预充液、维持胶体渗透压、改良超滤、避免复温过快等)。

(郭克芳　徐丽颖)

参考文献

[1] JOEL A K, DAVID L R, CAROL L L,等著. 岳云,于布为,姚尚龙,译. 卡普兰心脏麻醉学. 第 5 版[M]. 北京:人民卫生出版社,2008.

[2] Glenn P. Gravlee, Andrew D. Shaw, Karsten Bartels 著. 王晟,王锷,译. Hensley 心胸麻醉学. 第 6 版[M]. 北京:中国科学技术出版社,2021.

[3] 陈杰,徐美英,杭燕南. 心血管麻醉与围手术期处理. 第 3 版[M]. 北京:科学出版社,2019.

[4] 时慧,刘超启,赵惠,等. del Nido 心脏停搏液在成人心脏外科临床实践和应用常规的制订[J]. 中国体外循环杂志,2019,17(4):206 - 210,214.

[5] METKUS T S, SUAREZ-PIERRE A, CRAWFORD T C, et al. Diastolic dysfunction is common and predicts outcome after cardiac surgery[J]. Journal of Cardiothoracic Surgery, 2018,13(1):67.

第六章

冠状动脉旁路移植术的麻醉

第一节　冠状动脉粥样硬化性心脏病的病情特点

1. 什么是冠状动脉粥样硬化性心脏病?

冠状动脉粥样硬化性心脏病(coronary atherosclerotic heart disease,CAD)是由冠状动脉粥样硬化斑块所导致的冠状动脉管腔狭窄,甚至完全堵塞,使冠状动脉血流不同程度地减少,引起心肌的氧供与氧需失去平衡,从而导致冠状动脉粥样硬化性心脏病(简称冠心病)。

2. 心脏的血液如何供应?

心脏的血供来自主动脉根部发出的左、右冠状动脉。左主干走行很短的距离后分叉为左前降支和回旋支。左前降支向下走行发出对角支和间隔支。间隔支主要为室间隔、传导系统和浦肯野系统供血。对角支为心脏的前侧壁供血。回旋支继续走行并发出钝缘支,供应左心室侧壁。右冠状动脉发出锐缘支支配右心室右前壁,约85%的个体为右冠优势型,即右冠发出后降支支配左心室后下壁。55%的人窦房结动脉发自右冠。冠状动脉之间有许多吻合支。

3. 冠状循环血流量的调节因素有哪些?

静息时冠状循环血流量占心排血量的5%左右,最大活动时能增加至10%。主要受以下因素调节:① 主动脉舒张压;② 左心室舒张末期压(LVEDP);③ 心率变化;④ 内在调节机制;⑤ 局部代谢物质;⑥ 神经和内分泌的调节。

4. 通常情况下,心肌缺血的原因有哪些?

心肌缺血最常见的原因(90％)是冠状动脉粥样硬化所致的狭窄,其他原因有:冠状动脉痉挛、血栓栓塞、脉管炎,心脏创伤,休克,瓣膜性心脏病,肥厚型或扩张型心肌病等。当冠状动脉侧支循环尚未充分建立时,即可造成心肌血供不足。一旦血供进一步急剧减少或中断,使心肌严重急性缺血达 1 小时以上,即可发生急性心肌梗死。

5. 什么是慢性稳定型心绞痛?

慢性稳定型心绞痛是指某种因素引起冠状动脉供血不足,发生急剧、暂时的心肌缺血缺氧,引起阵发性、持续时间短暂、休息或硝酸酯制剂能够缓解的心绞痛。稳定型心绞痛对内科治疗和经皮冠脉介入治疗有着良好的反应,当内科治疗无效且不适合介入治疗时,可考虑行冠脉旁路移植手术。

6. 什么是急性冠状动脉综合征?

急性冠状动脉综合征(acute coronary syndrome,ACS)是 20 世纪 80 年代后提出的概念。通常是由于冠状动脉粥样硬化处的不稳定斑块破裂或者表面糜烂,继发血栓形成,造成冠脉不同程度狭窄甚至是完全闭塞,引起不同程度的心肌缺血,继而引发的一组急性临床症状。ACS 患者的住院病死率和远期死亡率高达 6％和 12％,是冠心病中的危急重症,也是冠心病致死的主要原因。诊断和血管重建是其管理的核心,常伴随或先行于内科治疗。

7. 急性冠状动脉综合征如何分类?

急性冠状动脉综合征包括 ST 段抬高型心肌梗死、非 ST 段抬高型心肌梗死和不稳定型心绞痛。

8. 急性冠状动脉综合征患者有何临床症状?

胸痛是最突出、出现最早的症状,多表现为胸骨后压榨性疼痛或胸部压迫感、紧缩感、烧灼感等,可向颈、颌、肩、背或臂放射且伴呼吸困难、恶心、呕吐、出汗等症状。同时可伴有发热、心律失常、低血压或休克等症状。3/4 以上患者出现心律失常,多为室性期前收缩,最常见于急性心梗后 24 小时以内。

9. 急性冠状动脉综合征如何诊断？

　　诊断依据包括患者的临床表现、血清心肌损伤标志物、心电图与影像学检查结果。根据患者的病史、症状和体征，结合心电图和实验室检查，做出初始诊断并进行最初的不良风险评估。患者首次就诊后 10 分钟内行标准 12 或 18 导联心电图检查，并动态记录，有条件的行多功能心电监护。动态检测血清生物学标志物有助于临床诊断和评价病情。超声心动图评估心脏结构、运动与功能，同时具有确诊和鉴别诊断意义。

10. 急性冠状动脉综合征患者有何心电图改变？

　　ST 段抬高型心肌梗死的心电图特征性改变：在面向透壁心肌坏死区导联上，出现宽大而深的 Q 波（病理性 Q 波）；ST 段抬高，呈弓背向上型；T 波倒置。在背向心肌梗死区的导联上，则出现相反的改变，即 R 波增高，ST 段压低，T 波直立并增高。非 ST 段抬高型心肌梗死：不出现病理性 Q 波，持续发生的 ST 段压低 $\geqslant$ 0.1 mV，但 aVR 导联（有时还有 V1 导联）ST 段抬高，或有对称性 T 波倒置。

11. 冠状动脉造影结果如何解读？

　　根据狭窄处冠状动脉血管直径减少的百分比或血管横截面积减少的百分比来判断冠状动脉的狭窄程度。血管直径减少 50% 以上或横截面积减少 75% 以上的病变在临床上是有意义的。病变通常是点状或者分段的。针对中度病变（直径减少 50%～70%）和其生理意义的解读，目前仍不一致。

12. 急性冠状动脉综合征如何治疗？

　　治疗包括：① 药物治疗：减轻心肌缺血可以使用硝酸酯类、β 受体阻滞剂、钙拮抗剂、血管紧张素转化酶抑制剂等；通过抗血小板药物避免血栓形成，可以使用水杨酸类、噻吩吡啶类、糖蛋白 Ⅱb 和（或）Ⅲa 拮抗剂；抗凝治疗可以使用肝素类、磺达肝癸钠；使用他汀类降脂治疗；② 经皮冠状动脉介入治疗；③ 冠状动脉旁路移植术。

13. 冠状动脉旁路移植术的适应证是什么？

　　① 对于内科治疗不能控制心绞痛症状的，以及不能接受内科药物治疗不良反应的患者；② 非手术干预无效，静息状态下出现心肌缺血、血流动力学不稳定/心源性休克或并发症（如室间隔破裂、乳头肌断裂、二尖瓣反流等）的急性心肌梗死患

者;③ 左主干阻塞(>50%)或者冠状动脉阻塞(>70%)伴有危及生命的室性心律失常;④ 同时需要行其他心脏手术。

第二节　围手术期影响心肌氧供需平衡的因素

14. 决定心肌氧耗的因素有哪些?

决定心肌氧耗的三个主要因素是心率、心肌收缩力和室壁张力。心率增加、心肌收缩力增加均会导致氧耗增加。室壁张力的大小取决收缩期心室内的压力(后负荷)、室腔大小(前负荷)和室壁厚度,室壁张力增加也会导致氧耗增加。

15. 心肌氧耗在临床上如何测定?

通过心电图、超声心动图动态测量相关数据进一步计算后评估。① 室壁张力评估:Laplace 方程表明室壁张力(T)与心室半径(R)和心室内压力(P)成正比,与室壁厚度(Th)成反比,$T=P \times R \div 2Th$;② 心室收缩力评估:有创法用最大收缩速度(Vmax),左心室内压力变化快慢(dP/dt)或左心室收缩末期压力/容积比。无创法用射血前期时间/左心室射血时间,以及超声心动图显示的整体及局部心室壁活动。

16. 决定心肌氧供的因素有哪些?

心肌氧供取决于冠状动脉血流量和冠状动脉血氧含量。冠状动脉血流量=冠状动脉灌注压/冠脉血管阻力,冠状动脉灌注压=主动脉舒张压−左心室舒张末压。冠脉血流在一定范围有自主调节能力,灌注压力在 50～150 mmHg 间冠脉血流不受灌注压力变化而改变。代谢、自主神经、激素和解剖因素可改变冠脉血管阻力。动脉血氧含量=1.34(mL/g)×血红蛋白(g/dL)×血氧饱和度(%)+0.0031×动脉血氧分压(mmHg)。

17. 硫喷妥钠对心肌氧供和氧耗有何影响?

硫喷妥钠是超短效巴比妥类药物,诱导剂量减少外周血管阻力,抑制心肌收缩力,增快心率。前两项降低氧耗,第三项增加氧耗,但都使氧供减少,最终的供需平衡状态取决于患者的初始状态。对于高血压、高血流动力学状态的患者有助于恢复正常血压和心肌收缩力,而对于正常心率的患者可能会导致心动过速和心肌缺血。

18. 丙泊酚对心肌氧供和氧耗有何影响？

诱导剂量丙泊酚的心血管效应类似于巴比妥类，引起血压、外周血管阻力和心肌收缩力下降，而其增快心率的作用不如巴比妥类明显，因此总体效应是降低氧供与氧耗。对于老年患者，血管调节能力下降，心功能较差，丙泊酚快速输注可导致循环的剧烈波动，血压明显下降从而进一步影响心肌的氧供。

19. 氯胺酮对心肌氧供和氧耗有何影响？

氯胺酮增加交感神经张力，引起外周血管阻力、充盈压力、心肌收缩力和心率增快。因此，心肌氧耗大大增加，而氧供仅轻微增加，导致心肌缺血。不推荐在缺血性心脏病患者中使用。

20. 依托咪酯对心肌氧供和氧耗有何影响？

诱导剂量的依托咪酯对于心率和心排血量没有明显影响，仅引起轻度外周血管扩张而出现轻度血压下降，因此对心肌氧供需平衡没有明显的影响，是比较理想的快速诱导药物。诱导剂量可抑制肾上腺皮质激素产生，但大量研究显示依托咪酯对肾上腺皮质功能的抑制是暂时性的。

21. 苯二氮䓬类对心肌氧供和氧耗有何影响？

咪达唑仑可扩张外周血管，诱导时会出现血压和充盈压下降，其负性肌力作用轻微，心率基本没有变化。但诱导剂量的苯二氮䓬类和中等剂量的阿片类药物配伍应用可引起严重的外周血管扩张和低血压，可降低氧供和氧耗。

22. 吸入麻醉剂对心肌氧供和氧耗有何影响？

总体地说，吸入麻醉剂同时减少氧供和氧耗，对于氧供需平衡的净效应取决于给药时患者的血流动力学状态。七氟烷对心率基本没有影响，地氟烷、异氟烷常使心率加快。吸入麻醉剂可能引起交界性心律，导致每搏量降低、心排血量和冠脉血流量减少，抵消了减慢心率的益处。吸入麻醉剂可降低心肌收缩力、减少氧耗，对于失代偿的心脏，会降低心排血量、减少氧供。吸入麻醉剂对前负荷影响小，但降低外周血管阻力，可减少心室壁张力，减少氧耗。

23. 阿片类药物对心肌氧供和氧耗有何影响？

除哌替啶有阿托品样作用外，其他阿片类药物均增加中枢迷走神经张力而减慢心率,减少氧耗。吗啡、哌替啶因组胺释放作用,可出现反射性心动过速,因而减少氧供,增加氧耗。哌替啶可减少心肌收缩力,其他临床剂量的阿片类药物对收缩力没有影响。中等或大剂量阿片类药物可降低交感神经张力,降低前后负荷,减少氧耗。但当血压下降明显时,氧供会减少。

24. 肌肉松弛剂对心肌氧供和氧耗有何影响?

琥珀胆碱可导致各种心律失常,不利于心肌的氧供需平衡。维库溴铵的心血管效应平稳,与中低剂量的阿片类药物和吸入性麻醉剂配伍应用效果理想。罗库溴铵较少引起心动过速,不显著影响其他血流动力学参数。顺阿曲库铵无组胺释放引起的血流动力学变化。

第三节　体外循环下冠状动脉旁路移植术的麻醉管理

25. 冠脉旁路移植术前需要完善哪些心血管相关检查?

应包括静息和运动心电图(运动负荷试验检查);冠状动脉造影,明确冠脉堵塞的位置及严重程度;超声心动图;以及通过心导管检查、磁共振成像、增强 CT 或超声心动图来评估左心室功能。

26. 冠脉旁路移植术前如何评估患者的心功能?

了解患者心绞痛和心肌梗死病史,分析目前的活动耐量(代谢当量);判断患者是否有左心衰竭(静息或运动时呼吸困难、夜间端坐呼吸)和(或)右心衰竭(腹水、凹陷性水肿、颈静脉怒张)的症状和体征;通过心导管、磁共振成像、增强 CT 或超声心动图等相关检查评估左心室功能。

27. 术前需要停止使用洋地黄类药物吗?

洋地黄类药物很容易发生中毒反应,尤其是体外循环后有酸碱失衡和电解质异常时,为防止体外循环后发生洋地黄中毒,术前通常需停药一个半衰期(地高辛1.5～1.7 天,洋地黄毒苷 5～7 天)。慢性充血性心力衰竭患者长期应用洋地黄时,需要持续用药至手术前夜。还要注意避免低血钾、高血钙等易引起洋地黄中毒的高危因素。

28. β受体阻滞剂治疗心力衰竭的主要作用机制是什么？

β受体阻滞剂可拮抗β受体功能，降低心率。心率减慢可以延长舒张期充盈时间，增加心肌灌注，降低心肌氧耗，改善舒张功能。心衰时β受体功能下调，但长期使用β受体阻滞剂后，β受体功能可以恢复正常。部分β受体阻滞剂不抑制交感神经的基本冲动，但是能抑制交感神经的过度激动。

29. 长期使用β受体阻滞剂的患者，术前需要停药吗？

不仅术前不能停用β受体阻滞剂，而且围手术期要持续应用。长期应用者突然停用会出现撤药综合征，并可伴随高肾上腺素能状态，增加心肌氧耗，不稳定心绞痛患者可能使症状加重，甚至发生急性心肌梗死。

30. 冠心病合并高血压患者长期服用抗高血压药物，术前应如何处理？

心脏病患者非心脏手术围麻醉期中国专家临床管理共识（2020）推荐β受体阻滞剂、钙通道阻滞剂、他汀类可以持续服用至手术当日早晨。血管紧张素转换酶抑制剂（ACEI）、血管紧张素受体拮抗剂（ARB）和利尿剂应在手术当日早晨停用。

31. 冠脉旁路移植术患者的围手术期血清钾应该维持在什么水平？

非心脏手术患者，术前轻度低钾（3.0～3.5 mmol/L）并不需要延缓手术。而对于有心脏病或者冠脉疾病的患者，保持电解质正常非常重要，轻度低血钾（3.0～3.5 mmol/L）即可能出现心律失常，并且对洋地黄的敏感性增加和神经肌肉功能受抑制。若患者血钾水平更低（≤2.9 mmol/L）时，如无肾功能减退，术前一周就应该进行补钾。围手术期血钾可以维持在较高水平（4.0～4.5 mmol/L）。

32. 冠脉旁路移植术中需要对患者进行哪些监测？

ECG应同时监测V5和Ⅱ导联，并进行ST段分析；常规监测脉搏氧饱和度，条件具备时可使用脉搏体积描记器；实施有创动脉血压监测和血气分析；置入中心静脉导管，监测中心静脉压；必要时放置漂浮导管，监测肺动脉压、肺动脉楔压、心排血量等；温度监测可以测定鼻咽温、食管温、鼓膜温、膀胱温或直肠温；脑电双频指数（BIS）等监测麻醉深度；必要时采用经食管超声心动图（TEE）判断心室收缩功能。

33. 经食管超声心动图(TEE)在冠状动脉旁路移植术中使用的主要目的是什么？

主要目的是关注左心室整体或局部功能。首先对左心室所有节段进行基础检查，作为对照用于手术之后对比。基础检查有局部室壁运动异常表明此处既往有心肌梗死且无存活心肌，或是慢性缺血冬眠心肌，或存在急性心肌缺血。旁路移植术后新出现的局部室壁运动异常应考虑为急性心肌缺血，体外循环后短时间内新出现的局部室壁运动异常提示可能有心肌顿抑。右心室心肌梗死在 TEE 上呈现右心室扩张和运动减弱，通常伴有三尖瓣反流。

34. 为什么需要监测多个部位的温度？

目的是为了准确评价核心温度，以及体外循环降温和复温期间的热度分布。在食管、鼻咽部、膀胱、直肠或鼓膜等部位测定核心温度，在腋窝测定外周温度。降温期间测量体温是为了确保对缺血敏感的器官(如大脑)受到确切的低温保护。复温期间，脑组织应避免出现高热，即维持氧合器动脉血与大脑之间 5℃ 的温差，脑温要低于动脉血温度。因为脑高热增加脑氧耗，可能加剧术后神经功能障碍。

35. 冠脉旁路移植术中必须置入肺动脉导管吗？

是否监测肺动脉压取决于左心室的功能。左心室功能良好(射血分数＞50%，室壁运动正常)的患者，不必监测。相反，左心室功能差(射血分数＜40%或有显著的室壁运动异常)的患者需要监测肺动脉压。其他的适应证还包括：肺动脉高压、冠状动脉狭窄合并瓣膜疾病及复合型心脏损害等。

36. 肺动脉导管置入的常见并发症是什么？

心律失常、完全型心脏传导阻滞、血栓栓塞、持续楔嵌所引起的肺梗死、肺动脉或者右心房穿孔引起大出血、咯血、导管在心腔内打结、气囊破裂、心内栓子形成、三尖瓣损伤等。

37. 正常的肺动脉楔压是多少？

肺动脉楔压(pulmonary artery wedge pressure，PAWP)，亦称肺动脉闭塞压(pulmonary artery occlusive pressure，PAOP)正常范围 4~12 mmHg，临界值 13~17 mmHg，左心功能衰竭时＞18 mmHg。

38. 冠脉旁路移植术患者如何实施全身麻醉诱导？

建立常规监测后，局麻下行有创动脉置管监测血压和基础血气，同时给予咪达唑仑 1~2 mg 消除患者焦虑。全身麻醉诱导力求平稳，避免高血压、低血压和心动过速。为防止年龄大于 70 岁的患者出现术后谵妄，应避免使用苯二氮䓬类药物。常用药物为丙泊酚 1~2 mg/kg 或依托咪酯 0.15~0.3 mg/kg，芬太尼 3~10 μg/kg 或舒芬太尼 0.3~1 μg/kg，肌松剂一般选用非去极化肌松剂，心脏手术中很少使用琥珀胆碱。

39. 冠脉旁路移植术患者如何维持全身麻醉？

麻醉维持平稳对于心肌氧供和氧耗平衡非常重要。麻醉深度要根据手术刺激强度的不同而及时调整。切皮、锯胸骨、自动牵开器撑开胸骨都是很强的手术刺激，因此在切皮前、胸骨切开前及术中应按需追加阿片类镇痛药，以达到适度的镇痛。

40. 哪种麻醉药更适合此类手术？吸入麻醉药还是静脉麻醉药？

吸入麻醉、静脉麻醉及静吸复合麻醉均已成功用于此类手术，但各自都有利弊。所以应该了解不同麻醉药的心血管效应，仔细调整药物的使用，目标是术中维持心肌氧供与氧耗的平衡。如果计划术后早期拔管，要避免使用大剂量麻醉性镇痛药、静脉麻醉剂及肌肉松弛剂。

41. 冠脉旁路移植术中发现 ST 段降低应如何处理？

ST 段降低提示心肌缺血。处理方法包括：① 增加氧供。纠正低血压（静注去氧肾上腺素）、低氧血症和贫血；② 降低氧耗。通过使用吸入麻醉药加深麻醉或者使用血管扩张药和 β 受体阻滞剂以纠正高血压、心动过速、PAOP 或者 CVP 增高。需要注意的是 ST 段改变提示心肌缺血，可以因患者体位变动所致，特别是取乳内动脉而牵拉胸骨时。建议通过超声心动图或肺动脉导管参数的变化来判断是否发生了心肌缺血。

42. 冠脉旁路移植术中高血压如何处理？

术中出现高血压的常见原因多为麻醉过浅和（或）应激或手术时发生的交感肾上腺素能系统的激活，少数也可能是液体超负荷。处理措施包括加深麻醉，适当的使用血管扩张剂、β 受体阻滞剂、钙通道阻滞剂等药物。

43. 冠脉旁路移植术中低血压如何处理？

低血压的原因通常是急性血容量减少、麻醉过深、心动过缓、心功能衰竭或者搬动心脏等。处理措施包括：TEE 显示容量不足时加快输液输血，减浅麻醉或使用缩血管药物。当 PAOP 过高或者 TEE 显示有全心运动减弱的心衰时，应减浅麻醉、限制输液、给予正性肌力药物（肾上腺素、多巴胺或多巴酚丁胺、米力农），外周血管阻力过低时给予去甲肾上腺素和或血管加压素，必要时置入 IABP。

44. 术中需要持续监测肺动脉阻塞压吗？

PAOP 不能持续监测。如果漂浮导管球囊持续充盈，可能导致球囊堵塞部位远端的肺梗死或损伤。术中通常间断评估 PAOP。

45. CPB 期间如何给予麻醉药物？

CPB 期间仍然要间断给予丙泊酚、苯二氮䓬类、麻醉性镇痛药、肌松剂和（或）经氧合器给予吸入麻醉药物以保证患者无意识及无痛、血压控制良好和防止寒战。CPB 时静脉麻醉药物被预充液稀释，但是低体温能通过降低肝代谢和减少尿液排泄而延长静脉麻醉药物的作用时间。

46. CPB 期间如何进行胸内心脏除颤？

使用直流除颤器行心内除颤，电流要求为 5～10 J。如果不成功，再次除颤前，复查血气、电解质及体温，予以利多卡因 1～2 mg/kg。将平均动脉压增加至 80 mmHg。有时也可给予艾司洛尔、美托洛尔、胺碘酮治疗顽固性心室颤动或心动过速。

47. CPB 后如何决定是否需要使用正性肌力药物？

根据患者的术前心室功能（射血分数）、术中心肌保护是否有效、手术效果、阻断主动脉和转流时间以及患者年龄进行综合考虑。

48. CPB 停止后心肌缺血的原因？

① 再血管化不完全，未作冠状动脉旁路移植术的血管供应的心肌缺血。有弥漫性远端血管病变和糖尿病的患者，冠状动脉旁路移植术很难有效恢复此类患者血流；② 应激性缺血，包括脱离体外循环时或停机早期不合理的使用强心剂和钙剂；③ 冠脉痉挛，最常见的是无病变的右冠状动脉。主要由外科操作以及内源性

或者外源性儿茶酚胺导致；④ 机械因素包括静脉桥扭曲或牵扯，肺过度膨胀引起乳内动脉梗阻，血栓形成等。

第四节　非体外循环下冠状动脉旁路移植术的麻醉管理

49. 非体外循环下冠脉旁路移植术的优缺点是什么？

① 通畅率：研究表明非体外循环与传统体外循环下动脉旁路移植的近期和远期移植血管通畅率有差别，非体外循环的右冠状动脉移植血管更容易失去通畅；但经验丰富的医学中心两组之间没有差异；② 循证医学 I A 证据表明，死亡率和生活质量两组无差异，但非体外组减少了机械通气时间、住院总时间和总的并发症；③ 非体外组术中血流动力学不稳定，行回旋支和心肌下壁血管吻合时心脏扭曲及几何形状的改变不利于射血。这个阶段可能会突然发生室颤。

50. 非体外循环下冠脉旁路移植术存在哪些技术局限？

有 4 个技术问题：① 冠状动脉的活动会影响准确的吻合缝合，特别是复杂血运重建时；② 冠脉侧支血流可模糊手术野；③ 为使视野更清晰而暂时阻断冠状动脉可导致缺血性改变，阻断冠状动脉或冠状动脉内分流管可能导致冠状动脉暂时性损伤；④ 必须操作和抬高心脏才能到达心脏后面和侧面的目标血管，这会使心脏解剖结构变形，引起明显的左、右心室血流动力学恶化。

51. 非体外循环下冠脉旁路移植的术前评估有何特殊性？

与传统体外循环下旁路移植相比，麻醉医生术前需要更多了解靶血管的位置、心肌功能储备，以应对术中可能发生的生理干扰和体内平衡的改变。如果近端冠脉血管狭窄，冠状动脉旁路移植术过程中血流的中断会影响大片的相关心肌；由于侧支循环的形成，高度狭窄的血管血流中断不会造成明显的影响。

52. 非体外循环下冠脉旁路移植术中如何监测生命体征？

与体外循环下手术相比，非体外循环冠脉旁路移植在血管阻断和血管吻合期间更容易产生心肌缺血，术中监测应该跟体外循环下手术一样全面。扭曲搬动心脏时使电轴变动，通过心电图来判断心肌缺血变得困难，也难以获得标准切面的TEE 图像，但使用漂浮导管的热稀释法仍然可以准确地测量心排血量。

53. 非体外循环下冠脉旁路移植术中如何管理患者的体温？

由于没有体外循环热交换机把热量转给患者，并且由于长时间的胸腔心脏大血管的直接暴露，手术过程中更易出现低体温。因此，术中要注意保温，如输液输血加温、控制手术室温度、使用温的冲洗液等。

54. 非体外循环下冠脉旁路移植术中肝素如何使用？

肝素的使用在各个医疗机构有所不同。一般是给予 100 IU/kg 的初始量。有些中心要求 ACT 目标是基础值的两倍，也有中心要求保持在 300 秒以上，代表 2 倍正常的上限。

55. 非体外循环下冠脉旁路移植术中，吻合远端血管时如何维持患者的血流动力学稳定？

可通过适当补液增加血管内容量负荷和采用头低脚高位来增加前负荷，代偿吻合远端血管时搬动和扭转心脏引起的静脉回流受阻。给予收缩血管药物或有血管收缩作用的正性肌力药物（去氧肾上腺素、去甲肾上腺素或肾上腺素）可帮助维持冠状动脉灌注压力，在血管堵塞期间保证侧支血管血流。

56. 非体外循环下冠脉旁路移植术中，吻合近端血管时如何管理血压？

此时应该控制性降压，当用侧壁钳夹住升主动脉吻合近端血管时，控制收缩压小于 100 mmHg，可预防主动脉夹层形成。可以使用扩张血管药物、吸入麻醉药，以及头高脚低体位等来实现。

57. 非体外循环下冠脉旁路移植术的动脉血压监测有何特殊？

术前选择动脉置管位置时，应确认外科是否需要用桡动脉作为桥血管。如有此计划，要标识清楚，避免在手术侧进行静脉或者动脉置管。有中心在取桡动脉时使用地尔硫䓬预防动脉痉挛，使用时要注意伴随的外周血管扩张。

58. 非体外循环下冠状动脉旁路移植术可通过哪些方法提高患者对缺血的耐受性？

① 通过机械或药物减轻心室负荷；② 直接在冠状动脉内插入血管内分流管，使动脉血被动或主动灌注远端心肌床；③ 缺血预处理，即在确定性动脉切开术前间歇性反复阻断冠状动脉。

59. 小切口非体外循环冠脉旁路移植术有何特殊?

通常经肋间入路进入胸腔,并游离左乳内动脉,在非体外循环下行左乳内动脉和左前降支吻合。术中注意循环的稳定以及胸腔内隐藏的失血量。另外,该术式需要对患者进行右肺单肺通气、左肺塌陷,以提供良好的手术野,因此,术前除了常规评估外,需要关注患者的肺功能,术中注意呼吸参数的调整,以提供足够的氧供。如患者无法耐受,必要时和外科医生及时沟通更换术式。

60. 急诊冠脉旁路移植术患者有何特殊?

需要急诊旁路移植的患者通常表现为持续存在的心肌缺血,包括新发心肌梗死,血流动力学常不稳定。对低血压患者,诱导可用依托咪酯和阿片类药物配伍,必要时给予正性肌力或缩血管药物。尽一切可能尽快建立体外循环,可以使用已有的股动静脉导管监测和给药,以免延迟手术。

第六章

第五节　围手术期心肌缺血的原因和治疗

61. 围手术期心肌缺血的常见原因有哪些?

① 心肌的氧供下降:冠状动脉狭窄或痉挛导致冠脉血流量下降;主动脉舒张压降低;因贫血、血氧饱和度降低、或血红蛋白氧离曲线异常引起血液携氧能力降低;② 心肌的氧耗增加:麻醉过浅、发热、疼痛等导致心率增快;因容量过多、高血压导致室壁张力增加;使用正性肌力药物、或交感-肾上腺素系统兴奋使心肌收缩力增加。

62. 心肌缺血引起的血流动力学改变有哪些?

急性心肌缺血影响心肌的收缩和舒张功能,舒张功能障碍通常出现在收缩功能障碍之前。心肌氧供减少,顺应性开始为代偿性增加,随后心肌氧耗增加出现心室顺应性降低(如心室僵硬),心室充盈需要更高的充盈压以维持原有每搏量。心脏可逐渐出现室壁活动异常、节律紊乱和传导异常。冠脉血流量减少 80% 时,室壁运动消失,减少 95% 则出现反向运动(收缩时心肌变薄而非增厚)。缺血严重时,左心室舒张末期压力升高可导致肺水肿。

63. 临床上监测心肌缺血的最常用方法是什么？

最常用的方法是 ECG 的 ST 段变化。诊断标准为：ST 段或者下斜性压低至少 0.1 mV，ST 段下移点在 J 点之后 60 毫秒；ST 段上斜性压低至少 0.2 mV，下移点在 J 点之后 80 毫秒；ST 段抬高至少 0.15 mV。此外心电图表现还包括：T 波倒置，新发心律失常或传导异常。

64. 围手术期如何监测患者心电图？

多导联 ECG 监测是最便捷、最具临床应用价值的围手术期心肌缺血的诊断方法。V5 和 Ⅱ 导联是监测心肌缺血的最佳导联，而 V5 导联监测的敏感性最高。

65. 临床上诊断心肌缺血最早最敏感的指标是什么？

二维超声心动图检查发现的局部室壁运动异常是诊断心肌缺血最早最敏感的指标。冠状动脉血流量减少 25% 就可以出现局部室壁运动异常，而减少 50% ECG 才出现缺血表现。运动试验时，冠脉病变患者在 30 秒后就出现局部室壁运动异常，而 90 秒后才出现 ECG 异常。局部室壁运动异常诊断术中心肌缺血较 ECG 的 ST 段改变敏感 4 倍，而且传导障碍患者不能分析 ST 段改变。

66. 围手术期心肌缺血怎样治疗？

保证患者充分氧合，保持血流动力学稳定与内环境正常，纠正贫血。使用硝酸酯类药物扩张冠状动脉，钙离子拮抗剂、β 受体阻滞剂等降低心率、减少室壁张力。如果心肌缺血是继发于心功能衰竭，可以使用强心药物支持，必要时机械辅助支持（主动脉球囊反搏、左心辅助装置、右心辅助装置）。

（侯丽宏　周伟玲）

参考文献

［1］ Michael A. Gropper. Miller's Anesthesia. 9th ed. Elsevier. Inc, 2019.

［2］ Glenn P. Gravlee, Andrew D. Shaw, Karsten Bartels 著. 王晟，王锷，译. Hensley 心胸麻醉学. 第 6 版［M］. 北京：中国科学技术出版社，2021.

［3］ Fu-Sun F. Yao 著. 王天龙，李民，冯艺，等译. 姚氏麻醉学：问题为中心的病例讨论. 第 8 版［M］. 北京：北京大学医学出版社，2018.

［4］　Joel A. Kaplan 著.李立环,译.卡普兰心脏麻醉学：超声时代.第 6 版［M］.北京：人民卫生出版社,2016.

［5］　中国医师协会急诊医师分会,国家卫健委能力建设与继续教育中心急诊学专家委员会,中国医疗保健国际交流促进会急诊急救分会.急性冠脉综合征急诊快速诊治指南（2019）［J］.中国急救医学,2019,39(4)：301 - 308.

［6］　中国心胸血管麻醉学会非心脏手术麻醉分会.心脏病患者非心脏手术围麻醉期中国专家临床管理共识(2020)［J］.麻醉安全与质控,2021,5(2)：63 - 77.

［7］　围手术期经食管超声心动图监测专家共识工作组.围手术期经食管超声心动图监测专家共识(2020 版)［J］.中华麻醉学杂志,2020,40(12)：1409 - 1417.

第六章

第七章

心脏瓣膜疾病手术的麻醉

第一节　心脏瓣膜疾病的共性问题

1. 心脏瓣膜是怎样的结构？

每个人的心脏内都有四个瓣膜。即连结左心室和主动脉的主动脉瓣、连结右心室和肺动脉的肺动脉瓣、连结左心房和左心室的二尖瓣以及连结右心房和右心室的三尖瓣。

2. 心脏瓣膜有什么作用？

心脏瓣膜就像单向阀门一样，使血液只能从一个方向流向另一个方向而不能倒流，保证心脏的血流是单向流动。当瓣膜打开的时候，允许血液从一侧心脏向前流动，当瓣膜关闭的时候，阻止在另外一侧心脏里的血液向后流动。在二尖瓣和三尖瓣中的小叶上面有一圈坚韧的纤维组织，称为"腱索"。"腱索"将瓣膜连接到心室壁内的肌肉上（乳头肌）。腱索和乳头肌保持小叶们能稳稳的对抗任何一股逆流的血液。

3. 什么是心脏瓣膜疾病？

心脏瓣膜是心脏中非常重要的结构，心脏瓣膜病是指主动脉瓣、肺动脉瓣、二尖瓣、三尖瓣这些瓣膜因风湿热、黏液变性、退行性改变、先天性畸形、缺血性坏死、感染或创伤等出现了病变，影响血流的正常流动，从而造成心脏功能异常，最终导致心力衰竭的单瓣膜或多瓣膜病变。

4. 常见的心脏瓣膜疾病有哪些?

心脏瓣膜疾病分为先天性和后天获得性两类,肺动脉瓣狭窄绝大多数为先天性,肺动脉瓣叶很少有器质性病变,肺动脉瓣关闭不全主要继发于别的疾病而且是功能性改变。因此,传统意义上常见的心脏瓣膜疾病有:主动脉瓣狭窄、主动脉瓣关闭不全、二尖瓣狭窄、二尖瓣关闭不全、三尖瓣狭窄、三尖瓣关闭不全。

5. 心脏瓣膜疾病常见病因是什么?

心脏瓣膜疾病的病因有很多,最常见的是风湿性和退行性病变。风湿性心脏瓣膜疾病大多是年幼时期感染风湿热导致心脏瓣膜变形,常在 20～40 岁发病,多累及二尖瓣、主动脉瓣;60 岁以上的老人易出现瓣膜钙化导致瓣膜狭窄或关闭不全,多数首先累及主动脉瓣,其次为二尖瓣。

6. 瓣膜狭窄对机体有什么影响?

在瓣膜狭窄中,形成瓣叶的组织增厚变硬,瓣膜开口变窄,导致流过瓣膜的血量减少。如果是轻微的狭窄,心脏的整体功能可能不会受很大影响。但是,如果瓣膜狭窄严重的话,会导致心脏功能降低,身体其他部位可能无法获得足够的血液供应。

7. 瓣膜关闭不全对机体有什么影响?

瓣膜关闭不全,血液向后漏过瓣膜,这种逆流被称为"反流"。心脏必须更努力地收缩来将淤积在心脏里的血液泵出,同时因为血液不能有效从心脏泵出,因此流向全身其他部位的血液就减少了,身体其他部位也有可能无法获得足够的血液供应。

8. 我国心脏瓣膜疾病的流行病学现状如何?

根据 2021 年最新研究显示,我国瓣膜性心脏病患病率为 3.8%,估计有 2 500 万名瓣膜病患者。风湿性心脏病仍是瓣膜病的主要原因,但退行性瓣膜病的患病率明显增加。最常见的瓣膜病是主动脉瓣反流(1.2%),其次是二尖瓣反流(1.1%)、三尖瓣反流(0.8%)和二尖瓣狭窄(0.8%)。在瓣膜病的患者中,55.1%为风湿性心脏病,21.3%为退行性病变。12.1%为继发性瓣膜病,0.9%曾接受换瓣手术。

9. 性别和年龄在心脏瓣膜疾病患病率中表现如何？

退行性瓣膜病比例随年龄增长而上升，从 $55\sim64$ 岁年龄组的 18.2% 升至 75 岁以上年龄组的 42.5%（占总瓣膜疾病患者的比例）。老年人风湿性心脏病患病率（男性 2.64%，女性 3.71%）明显高于 $35\sim54$ 岁人群（男性 0.79%，女性 1.33%）。风湿性心脏病的比例随年龄增长而下降，从 $35\sim44$ 岁年龄组的 77.8% 降至 $\geqslant75$ 岁的 38.0%。

10. 心脏瓣膜疾病患者术前访视的要点是什么？

除了麻醉常规的气道评估，对于瓣膜患者应重点观察患者心、肺功能，应重点关注患者内科或外科治疗情况，目前是否有急性心衰、心肌梗死、发绀、呼吸困难等症状，关注患者目前心功能分级，血气分析中电解质和氧分压情况，患者心电图、胸 X 线片、超声心动图甚至是心导管等的检查情况如何。

11. 心房室多普勒超声下正常值是多少？

在 4 个心脏腔室大小的正常范围中，左心房大小正常范围是 $25\sim35$ mm，左心室的大小为 $36\sim52$ mm，右心房的大小为 $26\sim42$ mm，而右心室的大小为 $16\sim24$ mm；心室的室壁厚度也有正常值要求，室间隔和左心室后壁的厚度均为 $6\sim10$ mm，如果超过 10 mm 则为室壁增厚。此外，还需观察二尖瓣、三尖瓣、主动脉瓣、肺动脉瓣的形态、开放受限、关闭等情况，便于判断瓣膜结构和功能是否存在异常。

12. 瓣膜病患者术前心功能常用哪些分级方法？

NYHA 心功能分级：Ⅰ级：患有心脏病，但体力活动不受限制。一般体力活动不会引起过度疲劳、心悸、气喘或心绞痛；Ⅱ级：患有心脏病，体力活动轻度受限制。休息时无症状，一般体力活动引起过度疲劳、心悸、气喘或心绞痛；Ⅲ级：患有心脏病，体力活动明显受限制。休息时无症状，但一般体力活动即可引起过度疲劳、心悸、气喘或心绞痛；Ⅳ级：患有心脏病，休息时也有心功能不全或心绞痛症状，进行任何体力活动均使不适增加。

13. 心脏瓣膜手术死亡的风险因素有哪些？

有研究显示，急诊手术、高龄、肾功能衰竭、充血性心力衰竭、二次手术及严重的心功能不全（NYHA 分级Ⅳ级）是接受心脏瓣膜手术患者死亡的主要危险因素。

14. 心脏瓣膜手术麻醉前应作哪些准备?

所有患者均应加强营养,改善全身情况,治疗呼吸道或局灶感染,纠正电解质紊乱,尤其血钾应调整至接近正常,强心利尿,给与洋地黄或 β 受体阻断剂使心率控制在比较满意的水平。

15. 麻醉药物的选用原则是什么?

应考虑药物对心肌收缩力、心率、心律、前负荷、后负荷、心肌氧耗的影响。在满足麻醉需求,控制应激的前提条件下,选用对心肌抑制、后负荷降低、全身血管阻力影响较小的麻醉药物。

16. 麻醉后何时进行气管插管?

用药后不要急于气管插管,等待药物发挥作用,避免插管引起强烈的反应,若外科医生导尿或置入喉镜时患者心率血压无大反应则可考虑进行气管插管,气管插管时无明显循环系统波动则为最佳时机。

17. 选用全凭静脉麻醉还是吸入麻醉?

2019 年发表在《新英格兰医学杂志》上一项大样本 RCT 研究表明,在心脏手术中,使用全凭静脉麻醉或者吸入麻醉对患者围手术期死亡率无影响。但也有研究表明,针对老年患者,全凭静脉麻醉与全吸入麻醉相比,术后谵妄发生率更低。因此,选择何种麻醉方式,需要麻醉医生针对患者情况个体化选择。

18. 心脏瓣膜手术中常规监测手段有哪些?

一般成年患者行瓣膜置换手术时,建议在手术前对患者进行桡动脉和颈内静脉穿刺置管,在麻醉诱导前进行动脉血压、中心静脉压、心电图、经皮氧饱和度和体温的监测。诱导时应在严密监测下进行以保证安全。

19. 机械瓣和生物瓣有何区别?

机械瓣经久耐用,不致钙化或感染,但须终身抗凝治疗;伴有溃疡病或出血性疾病者忌用。生物瓣不需抗凝治疗,但可因感染性心内膜炎或数年后瓣膜钙化或机械性损伤而失效。

20. 瓣膜置换手术中瓣膜怎么选？

对于主动脉瓣置换，当患者年龄小于 50 岁时，首选机械瓣；而 50～65 岁患者，可选机械瓣或生物瓣；大于 65 岁者，首选生物瓣。对于二尖瓣置换，小于 65 岁首选机械瓣，大于 65 岁者首选生物瓣。对于有抗凝禁忌患者，首选生物瓣。

第二节　二尖瓣狭窄手术的麻醉管理

21. 什么是二尖瓣狭窄？

正常成人二尖瓣口开放时其瓣口面积为 4～6 cm^2，瓣口长径为 3～3.5 cm，当瓣口面积<2.5 cm^2 或瓣口长径<1.2 cm 时，才会出现不同程度的临床症状，临床上根据瓣口面积缩小和长径缩短的程度不同，将二尖瓣狭窄分为轻度、中度和重度狭窄。

22. 二尖瓣狭窄如何分类？

当瓣口面积减小为 1.5～2.0 cm^2 时为轻度狭窄；1.0～1.5 cm^2 时为中度狭窄；<1.0 cm^2 时为重度狭窄。

23. 二尖瓣狭窄的病理生理改变是怎样的？

根据狭窄程度所出现相应血流动力学改变，可将二尖瓣狭窄自然病程分为 3期：① 左心房代偿期：血流左心房回流至左心室受阻，左心房发生代偿性扩大及肥厚以增强收缩力，延缓左心房平均压升高；② 左心房衰减期：左心房压逐渐升高，继之影响肺静脉回流导致肺淤血，从而引起肺动脉高压；③ 右心受累期：长期肺动脉高压势必引起右心室后负荷增加，右心室壁增厚以及右心室腔扩大。

24. 为什么晚期时二尖瓣狭窄患者肺淤血和左心衰症状反而减轻？

长期肺淤血使肺顺应性下降，可反射性引起肺小动脉痉挛、收缩，导致肺动脉高压。长期肺动脉高压可进一步引起肺小动脉内膜和中层增厚，血管腔进一步狭窄，加重肺动脉高压，形成恶性循环。肺动脉高压必然增加右心室后负荷，使右心室的血液进入肺动脉和左心的量减少，导致肺淤血和左心衰症状减轻。

25. 二尖瓣狭窄的患者有什么临床症状?

最早出现的症状为夜间阵发性呼吸困难,严重时端坐呼吸;极重者可产生肺水肿、咳嗽、咳粉红色泡沫样痰,多于睡眠或活动后加重,可伴有咳痰、痰中带血、咯血。随着病情进展,出现下肢浮肿、尿少时,则呼吸困难可减轻。

26. 二尖瓣狭窄的心电图表现是怎样的?

轻度二尖瓣狭窄者心电图可正常。特征性的改变为 P 波增宽且呈双峰形,提示左心房增大。合并肺动脉高压时,显示右心室增大,电轴右偏。病程晚期常合并心房颤动。

27. 二尖瓣狭窄的 X 线表现是怎样的?

最早的改变是左心缘的左心房弧度明显,肺动脉主干突出,肺静脉增宽,右前斜位钡剂透视可见扩张的左心房压迫食管。病变严重时,左心房和右心室明显增大,后前位片示心影右缘呈双重阴影,肺门阴影加深,主动脉弓较小。左心室一般不大。当左心房压力达 20 mmHg 时,中下肺可见 Kerley B 线。长期肺淤血后含铁血黄素沉积,双下肺野可出现散在的点状阴影。同时,老年患者常有二尖瓣钙化,青壮年亦不少见。

28. 二尖瓣狭窄的超声心动图是怎样的?

二尖瓣口血流速度增快,增快的程度与二尖瓣口狭窄面积成正比,正常人经二尖瓣口峰值流速不超过 1.2 m/s,在二尖瓣狭窄时,可达 2 m/s 以上。频谱充填而明亮,当心房颤动时,二尖瓣血流频谱中的 A 峰消失,频谱呈单峰状。应用压差半降时间法(PHT 法)可估测二尖瓣口面积:轻度二尖瓣狭窄,瓣口面积 1.5～2.0 cm^2,中度二尖瓣狭窄,瓣口面积 1.0～1.5 cm^2,重度二尖瓣狭窄,瓣口面积＜1.0 cm^2。

29. 二尖瓣狭窄手术指征是什么?

当二尖瓣瓣口面积≤1.5 cm^2 需要及早进行手术干预。治疗的关键是解除二尖瓣狭窄,降低跨瓣压力阶差,一般分为介入 PMC 手术(经皮二尖瓣分离术)和二尖瓣瓣膜置换手术。

30. 什么情况下可以行介入手术?

PMC(经皮二尖瓣分离术)手术适应证:有症状、特点适合行 PMC;症状性的二尖瓣狭窄、外科手术禁忌或高危;有症状、瓣膜解剖状态不佳、但无临床不良特征的,应当考虑 PMC 作为起始治疗;无症状且无不良临床特征,有如下症状的患者,应当考虑行 PMC:① 血栓栓塞风险(既往栓塞病史,左心房高密度回声,新发的或阵发性房颤);② 血流动力学失代偿高风险(静息状态肺动脉收缩压>50 mmHg,需行心脏外科手术、备孕)。

31. 二尖瓣狭窄手术麻醉管理要点是什么?

防止心动过速:心动过速、舒张期缩短、减少了左心室充盈,使心排量下降;防止心动过缓:心动过缓失去心率补偿每搏量不足导致心排量下降。一般不使用正性肌力药物,避免心率加快导致心排量进一步下降。保证足够血容量,但要注意输入量及速度,防止肺水肿。患者对体位改变非常敏感,应缓慢实施。

第三节　二尖瓣关闭不全和(或)反流手术的麻醉管理

32. 什么是二尖瓣关闭不全和(或)反流?

由于二尖瓣先天异常或后天性病变导致左心室收缩时二尖瓣无法完全闭合,从而使左心房流入左心室的血液部分反流到左心房引起的一系列心脏的病理改变和临床症状。

33. 二尖瓣关闭不全和(或)反流怎样分类?

可以根据心脏超声射流面积/反流容积对病情程度进行分类:轻度:射流面积<4 cm²,反流容积<30 mL;中度:射流面积 4～8 cm²,反流容积 30～60 mL;重度:>8 cm²,反流容积>60 mL。

34. 二尖瓣关闭不全和(或)反流的病理生理改变是怎样的?

左心室射出的部分血流经关闭不全的二尖瓣口反流至左心房,与自肺静脉至左心房的血流汇总,使左心房和左心室容量负荷骤增,左心室舒张末压急剧上升持续严重的过度容量负荷最终导致左心衰竭。由于左心房压也急剧升高,导致肺淤血,甚至肺水肿。之后可致肺动脉高压和右心衰竭。

35. 二尖瓣关闭不全和(或)反流患者有什么临床表现?

通常情况下,从初次风湿性心脏炎到出现明显二尖瓣关闭不全的症状可长达 20 年;一旦发生心力衰竭,则进展迅速。轻度二尖瓣关闭不全者可无明显症状或仅有轻度不适感。严重二尖瓣关闭不全的常见症状有:劳动性呼吸困难,疲乏,端坐呼吸等,活动耐力显著下降。咯血和栓塞较少见。晚期右心衰竭时可出现肝脏淤血肿大,有触痛,踝部水肿,胸水或腹水。

36. 二尖瓣关闭不全和(或)反流的心电图表现是怎样的?

轻度二尖瓣关闭不全者心电图可正常。严重者可有左心室肥大和劳损;肺动脉高压时可出现左、右心室肥大的表现。慢性二尖瓣关闭不全伴左心房增大者多有心房颤动。窦性心律者 P 波增宽且呈双峰形,提示左心房增大。

37. 二尖瓣关闭不全/反流的 X 线表现是怎样的?

轻度二尖瓣关闭不全者,可无明显异常发现。严重者左心房和左心室明显增大,明显增大的左心房可推移和压迫食管。肺动脉高压或右心衰竭时,右心室增大。可见肺静脉淤血,肺间质水肿和 Kerley B 线。常有二尖瓣叶和瓣环的钙化。

38. 二尖瓣关闭不全和(或)反流的超声心动图表现是怎样的?

二尖瓣增厚,关闭时两个瓣叶不能合拢,左心房、左心室扩大,但这些表现并不特异,二尖瓣反流表现为收缩期负向湍流频谱,最大反流速度大于 4 m/s。二维超声心动图上可见二尖瓣前后叶反射增强、变厚,瓣口在收缩期关闭对合不佳;腱索断裂时,二尖瓣可呈连枷样改变,在左心室长轴面上可见瓣叶在收缩期呈鹅颈样钩向左心房,舒张期呈挥鞭样漂向左心室。M 型超声可见舒张期二尖瓣前叶 EF 斜率增大,瓣叶活动幅度增大。

39. 二尖瓣关闭不全和(或)反流出现哪些症状时需行手术治疗?

原发性二尖瓣关闭不全和(或)反流,LVEF>30%,LVESD<55 mm 有症状患者;左心室功能不全无症状患者(LVESD>45 mm 和(或)LVEF≤60%);无症状伴左心室功能大致正常,新发房颤或肺动脉高压(静息肺动脉收缩压>50 mmHg);无症状伴左心室功能保留(LVEF>60% 和 LVESD 40~44 mm),手术风险低并伴有以下至少一项者应当考虑行瓣膜修复手术:连枷瓣叶,窦性心律患者伴重度左心房扩大。

40. 二尖瓣关闭不全的手术方式有哪些？

二尖瓣关闭不全的患者可以选择瓣膜修复术和人工瓣膜置换术。手术治疗长期随访研究表明,手术治疗后二尖瓣关闭不全患者心功能的改善明显优于药物治疗;即使在合并心力衰竭或心房颤动的患者中,手术治疗的疗效亦明显优于药物治疗。对于原发性二尖瓣关闭不全/反流,预期治疗效果持久时,二尖瓣修复术是最好的选择,瓣膜修复术比人工瓣膜置换术的死亡率低,长期存活率较高,血栓栓塞发生率较小。

41. 二尖瓣关闭不全的手术麻醉管理要点是什么？

预防高血压:高血压可使反流增加,可使用扩血管药,降低周围阻力以减少反流;防止心动过缓,心动过缓会延长舒张期从而增加反流;充分保证足够血容量;左心室需要正性肌力药支持其功能。

第四节   主动脉瓣狭窄手术的麻醉管理

42. 什么是主动脉瓣狭窄？

主要由风湿热的后遗症、先天性主动脉瓣结构异常或老年性主动脉瓣钙化所致的主动脉瓣的狭窄。正常成人主动脉瓣的正常瓣口面积为 $3\sim4$ cm^2,当主动脉瓣口面积缩小至正常的 1/3 或更多时,才会对血流产生阻塞从而产生一系列心脏的病理改变和临床症状。

43. 主动脉瓣狭窄有哪些分类？

按照狭窄的程度可将主动脉瓣狭窄分为轻度狭窄(瓣口面积≥1.5 cm^2),中度狭窄(瓣口面积 $1.0\sim1.5$ cm^2)和重度狭窄(瓣口面积≤1.0 cm^2)。还根据瓣膜的跨瓣压差进行分级,平均跨瓣压差小于 30 mmHg 为轻度,$30\sim50$ mmHg 为中度,大于 50 mmHg 为重度。

44. 主动脉瓣狭窄的病理生理改变有何表现？

由于左心室射血阻力增加,左心室后负荷加大,舒张期腔内血充盈量上升,心肌纤维伸长肥大增粗,向心性肥厚,心肌耗氧量增加;左心室内压增高及肥厚心肌纤维挤压,使壁内小血管血流量减少,失代偿后舒张压的升高促使灌注压差降低影响冠脉供血量，从而引起心肌缺血缺氧，诱发心绞痛。

45. 主动脉瓣狭窄患者有什么临床表现？

由于左心室代偿能力较大，即使存在较明显的主动脉瓣狭窄，相当长的时间内患者可无明显症状，直至瓣口面积小于 1 cm² 才出现临床症状。一般患者有劳力性呼吸困难，1/3 患者有心绞痛、部分患者有劳力性晕厥、胃肠道出血等。晚期患者可出现低心排的各种表现如明显的疲乏、虚弱，周围性发绀，也可以出现左心衰的表现，如端坐呼吸、阵发性夜间呼吸困难和肺水肿。

46. 主动脉瓣狭窄的 X 线表现是怎样的？

左心缘圆隆，心影不大。常见主动脉瓣狭窄后扩张和主动脉钙化。在成年人主动脉瓣无钙化时，一般无严重主动脉瓣狭窄。心力衰竭时左心室明显扩大，还可见左心房增大，肺动脉主干突出，肺静脉增宽以及肺瘀血的征象。

47. 主动脉瓣狭窄心电图改变是怎样的？

轻度主动脉瓣狭窄者心电图可正常。严重者心电图提示左心室肥厚与劳损。ST 段压低和 T 波倒置的加重提示心室肥厚在进展。左心房增大的表现多见。主动脉瓣钙化严重时，可见左前分支阻滞和其他各种程度的房室或束支传导阻滞。

48. 主动脉瓣狭窄超声心动图有何改变？

M 型超声可见主动脉瓣变厚，活动幅度减小，开放幅度小于 18 mm，瓣叶反射光点增强提示瓣膜钙化。主动脉根部扩张，左心室后壁和室间隔对称性肥厚。二维超声心动图上可见主动脉瓣收缩期呈向心性弯形运动，并能明确先天性瓣膜畸形。多普勒超声显示缓慢而渐减的血流通过主动脉瓣，并可计算最大跨瓣压力阶差。

49. 主动脉瓣狭窄干预的适应证有哪些？

症状性重度主动脉瓣狭窄伴高跨瓣压差（跨瓣压差＞40 mmHg 或流速峰值＞4.0 m/s）；有症状合并低血流量但可被逆转、低跨瓣压差（＜40 mmHg）；有症状的重度主动脉瓣狭窄患者合并低心搏量、低跨瓣压差、射血分数正常时应考虑进行干预；有症状患者合并低心搏量、低跨瓣压差、射血分数下降时应考虑干预，尤其是CT 钙化评分为重度狭窄的患者；当患者合并严重并发症而手术并不能带来更高的生存获益时，不建议行外科手术。

50. 有症状的主动脉瓣狭窄患者推荐哪些手术方式？

对有症状的主动脉瓣狭窄的干预选择在低手术风险的患者中推荐外科主动脉瓣置换手术（SAVR）；不适合外科主动脉瓣置换术的患者，经心脏团队充分考虑后推荐行经导管主动脉瓣置换术（TAVR）；对于血流动力学不稳定、存在手术高风险的患者，或对有症状的重度狭窄、需要紧急非心脏手术的患者，作为 SAVR 或 TAVR 的一种过渡，可以考虑球囊瓣膜成形术。

51. 无症状的主动脉瓣狭窄患者推荐怎样的手术方式？

无症状但 LVEF<50% 重度 AS 患者；重度、无症状主动脉瓣狭窄患者，运动试验异常；无症状 EF 正常，如果外科手术风险较低，存在以下一项或多项者，应当考虑 SAVR：① 非常严重的主动脉瓣狭窄，定义为峰值跨瓣速率>5.5 m/s；② 重度瓣膜钙化，及峰值跨瓣速率进展的速度≥0.3 m/s/年；③ 经过反复测定显著升高的 BNP 水平并排除其他原因；④ 严重的肺动脉高压（肺动脉压力>60 mmHg）并除外其他因素。

52. 行主动脉瓣狭窄手术时麻醉应注意什么？

主动脉狭窄的患者麻醉诱导时应维持平均动脉压以保证灌注，除非血压严重下降，应避免应用正性肌力药；心动过缓导致每搏量下降，应维持适当的心率保证冠状动脉灌注；心动过速会引起心肌氧耗增加，应避免心动过速；维持足够血容量，但勿过量；如心房退化或失去窦性心律应用起搏器。

第五节　主动脉瓣关闭不全和(或)反流手术的麻醉管理

53. 什么是主动脉瓣关闭不全和(或)反流？

由于主动脉瓣先天异常或后天性病变导致左心室舒张时主动脉瓣无法完全闭合，左心室收缩期向主动脉排血，舒张期血液反流入左心室引起的一系列心脏的病理改变和临床症状。可由主动脉瓣退行性钙化、风湿性改变、感染性心内膜炎等造成瓣叶、瓣环的结构改变从而引起主动脉瓣不能完全闭合。

54. 主动脉瓣关闭不全和(或)反流的病理生理改变是怎样的?

主动脉反流的血液进入左心室,舒张期容量增加,使左心室腔逐渐增大,肌纤维被动牵拉,室壁增厚,左心室收缩力增强,左心室收缩期搏出量可较正常高,左心室舒张末压可在一段时间内并不上升。一旦左心室失代偿,舒张末压上升,左心室收缩力、顺应性及射血分数均下降,左心房、肺动脉楔压、右心室、右心房压力随之增加,最后发生左心衰,肺水肿导致右心衰。

55. 主动脉瓣关闭不全和(或)反流患者有什么临床表现?

通常情况下,主动脉瓣关闭不全患者较长时间内可无症状,即使明显主动脉瓣关闭不全者出现明显的症状可长达10~15年;一旦发生心力衰竭则进展迅速。心力衰竭会在劳累时引起气短。平卧,特别是在夜间,会出现呼吸困难。坐位使肺上部血液回流、排出,恢复正常呼吸。约5%的主动脉瓣反流患者会由于心肌血供不足而出现胸痛(心绞痛),尤其是在夜间。

56. 主动脉瓣关闭不全和(或)反流的 X 线表现是怎样的?

左心室明显增大,升主动脉和主动脉结扩张,呈"主动脉型心脏"。透视下主动脉搏动明显增强,与左心室搏动配合呈"摇椅样"摆动。左心房可增大。肺动脉高压或右心衰竭时,右心室增大。可见肺静脉充血,肺间质水肿。常有主动脉瓣叶和升主动脉的钙化。主动脉根部造影可估计主动脉瓣关闭不全的程度。如造影剂反流至左心室的密度较主动脉明显,则说明重度关闭不全;如造影剂反流仅限于瓣膜下或呈线状反流,则为轻度反流。

57. 主动脉瓣关闭不全和(或)反流的心电图表现是怎样的?

轻度主动脉瓣关闭不全者心电图可正常。严重者可有左心室肥大和劳损,电轴左偏。I、aVL、V5~6 导联 Q 波加深,ST 段压低和 T 波倒置;晚期左心房增大。亦可见束支传导阻滞。

58. 主动脉瓣关闭不全和(或)反流的超声心动图表现是怎样的?

舒张期二尖瓣前叶快速高频的振动是主动脉瓣关闭不全的特征表现。二维超声心动图上可见主动脉瓣增厚,舒张期关闭对合不佳;多普勒超声显示主动脉瓣下方舒张期涡流,对检测主动脉瓣反流非常敏感,并可判定其严重程度。超声心动图对主动脉瓣关闭不全时左心室功能的评价亦很有价值;还有助于病因的判断,可显示二叶式主动脉瓣,瓣膜脱垂、破裂,或赘生物形成,升主动脉夹层分离等。

59. 主动脉瓣关闭不全和(或)反流在什么情况下应行手术治疗?

主动脉瓣反流外科手术适应证:① 严重主动脉瓣反流;② 主动脉根部疾病(无论主动脉瓣反流的严重程度如何)。针对单纯严重主动脉瓣反流,若有症状推荐外科手术治疗;无症状,若静息 $LVEF \leqslant 50\%$,推荐外科手术治疗;对于接受冠脉旁路移植的患者,或需行升主动脉、其他瓣膜疾病手术的患者,推荐外科手术治疗;静息时 $EF > 50\%$ 的症状患者合并左心室扩张($LVEDD > 70$ mm 或 $LVESD > 50$ mm),应考虑外科手术治疗。

60. 主动脉瓣关闭不全和(或)反流有哪些手术方式? 何时行手术?

人工瓣膜置换术是治疗主动脉瓣关闭不全的主要手段,应在心力衰竭症状出现前施行。但因患者在心肌收缩功能失代偿前通常无明显症状,故在患者无明显症状,左心室功能正常期间不必急于手术;可密切随访,至少每 6 个月复查超声心动图一次。一旦出现症状或左心室功能不全或心脏明显增大时即应手术治疗。当手术主要针对主动脉瓣,特别是患者存在二叶式主动脉瓣,主动脉直径 $\geqslant 45$ mm 时建议行主动脉根部或管状升主动脉修复术。

61. 行主动脉瓣关闭不全和(或)反流手术麻醉应注意什么?

主动脉瓣麻醉诱导时应注意患者血压增高会增加反流,应避免血压过高;舒张期延长可增加反流,应防止心动过缓;降低周围阻力以降低反流量;充分保证足够血流量。

第六节　三尖瓣狭窄手术的麻醉管理

62. 什么是三尖瓣狭窄?

三尖瓣狭窄后天获得型一般为风湿热的后遗症,几乎与二尖瓣或主动脉瓣病变合并存在,由于三尖瓣与二尖瓣狭窄相比症状较轻,临床能明确诊断的仅有 5%。先天性病变有三尖瓣闭锁或三尖瓣下移畸形。

63. 三尖瓣狭窄的病理生理改变有何表现?

由于瓣口狭窄,血流淤积于右心房,使右心房扩大、压力增高,但由于体静脉系统容量大,阻力低缓冲大,在一段时间内右心房压上升可不明显,病情加重后引起静脉压上升。由于右心室舒张期充盈量少,肺循环血管、左心房左心室充盈量均下降,影响心排出量,体循环供血不足。

64. 三尖瓣狭窄的患者有什么症状?

三尖瓣狭窄所致低心排血量引起疲乏,常有明显右心淤血体征,可并发心房颤动和肺栓塞。体静脉淤血可引起顽固性水肿、肝脏肿大、腹水、脾肿大、黄疸、严重营养不良、全身水肿和腹水等消化道症状及全身不适感。若患者有明显的二尖瓣狭窄的体征而无肺充血的临床表现时,应考虑可能同时合并有三尖瓣狭窄。

65. 三尖瓣狭窄有哪些 X 线表现?

三尖瓣狭窄患者,X 线可出现心影明显增大,后前右心缘见右心房和上腔静脉突出,右心房缘距中线的最大距离常>5 cm。

66. 三尖瓣狭窄的心电图表现是怎样的?

心电图提示 II 和 V_1 导联 P 波振幅>0.25 mV,提示右心房增大。

67. 三尖瓣狭窄患者超声心动图表现是怎样的?

心尖四腔观可见瓣叶增厚,舒张期呈圆拱形。通过连续多普勒测定的经三尖瓣口最大血流速度,可计算出跨瓣压差。彩色多普勒血流显像可见三尖瓣口右心室侧高速"火焰形"射流。

68. 三尖瓣狭窄何时进行手术? 采用哪种手术方式?

先天性三尖瓣病变有三尖瓣闭锁或三尖瓣下移畸形,一般应在婴幼儿时期完成手术;后天风湿热导致的三尖瓣狭窄常和二尖瓣或主动脉瓣病变合并存在。当跨三尖瓣压差>5 mmHg 或瓣口面积<2.0 cm^2 时,应手术治疗。风心病可行瓣膜交界分离术或人工瓣膜置换术。三尖瓣置换术死亡率 2~3 倍于二尖瓣或主动脉瓣置换术。

69. 三尖瓣狭窄手术麻醉应注意什么?

后天风湿热导致的三尖瓣狭窄常和二尖瓣或主动脉瓣病变合并存在,与二尖瓣狭窄相比症状较轻,麻醉过程中应注意主要其他主要瓣膜疾病存在的问题针对性制定麻醉方案。

第七节　三尖瓣关闭不全和(或)反流手术的麻醉管理

70. 什么是三尖瓣关闭不全和(或)反流?

三尖瓣关闭不全多为功能性关闭不全,继发于左心病变和肺动脉高压引起的右心室肥大和三尖瓣环扩大,右心室扩大拉大了乳头肌及腱索与瓣叶的距离使之不能闭合。

71. 三尖瓣关闭不全和(或)反流的病理生理改变是怎样的?

多继发于左心病变和肺动脉高压引起的右心室肥大和三尖瓣环扩大,右心室扩大拉大了乳头肌及腱索与瓣叶之间的距离使之不能闭合。收缩期血流反流至右心房,使压力增高和扩大,舒张期右心室除接收腔静脉回流外还需接收右心房反流的血液,因此右心室舒张期容量负荷过重而扩大,如右心室失代偿则发生右心衰和体循环淤血症状。

72. 三尖瓣关闭不全和(或)反流患者有什么临床症状?

易疲乏,可有劳力性心悸、气促,右季肋区和右上腹胀痛,皮下水肿,持续腹水,食欲不振、恶心、嗳气及呕吐,部分患者可有轻度黄疸。有时可有颈、头部静脉搏动感觉。病变明显时颈静脉怒张且收缩期搏动,下肢水肿、肝肿大、腹水,肝颈静脉回流征。

73. 三尖瓣关闭不全和(或)反流的 X 线表现是怎样的?

主要 X 线征象为中度以上右心房增大,提示有三尖瓣损害,同时上、下腔静脉扩张,而肺淤血及肺循环高压反而减轻。但 X 线并不能鉴别狭窄或关闭不全、器质性或相对性病变。较明显的右心房增大而搏动增强,右心房缘搏动呈"室性"者为关闭不全的征象。

74. 三尖瓣关闭不全和(或)反流的心电图表现是怎样的?

可有不完全性右束支传导阻滞(V_1 导联呈 rSR'型)或右心室肥厚的表现。常有 P 波尖耸(右心房扩大),甚至心房颤动。

75. 三尖瓣关闭不全和(或)反流的超声心动图表现是怎样的?

M 型和二维超声心动图显示右心房室扩大。三尖瓣可有病变表现,也可无任何器质性损害。可探及收缩期背离探头方向的负向湍流频谱。根据三尖瓣反流的峰值压差可测算肺动脉收缩压。

76. 三尖瓣反流的手术指征是什么?

单纯三尖瓣关闭不全,如继发于感染性心内膜炎或创伤者,一般不需要手术治疗。推荐对于原发性重度三尖瓣反流患者,如无症状或轻度症状,且存在右心扩大或右心功能减退时,可考虑外科手术;如需进行左心外科手术,应考虑对继发性三尖瓣反流患者进行瓣膜修复以改善右心功能;对于继发性重度三尖瓣反流患者,无论是否曾接受左心手术,患者出现症状或者右心进行性扩大、损害,且无肺动脉高压或严重右心功能不全,可考虑行外科手术;

77. 怎样选择三尖瓣关闭不全和(或)反流的手术方式?

器质性三尖瓣关闭不全,一般都需手术治疗。病变轻者,可先直视切开融合的交界,再行瓣环成形术;病变较重者,应行瓣膜替换术。三尖瓣成形术:常用方法有 3 种:瓣环缝缩术、DeVega 术、Carpentier 环固定术。

78. 三尖瓣关闭不全和(或)反流手术麻醉管理要点是什么?

避免心率过慢:心率过慢会引起右心房反流增加,导致肺血量和左心血流减少;心动过速会引起心肌氧耗增加,因此应避免心动过速;维持足够血容量。

第八节　联合瓣膜疾病相关问题

79. 什么是联合瓣膜病变?

当两个或两个以上的瓣膜合并受累时,即称联合瓣膜病。其病因绝大部分为风湿性心脏病。多以二尖瓣病变为主,也可和其他瓣膜联合发生。其中二尖瓣与

第七章

主动脉瓣共存者最常见。其瓣膜病变既可狭窄也可关闭不全。不同的病变类型，均改变心脏正常血液回流，致左心室单纯容量负荷增加、单纯压力负荷增加或两者并存。

80. 常见的联合瓣膜病变有哪些？

二尖瓣狭窄合并主动脉瓣关闭不全比较常见，约 10％的二尖瓣狭窄伴有明显主动脉瓣关闭不全。其余常见的瓣膜疾病为二尖瓣和主动脉瓣合并病变为主，如尖瓣狭窄合并主动脉瓣狭窄、二尖瓣关闭不全合并主动脉瓣关闭不全、二尖瓣关闭不全合并主动脉瓣狭窄。

81. 联合瓣膜疾病的常见临床表现是什么？

当二尖瓣狭窄合并主动脉瓣狭窄时，二尖瓣狭窄常可掩盖主动脉瓣狭窄的临床表现。但二尖瓣狭窄所造成的临床表现，如肺淤血、咯血、房颤和全身栓塞等发生率远较单纯主动脉瓣狭窄多见。主要表现为劳力性心悸、气促、心绞痛、呼吸困难等。

82. 联合瓣膜病变患者常见的 X 线表现有哪些？

X 线常反映出受累较重瓣膜的征象，两个瓣膜均重时则可出现两组受累瓣膜的征象，可分为 3 种情况：主动脉瓣病变为主时若关闭不全为主表现为左心室增大显著，心缘及主动脉搏动增强呈陷落脉征；主动脉瓣损害以狭窄为主表现为心脏及左心室轻度增大，升主动脉扩张局限在中下段。二尖瓣狭窄为主时左心房、右心室增大较显著而具有明显肺循环高压症状。二尖瓣和主动脉瓣病变均显著时，左心房、左右心室均显著增大，主动脉结凸出，肺循环高压征明显。

83. 联合瓣膜疾病的麻醉管理原则是什么？

联合瓣膜性心脏病麻醉中应重点关注瓣膜受累的严重程度、心肌收缩力的受损程度、目前维持心排血量的代偿机制、是否存在心律失常或其他器官系统疾病，关注瓣膜的病理生理改变，麻醉处理应首先针对病变最严重的瓣膜，同时兼顾另一病变瓣膜的情况。全身麻醉尽可能避免药物引起的心肌抑制及后负荷降低，麻醉诱导要缓慢，注意药物起效时间，选择对全身血管阻力影响小的静脉麻醉药。

（章放香　王　斌）

参考文献

［1］　Yang，Y，Wang，Z，Chen，Z，et al. Current status and etiology of valvular heart disease in China：a population-based survey［J］. BMC Cardiovasc Disord. 2021 Jul 13；21（1）：339.

［2］　Landoni G，Lomivorotov VV，Neto CN，et al. Volatile Anesthetics versus Total Intravenous Anesthesia for Cardiac Surgery［J］. The New England journal of medicine. 2019 Mar 28；380（13）：1214－1225.

［3］　Joel A. Kaplan，David L. Reich，Carol L. Lake，等著. 岳云，于布为，姚尚龙，译. 卡普兰心脏麻醉学. 第5版［M］. 北京：人民卫生出版社，2008.

［4］　Glenn P. Gravlee，Andrew D. Shaw，Karsten Bartels 著. 王晟，王锷，译. Hensley 心胸麻醉学. 第6版［M］. 北京：中国科学技术出版社，2021.

［5］　Baumgartner H，Falk V，Bax JJ，et al. 2017 ESC/EACTS Guidelines for the management of valvular heart disease［J］. European Heart Journal. 2017，21；38（36）：2739－2791.

［6］　Nkomo VT，Gardin JM，Skelton TN，et al. Burden of valvular heart diseases：a population-based study［J］. Lancet，2006，68（9540）：1005－1011.

［7］　Otto CM，Nishimura RA，Bonow RO，et al. 2020 ACC/AHA guideline for the management of patients with valvular heart disease：Executive summary：A report of the American College of Cardiology/American Heart Association Joint Committee on clinical practice guidelines［J］. Circulation，2021，143（5）：e35－e71.

［8］　Kurup V，Haddadin AS. Valvular heart diseases［J］. Anesthesiol Clin，2006，24（3）：487－508.

［9］　Ren SF，Yu H，Guo YQ，et al. Inhalation versus intravenous anesthesia for adults undergoing heart valve surgery：a systematic review and meta-analysis［J］. Minerva Anestesiol，2019，85（6）：665－675.

［10］　Gregory SH，Sodhi N，Zoller JK，et al. Anesthetic considerations for the transcatheter management of mitral valve disease［J］. J Cardiothorac Vasc Anesth，2019，33（3）：796－807.

［11］　Halbach M，Wahlers T，Baldus S，et al. Indications for surgery for valvular heart disease［J］. Dtsch Med Wochenschr，2015，140（23）：1733－1740.

第八章

先天性心脏病手术的麻醉

第一节 心血管系统的发育

1. 胎儿的心血管系统与成人有什么不同？

主要区别在于心脏与脐带。胎儿由脐静脉血供氧，胎盘中氧含量较高的血液通过脐静脉经肝门静脉入肝，回心血液大部分绕过充满液体的肺部直接进入体循环；回到右心房的血流优先通过房间隔未闭合的卵圆孔直接流向左心房，而右心室泵出的部分血液也通过连接肺动脉与主动脉的动脉导管直接流入主动脉。脐动脉则与髂内动脉相连，代谢后的血液经脐动脉返回胎盘。出生后正常情况下，卵圆孔与动脉导管将在数月内逐渐闭合。

2. 胎儿心脏的大致发育过程是怎样的？

心血管系统在胚胎第 3 周开始发育，中胚层生心区细胞逐渐分化，形成两条纵行的左、右心内膜管。随后二者逐渐向中线汇合，在第 4 周形成一条竖直的心内膜管，即原始心管（原始心脏）。原始心管演化出四个腔室：心球、心室、原始心房和静脉窦，形成球室袢；最初的心脏收缩即发生在第 21～22 天。第 4～7 周，逐步发育为成人心脏的四个腔室，形成胎儿血液循环的基础。

第二节 常见的先天性心脏病

3. 先天性心脏病有哪几类异常改变？

先心病通常包括分流性、混合性、梗阻性及反流性病变。分流指心腔之间的心内连接,如房间隔缺损等;或体-肺动脉之间的心外连接,如动脉导管未闭等。混合病变指肺体循环趋于平行而非串联,如大动脉转位,体肺循环大量混合。梗阻即瓣膜或血管管腔狭窄造成的血流运行受阻,如主动脉狭窄等。反流即局部的血流方向与正常情况相反,多与瓣膜结构异常有关,如三尖瓣下移畸形。

4. 先天性心脏病如何简单分类?

根据患者是否发绀是最常用的分类方法。发绀型先天性心脏病通常存在右向左分流或动静脉血混合,如法洛四联症、大动脉转位等;非发绀型通常有无分流型,如主动脉瓣二叶畸形等,和左向右分流型,如房间隔缺损、动脉导管未闭等。分流方向取决于体、肺循环相对阻力及分流孔径大小,在同一种疾病的不同阶段也可能发生改变。

5. 什么是发绀?

发绀(cyanosis),也称紫绀,是指血液中还原血红蛋白增多,使皮肤、黏膜呈青紫色的现象。在皮肤较薄、色素较少、毛细血管网较丰富的循环末梢,如口唇、鼻尖、甲床等部位最易看到。法洛四联症等严重心肺疾病可导致中心性发绀;血栓性静脉炎等外周循环障碍可导致周围性发绀。

6. 什么是艾森曼格综合征?

艾森曼格综合征(Eisenmenger syndrome)是一系列先天性心脏病发展的结果。房间隔缺损、室间隔缺损、动脉导管未闭等先天性心脏病,由进行性肺动脉高压发展至器质性肺动脉阻塞性病变,原来的左向右分流可逐步转变为右向左分流,皮肤黏膜从无发绀发展至发绀,即称为艾森曼格综合征。此时患者往往已失去手术治疗机会。

7. 什么是室间隔缺损?

室间隔缺损(ventricular septal defect,VSD)即心脏左右心室间隔组织的缺损。室间隔缺损绝大部分在新生儿期、婴儿期自行闭合,超过5岁很少自行闭合,即遗留室间隔缺损畸形。是最常见的先天性心脏畸形。

8. 室间隔缺损对人体有什么影响?

疾病早期左心室压力远超右心室,产生左向右分流,肺血流量增加,导致左心容量负荷增加,左心室代偿性扩大、肥厚。左心压力升高后导致肺淤血、肺间质水肿等,出现左心衰竭与呼吸衰竭。此外,左心室泵入体循环的血流减少,引起交感神经兴奋,外周阻力增高维持血压;肾素-血管紧张素系统兴奋,循环容量增加。疾病逐渐进展,右心容量负荷进一步增加,晚期右心室压力可超过左心室,缺损处发生右向左分流,患者缺氧发绀,出现艾森曼格综合征。

9. 室间隔缺损通常如何治疗?

根据病情不同,室间隔缺损可采取保守治疗、介入手术治疗或外科手术治疗。对于无血流动力学意义的小缺损,定期复查即可。当发生肺动脉高压等异常情况时,根据患者年龄、缺损部位、大小选择介入治疗(即经导管室间隔缺损封堵术)或心内直视手术(即室间隔缺损修补术)。现有药物仅能对症治疗,如使用利尿剂减轻循环充血症状;洋地黄类改善心排血量;肺动脉高压靶向药物控制肺动脉高压等。

10. 什么是房间隔缺损?

房间隔缺损(atrial septal defect,ASD)指在胚胎发育过程中,房间隔的发育、吸收或融合出现异常,导致左、右心房之间残留未闭的缺损,可分为原发孔型房间隔缺损和继发孔型房间隔缺损两大类。原发孔型房间隔缺损常伴有二尖瓣和三尖瓣的畸形。继发孔型房间隔缺损根据缺损出现的部位分为中央型缺损、上腔型缺损、下腔型缺损和混合型缺损等四种类型。

11. 房间隔缺损对人体有什么影响?

较小的房间隔缺损或疾病早期常无明显症状。较大的缺损或随着疾病进展,左向右分流量增大,肺循环淤血而体循环血流量不足,患者易乏力、气急,生长发育迟缓,可有心力衰竭症状,如下肢水肿、呼吸困难、肺水肿等。

12. 房间隔缺损通常如何治疗?

许多房间隔缺损会在儿童期自行闭合,一些小的缺损如无症状也可不治疗。缺损较大或成人患者伴有右心容量负荷增加,可采取介入治疗(经导管房间隔缺损封堵术),或手术治疗(房间隔缺损修补术)。药物治疗通常用于维持正常心律或降低血栓风险。

13. 什么是卵圆孔未闭?

胚胎心脏发育期间,心房间隔部位先后发出原发隔与继发隔,由于胎儿血液循环模式不同,两隔交界处开放,形成生理性通道,即为卵圆孔。卵圆孔大多在出生后第一年内闭合(原发隔与继发隔的粘连融合),形成永久性房间隔,仍未闭合的即为卵圆孔未闭(patent oval foramen,POF)。25%~34%成年人的卵圆孔未完全闭合,是目前成年人中最常见的先天性心脏结构异常之一。

14. 卵圆孔未闭对人体有什么影响?

大部分 POF 不产生分流或分流量很小,多无症状。分流量较大时可出现劳力性呼吸困难等症状。某些原因(如剧烈运动、咳嗽或潜水等)使胸腔压力增大,右心房压超过左心房压而产生右向左分流时,可引起反常性栓塞,如脑栓塞、肾动脉栓塞、下肢动脉栓塞等。

15. 卵圆孔未闭通常如何治疗?

许多患者终身无症状,无需治疗。POF 合并脑卒中、偏头痛时,可采取药物治疗(抗凝或抗血小板治疗)预防卒中复发,或采取介入封堵术,外科手术关闭卵圆孔。外科手术治疗大部分已被微创介入封堵术替代。

16. 卵圆孔未闭与房间隔缺损有何异同,如何鉴别?

卵圆孔未闭与房间隔缺损的形成过程不同,前者为原发隔与继发隔之间的通道遗留,后者为房间隔组织上实际存在的缺损,但都是心房水平左向右分流的心脏病,均可有劳力性呼吸困难等症状。经胸超声心动图可鉴别较大的 POF 与 ASD,经食管超声心动图的分辨率更高,但大多鉴别难度较大,此时更应关注缺损部位、大小与分流量大小等,这些才是影响治疗的主要因素。

17. 什么是心内膜垫缺损?

心内膜垫是指胚胎心脏组织中的十字结构,包括原发房间隔、室间隔后基底部、三尖瓣隔叶和二尖瓣前叶。心内膜垫缺损包括一个或多个原发孔房缺、流入道型室缺、三尖瓣隔叶裂、伴或不伴二尖瓣前叶裂。根据房室瓣周围房室间隔组织的发育程度和房室瓣畸形的不同又可将心内膜垫缺损分为部分型、过度型、完全型。心内膜垫缺损患者房室结及希氏束较正常位置靠下,手术易造成房室传导阻滞。

18. 什么是法洛四联症？

法洛四联症（tetralogy of Fallot，TOF）是最常见的发绀型先天性心脏病，1671 年丹麦解剖学家 Stensen 首次报道该类病变患儿的解剖异常。1888 年法国教授 Fallot 描述其四大特征：肺动脉狭窄、室间隔缺损、主动脉骑跨和右心室肥厚，因患者皮肤发绀，将其命名为"蓝色疾病"。后来人们将该疾病命名为法洛四联症。

19. 法洛四联症对人体有什么影响？

肺动脉狭窄导致肺血流量严重不足，患儿因缺氧而发绀，常继发红细胞增多症；室间隔缺损往往较大，通过缺损的血流方向由肺动脉狭窄程度所决定。室间隔缺损与主动脉骑跨（即主动脉同时开口于左、右心室）使右心室泵血直接分流至体循环，加剧缺氧。右心室肥厚是其收缩压增高的代偿性改变。患儿常表现为呼吸困难，活动耐力差，劳累后采取蹲踞姿势休息，若不及时治疗，大部分患儿会因慢性缺氧、心力衰竭而死亡。

20. 法洛四联症通常如何治疗？

法洛四联症以手术治疗为主，根据病情采取法洛四联症矫正术或姑息手术。矫正术包括室间隔缺损修补、解除右心室流出道梗阻。对于因各种原因无法直接进行矫正术的患儿，采取姑息手术，连接体、肺循环，解决氧合等问题，优先保证存活，争取进行矫正术的机会。

21. 什么是动脉导管未闭？

动脉导管未闭（patent ductus arteriosus，PDA）是小儿常见的先天性心脏病。由于血液循环的差异，动脉导管是胎儿肺动脉与主动脉之间的正常通道。出生后肺循环和体循环正常工作，动脉导管失用，通常在数月内自行关闭，随后纤维组织增生而转变为动脉韧带；如超过 1 岁仍未闭合，即称为动脉导管未闭。

22. 动脉导管未闭对人体有什么影响？

动脉导管未闭使得主动脉血流分流至肺动脉，与肺循环血混合后进入左心，增加了左心负荷，继而引起肺循环淤血产生肺水肿等。若动脉导管未闭引起肺动脉高压，甚至高于主动脉压时，肺动脉血分流至主动脉，可引起发绀。患儿的临床表现取决于动脉导管的粗细和疾病的进展阶段等：细小或早期动脉导管未闭可无明显症状,粗大者或中晚期可出现气急、喂养困难,生长发育落后,且易发感冒。

23. 动脉导管未闭通常如何治疗?

结合患儿病情,长期监测,采取药物治疗、手术治疗等。早产儿出生后 1 周内使用布洛芬、吲哚美辛等非甾体类抗炎药物可以帮助动脉导管闭合。手术治疗方式包括经皮动脉导管未闭封堵术,结扎、钳闭或切断缝合术,体外循环下结扎动脉导管或内口封闭术。

24. 什么是肺动脉狭窄?

肺动脉狭窄即右心室出口至肺动脉分支部的狭窄,包括右心室漏斗、肺动脉瓣、肺动脉干和肺动脉分支狭窄,常见多部位狭窄,且合并其他心血管畸形,如室间隔缺损、法洛四联症等,占先天性心脏病总数的 25%~30%。

25. 肺动脉狭窄对人体有什么影响?

肺动脉狭窄导致右心室射血受阻,收缩压升高,右心室进行性肥厚。若狭窄严重,右心室极度增厚扩张,舒张末压升高,右冠状动脉灌注压降低,最终导致右心衰竭。如伴有房间隔缺损等,早期即可出现严重低氧血症,威胁生命。肺动脉狭窄通常起病缓慢,早期可无明显症状,随着疾病进展,患者表现为气急、乏力,严重者可发绀,头晕甚至晕厥。

26. 肺动脉狭窄通常如何治疗?

狭窄程度较轻,无明显不适时,一般无需治疗。狭窄程度较重或症状明显时,以介入治疗和手术治疗为主。前者包括经皮或经胸球囊肺动脉瓣成形术,后者为心脏直视手术。

27. 主动脉狭窄与主动脉缩窄有何异同?

主动脉狭窄与主动脉缩窄同为梗阻性病变,前者指左心室出口至主动脉起始部之间的狭窄,可分为瓣膜狭窄、瓣膜上及瓣膜下狭窄,往往有收缩期杂音,超声检查可识别;后者是主动脉上的局限性狭窄,可发生于主动脉任何部位,其临床表现取决于缩窄部位、严重程度、有无合并畸形和就诊年龄,如动脉导管前主动脉缩窄往往在婴儿期发生心衰,而导管后主动脉缩窄则可能在儿童期甚至成人期表现为高血压。

28. 主动脉狭窄通常如何治疗？

无症状轻度狭窄患者需定期复查。有症状的患者，根据病情采取药物治疗、介入治疗(经皮球囊主动脉瓣成形术)或手术治疗(人工主动脉瓣置换术)。药物仅用于对症治疗，如小剂量利尿剂缓解左心功能不全时的肺水肿等。主动脉瓣狭窄患者需注意预防风湿热，对于扁桃体炎、上呼吸道感染应及时治疗。

29. 主动脉缩窄通常如何治疗？

主动脉缩窄治疗包括药物治疗、介入治疗和手术治疗。药物治疗主要为使用降压药物控制高血压。介入治疗包括单纯球囊扩张血管成形术和支架植入术。手术治疗包括缩窄部切除及端-端吻合术，主动脉缩窄成形术等。治疗方案的选择需经过专科医师的详细评估。

30. 什么是三尖瓣闭锁？

三尖瓣闭锁是一种发绀型先天性心脏病，主要病变是三尖瓣闭锁或三尖瓣口缺失，必然伴有卵圆孔未闭或房间隔缺损，通常存在室间隔缺损，若室间隔完整，血液循环只能通过动脉导管或体、肺循环侧支到达肺部。

31. 三尖瓣闭锁对人体有什么影响？

由于三尖瓣闭锁，体循环静脉血直接从右心房进入左心房、左心室，与肺静脉血混合;进入肺循环的血液也是经室间隔缺损或动脉导管而来的动静脉混合血。患儿由于缺氧，常重度发绀，劳累后气急，采取蹲踞体位或发生缺氧性晕厥。另外，由于结构异常，血流量与血流方向紊乱，心衰往往难以避免。

32. 三尖瓣闭锁通常如何治疗？

三尖瓣闭锁预后较差，根据病情可采取姑息性手术或矫正性手术。前者包括体肺循环分流术、上腔静脉右肺动脉吻合术等，以增加肺循环流量;后者包括右心房-肺动脉联结、右心房-右心室流出道吻合、全腔静脉-肺动脉吻合术等。

33. 什么是三尖瓣下移畸形？

三尖瓣下移畸形即三尖瓣(主要是隔瓣叶和后瓣叶)向右心室移位，畸形瓣膜以上的心室腔壁薄，与右心房连成一大心腔，成为"心房化的右心室"，其功能与右心房相同;畸形瓣膜以下的心腔包括心尖和流出道，成为"功能性右心室"，起正常右心室相同的作用,但心腔相对较小。因德国学者 Ebstein 首先发现并详细描述该病,故又称为 Ebstein 畸形,是一种罕见先心病。

34. 三尖瓣下移畸形对人体有什么影响?

三尖瓣下移畸形导致功能性右心室容量较小,加之三尖瓣反流与房化右心室的干扰,右心室泵入肺动脉的血流量较少甚至无前向射血。若合并其他畸形,则病情更为复杂。患儿往往有发绀,生长发育不良,活动耐量下降,也易发生预激综合征、室上性心动过速。

35. 三尖瓣下移畸形通常如何治疗?

三尖瓣下移畸形以手术治疗为主。大部分畸形可采取三尖瓣瓣膜成形术,当严重病变无法采取成形术时,可采用三尖瓣瓣膜置换术。

36. 什么是大动脉转位?

大动脉转位(transposition of great arteries,TGA)是指胚胎发育过程中的主动脉与肺动脉异位。TGA 分为矫正型和完全型两种,前者属于复杂先心病,主、肺动脉位置颠倒,两个心室位置也错位,同时心脏在胸腔的位置也可发生改变;后者主动脉连接解剖右心室,接受静脉回心血泵至全身,肺动脉连接解剖左心室,将氧合血泵入肺部,此类患者依靠肺、体循环间的通道存活,如房、室间隔缺损等。

37. 大动脉转位对人体有什么影响?

完全性大动脉转位的患儿出生即表现为发绀,呼吸困难,肺水肿等,若不及时治疗,大多数患儿在出生后 1 年内夭折。矫正型大动脉转位由于体、肺循环仍能维持串联,患者可无明显症状,但该病变通常合并其他心脏畸形,如合并肺动脉狭窄可出现发绀、缺氧性晕厥等。

38. 大动脉转位通常如何治疗?

对于完全性大动脉转位,出生后即应使用前列腺素,以使肺动脉压下降和保持动脉导管开放,根据病情采取姑息性治疗或根治性手术。对于矫正性大动脉转位,药物治疗可用于控制心力衰竭或心律失常,手术治疗则包括传统手术和解剖矫正手术,具体手术方式则需经过专科医师判断。

39. 什么是 Fontan 手术？

Fontan 手术是 1968 年由 Fontan 和 Bader 提出的将体静脉血不通过心室而直接汇入肺循环的手术，可为单心室患者建立正常的生理循环，由于并发症的问题，后期已改良为心房肺动脉连接术。但是心房缝合操作过多易导致心律失常，现代 Fontan 手术已经改良为全腔静脉肺动脉连接术和心外管道 Fontan 术，从而减少心房缝合并降低心房血栓的风险。

40. 什么是永存动脉干？

永存动脉干是指胚胎期动脉干间隔发育过程中未能将主动脉和肺动脉分隔开，形成单根大血管动脉干。主动脉瓣和肺动脉瓣合并形成了一个动脉干瓣膜，可有 3~6 个瓣叶。根据肺动脉的起源可分为Ⅰ~Ⅲ型或假动脉干，Ⅰ~Ⅲ型是指肺动脉或左右肺动脉从动脉干的左侧、中部或后侧等不同部位发出，假动脉干是指肺动脉闭锁合并室间隔缺损，且肺动脉的血供来源于降主动脉的大血管。

41. 永存动脉干会给人体带来什么影响？

永存动脉干对人体的影响取决于动脉干右跨程度、肺血流量的多少及是否合并其他畸形。患儿出生数周内由于肺血管阻力较高，症状可能不明显。随着肺血管床的退化，肺血管阻力降低，大量血液涌入肺内，可能会出现呼吸急促、乏力、心力衰竭及呼吸道反复感染。患儿常出现不同程度的发绀，哭闹时更加明显。随着肺血管进行性阻塞性病变的进展，肺血流量逐渐减少，发绀可更加明显。因此，提倡 6 个月内，甚至是新生儿期即实施根治手术。

第三节　先天性心脏病手术的麻醉管理

42. 先天性心脏病术前的麻醉评估有哪些要点？

术前心功能状态评估是关键。应重视患者病史与体格检查：患何种先天性心脏病及其治疗史，活动耐量是否受损，是否存在发绀，发育是否迟滞，近期是否有呼吸道感染等。实验室检查应关注血细胞比容、白细胞计数、凝血指标、电解质与血糖等。超声心动图、磁共振成像、心导管检查等可以为心脏结构及功能的评估提供较大帮助。

43. 先心病术前禁食如何进行？

术前禁食的目的是降低反流误吸的风险，但长时间禁食可能使患者发生低血糖和容量不足，也容易使患者因饥饿口渴而烦躁。考虑到以上情况并结合胃排空时间，目前建议术前 2 小时禁清饮料（如茶水、无果肉果汁等），术前 4 小时禁母乳，术前 6 小时禁婴儿配方奶粉、牛奶、淀粉类固体食物，术前 8 小时禁油炸、脂肪和肉类食物。术前可以少量饮水送服药物。

44. 先心病手术需要准备哪些麻醉用品？

器械和辅助设备包括：麻醉机、简易呼吸器、面罩、气管插管工具（喉镜、气管导管、牙垫等）、动静脉穿刺置管用具、多功能监护仪、除颤仪、多功能血气生化分析仪、ACT 监测仪等等。药物包括：镇静药、镇痛药、肌肉松弛药、正性肌力药、扩血管及缩血管药、抗心律失常药、β 受体阻滞剂以及氯化钙、碳酸氢钠、肝素和鱼精蛋白等。

45. 先心病术前需要用什么药物？

术前用药需根据患者情况、手术种类及麻醉方案调整，不能一概而论。若用药，目的主要包括：使用阿托品等药物减少分泌物，阻断迷走神经反射，降低麻醉诱导期的心血管不良反应，咪达唑仑等药物减少烦躁焦虑等。

46. 先心病患儿术前液体管理需要做什么准备？

术前应开放静脉和补液。应采用精密输液器或输液泵控制液体输入量，同时注意排除输液通路中的气泡，避免栓塞。

47. 先心病手术围手术期的监测技术有哪些？

无创监测包括心电图、无创血压、脉搏氧饱和度、呼气末二氧化碳分压、体温监测等；有创监测包括有创动脉压、中心静脉压、肺动脉压、左心房压监测等；特殊监测包括中枢神经系统监测（如脑电图、脑电双频指数监测、脑氧饱和度监测等）、经食管超声心动图（trans-esophageal echocardiography，TEE）等。此外，还应监测患者尿量。手术的监测选择应当建立在患者病情、手术需要及麻醉安全的基础上。

48. 先心病手术中的体温监测为何重要？

低体温是实现心肌保护和脑保护的主要措施之一，因此准确、连续的体温监测至关重要。直肠和鼻咽温度分别反映核心温度和大脑温度;食管温度可以较好地反映心脏和胸腔温度;鼓膜温度虽能较好地反映大脑温度,但探头有可能引起鼓膜破裂。

49. 术中超声心动图有什么作用?

术中常用的超声心动图技术为经食管超声心动图,可以在心肺转流之前帮助获得患者心脏形态学和功能数据,帮助完善手术计划和麻醉管理。在转流之后可用于监测室壁运动和收缩期厚度,帮助评估手术效果和心脏功能,有助于指导用药,避免再次手术,改善预后。超声心动图检查已成为儿科心脏手术的管理标准之一。

50. 小儿与成人 CPB 有什么区别?

小儿与成人生理状态存在较大区别,CPB 的区别主要体现在以下几个方面:小儿预充液为血容量的 $150\%\sim300\%$,成人为 $25\%\sim33\%$;小儿常采取低流量循环或完全停循环,而成人很少;小儿灌注压为 $20\sim50$ mmHg,成人为 $50\sim80$ mmHg;CPB 期间小儿常见低血糖,而成人常见高血糖。

51. 先心病手术麻醉常用的吸入麻醉药有哪些?

七氟烷是吸入麻醉药的首选,因为其芳香味更易耐受且心肌抑制较弱;也可选择地氟烷,该药使用时更易调节,但效能较低,刺激性大。除了通过麻醉机经呼吸道吸入外,也可在体外循环机上安装挥发罐维持体外循环期间的全身麻醉。

52. 先心病手术麻醉常用的镇静类静脉麻醉药有哪些?

常用药物有氯胺酮、丙泊酚、咪达唑仑、依托咪酯和右美托咪定。氯胺酮同时具有镇静、镇痛与交感神经兴奋作用,有助于维持心功能较差患儿的心率和血压,但会引起分泌物增多。丙泊酚作用迅速可靠,但可抑制心肌、扩张外周血管。咪达唑仑和依托咪酯对心血管系统的影响较小。右美托咪定慎用于心动过缓、窦房结或房室结功能障碍的患者。

53. 先心病手术麻醉常用的镇痛药有哪些?

主要为阿片类药物,包括芬太尼、舒芬太尼、瑞芬太尼等。吗啡和氧化亚氮合用对充血性心力衰竭和发绀型先天性心脏病患儿可产生满意的镇痛效果,且不抑制心肌收缩和交感神经系统。

54. 先心病手术麻醉常用的肌肉松弛药有哪些?

诱导常采用起效较快的非去极化肌松药,如罗库溴铵和米库氯铵。根据手术时长选择维持用的肌松药,如维库溴铵,顺阿曲库铵等。

55. 先心病手术有哪些常见的麻醉诱导方式?

根据患者的年龄、病情及合作程度,可选择吸入麻醉诱导、静脉麻醉诱导或肌内注射诱导。

56. 肌内注射诱导适用于哪些患者?

肌内注射诱导适用于婴幼儿或不合作患儿,以及病情较重、发绀显著或心功能不全而静脉通路尚未开放的患儿。常用药物为氯胺酮。

57. 静脉麻醉诱导适用于哪些患者?

静脉麻醉诱导适用于能合作的患者,对各类心脏病变患者均适用。常用以下药物:丙泊酚、依托咪酯、咪达唑仑等用于镇静,使患者入睡;芬太尼、舒芬太尼等阿片类药物镇痛,结合罗库溴铵等肌肉松弛药。

58. 吸入麻醉诱导适用于哪些患者?

吸入麻醉诱导适用于心功能较好、左向右分流的患者,但不适用于右向左分流的发绀患者,因为此类患者肺血减少,吸入麻醉药从肺泡弥散入血的速度减慢,且容易引起动脉血压降低。常用药物为七氟烷、地氟烷等。

59. 先心病手术的一般麻醉维持方法?

一般采用麻醉性镇痛药加吸入麻醉药、肌松药或其他静脉麻醉药。需要结合体外循环下的手术流程,在体外循环前、体外循环中和体外循环后三个阶段采取不同的处理。

60. 什么是超滤?

超滤是一种通过半透膜将血液中的水分及小分子量可溶性物质滤出,而将大分子量物质(如蛋白质)及血液细胞成分保留在血管内的技术。体外循环后使用超滤可清除多余液体和炎性介质,预防器官功能障碍和改善氧合指数。

61. 先心病手术体外循环后有哪些常见的并发症?

常见并发症有:低心排血量,呼吸功能障碍,肺动脉高压等。

62. 小儿先心病术中心率变化引起的心排血量降低通常如何处理?

相较成人,小儿心排血量主要依赖心率。根据病情,可采用临时起搏器或静脉泵注多巴胺、多巴酚丁胺或异丙肾上腺素等药物改善心率。

63. 心肌收缩力下降引起的心排血量降低通常如何处理?

体外循环后常规应用改良超滤可改善术后早期左心室收缩功能和舒张顺应性,提高血压和减少正性肌力药物的使用。常用正性肌力药包括多巴胺、肾上腺素、米力农、多巴酚丁胺等,钙剂对增强心脏收缩力也很重要,尤其对于小儿。

64. 体外循环后为什么会发生呼吸功能障碍?

除了原发心血管畸形造成的肺功能改变,其他原因包括:内皮功能障碍,左心衰竭,液体超负荷致肺水肿,术中左心减压不足,以及体外循环相关的全身炎症反应等。

65. 体外循环后呼吸功能障碍通常如何处理?

超滤可以减轻体外循环相关的炎症反应,减轻肺损伤。糖皮质激素如甲泼尼龙可以改善术后氧合指数。使用利尿剂和正性肌力药物有助于改善肺水肿。术后持续呼吸支持有助于降低氧耗、恢复心肺功能。

66. 体外循环对患儿有什么影响?

① 体外循环后容量过多,血浆渗透压下降,血红蛋白下降及血液酸碱度改变;② 体外循环下脑循环可能发生障碍,加之灌注流量不足、深低温等,患儿可发生脑损伤;③ 体外循环时肺无法正常循环代谢等因素可导致肺损伤;④ 体外循环时间过长或灌注流量不足等原因可造成肾损伤;⑤ 麻醉药对心肌的抑制,体外循环炎症反应等因素可造成心脏损伤。

67. 婴儿和儿童的先心病术后如何镇痛？

开胸手术后可采取区域麻醉控制疼痛,避免静注阿片类药物以防诱发呼吸抑制。可经硬膜外腔给予局麻药或阿片类药物,但应注意患儿凝血功能。

68. 成人的先心病术后如何镇痛？

常用方法有:静脉泵注阿片类药物,鞘内和硬膜外注射局麻药或阿片类药物,双侧单次椎旁阻滞、肋间神经阻滞等,也可采取多模式镇痛,联合使用上述的镇痛方法。

69. 成人先天性心脏病有哪些关注点？

成人先天性心脏病(adult congenital heart disease,ACHD)患者病程较长,除了先心病本身及相关手术史、药物治疗史等,还需关注是否存在心律失常、低氧血症、肺动脉高压、心室功能不全、分流、血栓等,以及是否需要抗生素预防感染性心内膜炎。

70. 成人先心病有哪些特异性？

成人先心病的特异性主要来自既往手术史,如以往针对法洛四联症、三尖瓣闭锁或大动脉转位的手术方式至今已发生较大改变。对于早期接受过心脏手术的成人先心病患者,麻醉医生需要了解手术类型、相关后遗症和目前的循环状态。

（王嘉锋　黄　捷）

参考文献

[1] 张玉顺,朱鲜阳,蒋世良,等.卵圆孔未闭处理策略中国专家建议[J].心脏杂志,2015(4):373-379.

[2] 张玉顺,蒋世良,朱鲜阳.卵圆孔未闭相关卒中预防中国专家指南[J].心脏杂志,2021,33(1):1-10.

[3] Fawcett WJ, Thomas M. Pre-operative fasting in adults and children: clinical practice and guidelines[J]. Anaesthesia, 2019 Jan;74(1):83-88.

[4] Kamra K, Russell I, Miller-Hance WC. Role of transesophageal echocardiography in the management of pediatric patients with congenital heart disease. Paediatr Anaesth[J].

2011 May; 21(5): 479 - 493.

[5] Huang H, Yao T, Wang W, et al. Combination of balanced ultrafiltration with modified ultrafiltration attenuates pulmonary injury in patients undergoing open heart surgery[J]. Chin Med J (Engl). 2003 Oct; 116(10): 1504 - 1507.

第九章

大血管手术的麻醉

第一节　大血管疾病的病因、分类

1. 什么是大血管疾病？大血管疾病的病因有哪些？

大血管疾病是指主动脉主干的疾病。主要病因包括：动脉粥样硬化、主动脉中层坏死、大动脉炎、感染性大动脉炎、先天性疾病和外伤性损伤等。

2. 大血管疾病如何分类？

大血管疾病主要分为：主动脉夹层、主动脉真性动脉瘤、主动脉破裂和主动脉缩窄。

3. 什么是主动脉夹层？

主动脉夹层是指血流穿透受损或者薄弱的动脉内膜，在血管壁内形成不断扩大的血肿导致动脉内膜和中膜分离，形成所谓的假腔或夹层血肿，真腔并不扩大。绝大部分主动脉夹层的基本病理改变为囊性中膜层坏死。夹层的扩展被认为是血流的剪切力作用于内膜撕裂部位的结果。

4. 什么是主动脉夹层的 DeBakey 分型？

DeBakey 分型法将主动脉夹层分为Ⅰ、Ⅱ、Ⅲ型。Ⅰ型夹层始于升主动脉，并延伸到整个主动脉。Ⅱ型动脉瘤的范围限于升主动脉。Ⅰ型和Ⅱ型都常常累及主动脉瓣而导致反流，有时还会累及冠状动脉开口。Ⅲ型动脉瘤起始于左锁骨下动脉远侧，延伸到膈肌层面（Ⅲ A 型），或延伸到主髂动脉分叉部位（Ⅲ B 型）。

5. 什么是主动脉夹层的 Stanford 分型？

根据临床病程及手术疗效，可分为两型。A 型：是指所有累及升主动脉的主动脉夹层，不论内膜撕裂的位置，不考虑夹层累及的范围，临床上 A 型病程凶险。B 型：指那些累及左锁骨下动脉发出部位以远降主动脉的主动脉夹层。

6. 什么是主动脉真性动脉瘤？主动脉真性动脉瘤如何分类？

主动脉真性动脉瘤是指动脉壁全层扩张，导致主动脉内径瘤样增大。根据形态分为梭形和囊形。梭形动脉瘤扩张累及主动脉壁的管周全程。囊状动脉瘤仅累及主动脉壁管周的一部分，主动脉弓部瘤通常属此种类型。在没有发生内膜撕裂前真性动脉瘤动脉壁全层扩张，不会引起动脉阻塞和脏器缺血。

7. 主动脉瘤如何按受累部位的分类？

按受累部位分为胸主动脉瘤（包括胸腔内的升主动脉或降主动脉）和胸腹主动脉瘤或腹主动脉瘤（包括肾下主动脉）。升主动脉瘤常为梭形，且可扩张至主动脉弓。降主动脉瘤从动脉导管索韧带以下开始，也常起源于左锁骨下动脉开口远端。腹主动脉瘤最常发生的部位在肾动脉以下直至双侧髂总动脉分叉处。

8. 主动脉瘤有哪几个主要病因？

主动脉瘤发病的主要原因是粥样硬化退行性病变和慢性主动脉夹层。导致主动脉壁受损的病理生理机制有：血管壁结缔组织受损、胶原蛋白合成与降解失衡、血管壁平滑肌细胞缺失及非胶原蛋白和(或)非弹性蛋白细胞外基质异常合成、基质金属蛋白酶和(或)金属蛋白酶基因组织抑制因子多态性致动脉瘤遗传易感性。胸主动脉瘤的产生可源于感染或非感染性炎症性主动脉炎。细菌感染主动脉壁多为感染性主动脉炎发生的主要原因，导致主动脉瘤形成。

9. 主动脉瘤患者常伴发哪些疾病？

导致主动脉瘤的主要病因是动脉硬化。除了外周血管疾病，患者最常见的合并症包括心脏病（73.5%）、高血压（55%）、卒中和短暂性脑缺血发作（22%）、外周血管病变（21%）、肾功能不全（10%）及糖尿病（7%）。

10. 什么是胸腹主动脉瘤的 Crawford 分型？

胸腹主动脉瘤（thoracoabdominal aortic aneurysms，TAAAs）Crawford 分型

法。依据解剖部位和累及范围划分：Ⅰ型动脉瘤，累及全部或大部分胸段降主动脉，以及腹主动脉上部。Ⅱ型动脉瘤，累及全部或大部分胸段降主动脉，以及全部或大部分腹主动脉。Ⅲ型动脉瘤，累及胸段降主动脉下段，以及大部分腹主动脉。Ⅳ型动脉瘤，累及全部或大部分腹主动脉，包括内脏节段。

11. 主动脉破裂的原因是什么？

绝大多数主动脉破裂继发于创伤，可能由于运动物体的突然急性减速对相对固定的主动脉壁产生巨大的机械力，多数病例因主动脉破裂即刻大量出血而死亡。对于主动脉瘤破裂，患者相关的预测因素包括：高龄、女性、合并慢性阻塞性肺疾病。

12. 什么是主动脉缩窄？

主动脉缩窄是一种先天性心脏病，绝大多数（95％）发生在动脉韧带附近，主动脉管壁呈局限而均匀狭窄，动脉壁中层变形，内膜增厚并向腔内凸出。根据狭窄段相对于动脉导管的位置分为导管前型（婴儿型）和导管后型。

第二节　大血管疾病的外科治疗

13. 什么是升主动脉瘤人工血管置换术的外科技术？

通常采用胸骨正中切口以及使用体外循环，根据病变的位置、是否累及瓣膜及瓣环，行单纯升主动脉置换、升主动脉置换加主动脉瓣置换和冠状动脉移植（Bentall 手术）、升主动脉置换加主动脉瓣成形等不同术式。升主动脉夹层的患者，应明确内膜撕裂部位，切开主动脉根部，包含内膜撕裂的主动脉，缝合真腔与假腔的边缘，并用一段人工血管替代切除的主动脉。有些急性夹层，因扩大的假腔压迫冠状动脉管腔，需行冠状动脉旁路移植术。

14. 什么是主动脉弓部血管置换术？

临床单纯的主动脉弓部病变比较少，主动脉弓部血管置换多与升主动脉或胸降主动脉置换同时进行，原因多是由于病变累及到主动脉弓部。与单纯升主动脉或胸降主动脉置换有所不同的是，弓部手术需要阻断头臂血管，因此在这类手术中应注意预防脑缺血和脑保护。在主动脉弓手术过程中，左侧无名静脉可能被损伤或有意结扎,应避免行左侧上肢外周静脉穿刺置管。

15. 什么是胸降主动脉血管置换术?

胸降主动脉血管置换术一般左侧开胸,在非体外循环下,选用肝素涂层管道从左心室心尖部到股动脉分流或不用分流或行右心房到股动脉的部分转流。采用右侧单肺通气,使左肺充分塌陷利于术野暴露和肺保护。切除病变血管用人工血管替换或行血管成形手术,如病变累及腹主动脉有必要采取胸腹联合切口,如病变累及主动脉弓部需行远端弓部分置换,如病变累及第 8 胸椎平面以下的肋间动脉还需行肋间动脉吻合,术中结扎其余瘤体内的肋间动脉。

16. 什么是胸腹主动脉瘤手术干预的指征及时机?

胸腹主动脉瘤的病因和位置均可影响其生长速度、夹层形成或破裂倾向。由于瘤体会进行性扩大,非手术治疗一般预后不佳。关于动脉瘤大小与破裂或形成夹层的风险,直径 5 cm 以下为每年 2%,直径 5~5.9 cm 为 3%,直径 6 cm 及以上为 7%。胸主动脉瘤修补最佳时机取决于动脉瘤大小、患者体型、主动脉瓣病变程度、动脉瘤增长速度和患者的相关合并症。降主动脉瘤通常在动脉直径≥6 cm 时建议手术。

17. 胸腹主动脉瘤术前评估和手术方案的决定因素有哪些?

患者以老年人居多,且多合并动脉硬化、高血压,以及心、肺、肾、内分泌等各方面疾病。术前评估需要仔细权衡动脉瘤破裂与手术并发症。神经系统风险评估和主动脉的全面影像学评估、确认动脉瘤的解剖关系及分析主要分支情况对手术方案的制订非常必要。脊髓损伤的发生率与主动脉修补术的复杂程度及主动脉阻断时间相关。选择手术方案的决定因素包括动脉瘤及主动脉解剖、患者体型、暴露主动脉的预期难度、术后终末器官功能不全的预期风险等。

第三节　大血管手术的麻醉前评估与术前准备

18. 主动脉瓣病变行胸主动脉手术麻醉前评估要注意什么?

主动脉根部瘤和升主动脉瘤,随着瘤体的扩大和夹层的出现,常导致主动脉瓣关闭不全,出现相关的临床症状和病理改变,如左心室肥厚、扩张,心肌缺血和心功能不全。左心室的收缩功能测定可以提供预后信息。左心室功能是长期预测生存率的预测因子,左心室射血分数<35%的患者死亡率>3%,因此对这类患者术中心肌保护和术后心功能维护尤其重要。

19. 冠心病行胸主动脉手术的麻醉前评估要点是什么?

动脉粥样硬化引起的主动脉瘤,病变部位往往首先出现在降主动脉和主动脉弓,患者年龄较大,且常伴有冠状动脉病变。研究表明,运动耐量是一个很好的预后指标。如患者可轻松步行500~1 000米或上2~3层楼而没有其他冠心病的指征,一般认为这类患者很少会有左主干、三支血管病变或者严重的左心室收缩功能障碍,可无需特殊的无创性检查而直接行手术治疗。对于有症状的冠心病患者,应进一步评估病变范围和冠状动脉病变的严重程度。

20. 心包积液和心脏压塞行胸主动脉手术患者的麻醉前评估要点是什么?

在急性夹层动脉瘤累及升主动脉根部时可出现血性心包积液,严重者可出现心脏压塞症状,表现为静脉压升高、心率增快、血压降低,这类患者应急诊手术。术前应对全身麻醉的危险性进行评估,合理采用药物控制血压和血糖,尽量改善患者的心肺功能和全身情况,应用镇痛镇静药物消除患者疼痛以及焦虑等不良刺激,防止动脉瘤突然破裂,为麻醉及手术安全进行创造必要的条件。

21. 拟行胸主动脉手术患者呼吸系统的麻醉前评估要点是什么?

术前的呼吸功能不全、慢性支气管炎和肺气肿、肺不张和感染是导致术后肺部并发症的主要危险因素。扩大的瘤体压迫左主支气管,导致左侧双腔管置入困难。瘤体或手术侵犯喉返神经导致声带麻痹使术后不能有效咳痰。瘤体挤压肺组织,引起肺不张和肺部感染。瘤体周围炎性反应累及壁层和脏层胸膜出现胸腔积液和肺间质水肿,出现低氧血症。肺功能评估包括胸部 X 线检查、动脉血气和肺功能测试。术前应积极控制肺部感染,尽可能进行呼吸锻炼。

22. 拟行胸主动脉手术患者神经系统的麻醉前评估要点是什么?

高龄、高血压、糖尿病、脑卒中、一过性脑缺血病史、动脉粥样硬化是导致术后神经系统并发症的危险因素。对于合并颈动脉狭窄的患者,一般认为当一侧颈动脉狭窄大于60%且有脑缺血的临床表现时,应考虑先行颈内动脉内膜剥脱术,再行主动脉手术比同期进行两个手术安全性要高。术前需密切观察神经系统的体征变化,任何神经系统功能恶化的征象都是立即外科干预的指征。

23. 拟行胸主动脉手术患者血液系统的麻醉前评估要点是什么?

当患者出现大范围的夹层并形成夹层血栓时,夹层内的血栓形成可消耗大量的血小板、凝血因子,同时如伴有肝功能不全使凝血因子的生成减少,患者可出现出血倾向和(或)贫血。如病情许可,术前应积极调整,给予升红细胞和血小板的药物,维护肝功能促进凝血因子的生成如需急诊手术应积极准备红细胞、血小板和新鲜血浆。

24. 主动脉手术患者麻醉前充分镇静镇痛的目的是什么?

主动脉病变的患者多伴有其他心血管系统改变,术前紧张可能引起血压升高或心绞痛发作甚至引起瘤体破裂。由于瘤体的快速扩大或夹层血肿的扩张,可牵拉位于主动脉外膜的感受器产生疼痛,疼痛刺激可进一步导致患者血压升高和心率增快。频发的疼痛往往预示瘤体的扩张加速,是急诊手术指征。术前有效的镇静镇痛可降低瘤体破裂的发生率。

25. 主动脉手术患者麻醉前对血压控制有何要求?

在急性主动脉夹层尤其是伴有频发疼痛的患者,严格控制血压可明显降低瘤体破裂的发生率。在急性主动脉夹层的患者,如无其他脏器缺血表现,一般主张将动脉收缩压控制在 110 mmHg 以下。严格控制血压可有效地预防瘤体破裂,为减少心肌缺血和动脉瘤出血的可能性,所有的降压药和抗心绞痛药应该服用至术前。

26. 主动脉手术麻醉诱导的目标是什么? 诱导药物如何选择?

避免增加动脉瘤破裂风险的因素,并维持充足终末器官灌注。应控制收缩压 $105\sim115$ mmHg,心率 $60\sim80$ 次/分,心指数 $2\sim2.5$ L/(min·m^2)。硝酸甘油、尼卡地平、艾司洛尔等短效药物是控制血流动力学理想药物。丙泊酚可安全地诱导高血压患者,而依托咪酯是心功能不全患者很好的选择。优先考虑严格的血流动力学控制的诱导方式。在保持稳定的血流动力学的同时,改良的快速顺序诱导能够快速控制气道。

27. 腹主动脉瘤手术的麻醉前评估要点是什么?

瘤体大小和动脉狭窄的程度:瘤体越大,手术切除越困难,出血越多。腹主动脉缩窄越重或动脉瘤形成时间越长,其侧支循环越丰富,易造成大量出血。腹主动脉瘤患者往往合并高血压、冠心病,术前应仔细了解患者有无心梗史,有无心绞痛和发作频率及对药物控制的效果如何,评估心功能。必要时行冠状动脉造影,了解病变的部位及程度。部分患者术前存在肾功能不全,应了解每日尿量,肌酐和尿素氮情况。

28. 伴有缺血性心脏病的腹主动脉手术患者围手术期心肌梗死的危险因素有哪些?

其围手术期心肌梗死主要危险因素包括:手术应激(包括主动脉、外周血管、急诊手术)、出血量较大、术前心功能差、充血性心功能衰竭病史、较低的射血分数、存在冠状动脉病变以及术前有冠脉旁路移植手术史。

第四节　大血管手术的术中监测

29. 胸主动脉手术患者需行哪些血流动力学监测?

所有患者均应行 ASA 标准监测:多导联 ECG 及 ST 段分析、中心静脉压、连续有创动脉血压、肺动脉导管、经食管超声心动图。漂浮导管对于血容量心肌功能和脏器的灌注可提供很好的信息。大口径外周静脉通路和中心静脉通路的建立可应对术中快速失血。中心静脉既可监测心脏充盈压,亦可用于输注药物、静脉液体及血液制品。放置导尿管可评估液体平衡、尿量及肾灌注。经食管超声心动图(TEE)可实时监测左心功能和容量状况。

30. 胸主动脉手术有创动脉压监测的具体原则是什么?

由于术中血流动力学剧烈变化不可避免,连续有创动脉血压监测不可或缺。涉及主动脉弓部远端的手术应建立上、下肢动脉通路,具体原则是:① 在有两侧上肢动脉压差较大时选择压力高的一侧监测有创动脉;② 在胸降主动脉瘤手术时有时需阻断主动脉近端可能会影响左侧锁骨下动脉血流,所以上身动脉压监测应用右桡动脉;③ 下半身动脉压测定应选择股动脉插管对侧的股动脉或足背动脉,用以监测高位阻断部分体外循环时肾、脊髓和内脏的灌注压。

31. 胸主动脉手术需要做哪些呼吸监测？

常规监测 SpO_2、$PETCO_2$ 和气道压。SpO_2 可及时发现术中低氧血症，尤其在单肺通气期间。$PETCO_2$ 可及时地指导主动脉单纯阻断和开放期间通气量的调整。气道压的升高往往提示肺顺应性的改变或导管位置变化。血气分析在手术中也是必不可少的。

32. 胸主动脉手术患者体温监测有何特殊要求？

术中应同时监测外周和中心温度，指导降温和复温。在完全体外循环和部分体外循环两种情况下，体温监测有重要差别。完全体外循环，升主动脉插管灌注时，鼻咽和食管温度在降温和复温时变化快于肛温和膀胱温度，其温差随降温、复温速度的不同最高可达 5～10℃；部分体外循环时情形恰好相反，股动脉插管灌注时其温差明显减小。应综合判断脑部温度，鼻咽温度不能反映脑部温度。过快复温使得脑组织过度暴露高温下，加重脑损伤。

33. 胸主动脉手术患者体感诱发电位和运动诱发电位有何监测意义？

应用体感诱发电位和运动诱发电位监测脊髓缺血，有利于术中确定对脊髓供血有重要作用的肋间动脉，将其吻合到人工血管。通过监测发现有脊髓缺血应移动阻断钳的位置或提高动脉压以增加脊髓血管的侧支循环血供。体感诱发电位监测只对脊髓后柱缺血敏感，对前柱缺血不敏感。运动诱发电位监测可成功地用于监测脊髓前柱缺血。但技术方面要求较高，肌松药、低温和吸入麻醉药可影响监测结果。

34. 脑电图在胸主动脉手术中的脑监测有何意义？

脑电图（EEG）反映的是大脑皮层神经元的自发电活动。EEG 在低温、麻醉加深以及缺血条件下表现相似，通常不能特异性监测脑缺血，但脑缺血的 EEG 通常只表现为单侧大脑电活动，而麻醉或低温则表现为双侧变化。在深低温停循环（DHCA）时，许多中心常规行脑电图监测以指导停循环的时机和脑代谢抑制药的应用。

35. 经皮脑氧饱和度监测在胸主动脉手术中的脑监测有何意义？

经皮脑氧饱和度可实时监测脑的氧代谢，其值的动态变化反映其监测局部氧供状态。选择性双侧脑灌注中，如两侧经皮脑氧饱和度值差别明显，往往提示灌注导管位置不当,应立即调整。选择性单侧脑灌注中,如对侧经皮脑氧饱和度值明显下降则提示患者基底动脉环发育不全,应及时行双侧脑灌注。但经皮脑氧饱和度监测受限于反映监测部位局部情况,且受局部微循环状态的影响,而无法反映微栓情况。

36. 腹主动脉手术患者体温的控制有哪些措施?

提升手术室温度、使用加温毯,以及加热输注液体,均可预防术后低体温对预后导致的不良影响。患者如果严重低体温发生于手术开始不久,复温将极为困难,其复苏与拔管时间也随之延迟。手术全程中预输注的液体与血液制品均应加热后使用。加温毯应覆盖于患者上半身,而非下半身,鉴于温度的提升可导致代谢需求的增加,从而加重主动脉阻断远端组织的缺血性损伤。

第五节　大血管手术的麻醉管理

37. 如何做好胸主动脉手术麻醉维持?

通常选择静吸复合维持麻醉。间断追加肌松药及阿片类麻醉性镇痛药。吸入麻醉药具有镇静、镇痛和肌肉松弛作用,具有多脏器保护效应。常用的吸入麻醉药异氟烷、七氟烷可通过直接作用、抗炎抗凋亡作用、预处理和后处理作用对重要器官的缺血-再灌注损伤有保护作用。常用静脉麻醉药依托咪酯和丙泊酚都能降低脑电活动,减少脑氧需求。选择药物的标准主要是依据血流动力学、患者的心功能、肝肾功能和术后是否需要手术室内拔管等因素。

38. 胸主动脉手术的麻醉技术要点有哪些?

通常联合应用阿片类药、小剂量强效吸入麻醉药、苯二氮䓬类及肌松药进行平衡麻醉。如果采用颅内运动诱发电位监测,则全凭静脉麻醉为最优选择。麻醉诱导过程应缓慢而可控。由于急性应激可能导致动脉瘤破裂,故应避免血压升高。肌松药的选择主要是依据血流动力学、患者的肾功能和术后何时拔管等因素。术中注意重要脏器的保护,避免脊髓缺血和截瘫。减少术中出血,注意血液保护。术后镇痛方案也应集中于疼痛的控制及血流动力学的稳定。

39. 主动脉手术术中主动脉阻断引起的血流动力学改变？

在膈肌以上水平阻断主动脉可导致急剧的血压升高，这是由于心脏后负荷急剧增高所致，然而心肌收缩力、前负荷和交感张力也起主要作用。高位阻断时由于动脉血管床的急剧减少使外周血管阻力急剧升高。胸段和肾动脉以上阻断主动脉都可导致血压急剧升高，但只有在胸部阻断时才引起静脉压上升。静脉回流急剧增加导致动脉压、中心静脉压、肺毛细血管楔压、左心房压和左心室舒张末急剧升高。

40. 主动脉手术术中的主动脉阻断引起何种代谢变化？

全身氧摄取率和氧耗量下降、SvO_2 升高、血内儿茶酚胺升高、全身 CO_2 产量下降，易引起呼吸性碱中毒合并代谢性酸中毒。胸主动脉水平阻断，远端血流急剧减少，近端血压增高，动-静脉分流增加，SvO_2 上升，组织氧摄取率减少，全身氧耗可降低约 50%。阻断远端动脉压、血流和氧耗可分别减少 70%～90%，80%～90% 和 55%～65%，此时远端脏器的灌注血流直接依赖于阻断近端和远端间侧支循环的丰富程度及近端压力。

41. 主动脉手术术中主动脉阻断麻醉应采取哪些管理措施？

合理的处理包括减轻前、后负荷，冠脉扩张药、正性和负性肌力药的使用等。硝普钠和硝酸甘油是临床最常用的降低前、后负荷的药物，在有心功能不全时有时需要应用正性肌力药来维护心功能。随着阻断部位的升高（左锁骨下动脉近端）阻断部位近端血管床急剧减少，动脉扩张药的降压作用明显下降。此时降低心排血量才是最有效的控制血压的手段。阻断后严格控制前负荷可有效地降低心排血量，减少心脏做功，改善心肌氧的供需平衡。

42. 主动脉手术术中主动脉开放引起的血流动力学改变及原因是什么？

主动脉开放引起的血流动力学改变取决于：阻断水平、阻断时间、辅助循环的应用和血管内血容量。在胸主动脉开放时可导致严重的低血压，低血压的主要原因包括阻断远端反应性充血和手术野血液的大量丢失导致的相对或绝对低血容量、外周阻力的突然下降。从缺血组织中冲洗出来的乳酸、肾素-血管紧张素、氧自由基、前列腺素、中性粒细胞、激活的补体、细胞因子和心肌抑制因子等也是引起低血压和器官功能障碍重要原因。

43. 主动脉手术术中主动脉开放可引起何种代谢变化？

主动脉开放后由于机体需要偿还阻断期间的氧债，全身氧耗量、血乳酸、前列腺素、补体激活、心肌抑制因子等增加，SvO_2 降低、组织氧摄取率升高和 CO_2 产量增高，机体表现为代谢性酸中毒。

44. 主动脉手术术中主动脉开放麻醉的管理对策是什么？

麻醉医生、外科医生与灌注师应保持通力合作，及时了解手术动态，开放主动脉之前做足准备，以预防可能产生的严重低血压。应注意补充液体容量、减少或停用扩血管药、减少强效吸入麻醉药、应用多种血管活性药来维持心功能和血管张力。快速补充 500 mL 以上的液体后开放阻断的动脉，可避免开放后低血压。如存在严重低血压，应给予适量的缩血管药或手指压迫主动脉，必要时可重新阻断，待一切安排妥当后再缓慢开放主动脉。

45. 腹主动脉手术阻断腹主动脉时的血压变化及处理措施是什么？

阻断腹主动脉后流入下半身血量减少，回心血量不减少，使上半身血液回流再分布，颅内血流量异常增加。患者可因颅内压突然升高而发生惊厥或颅内血管破裂出血；血压持续上升可导致主动脉破裂，心搏减慢，甚至发生心搏骤停；后负荷突然增加可导致急性左心功能衰竭。应积极采取加深麻醉，控制性降压使阻断前、阻断中收缩压维持在 80～90 mmHg，常用降压药为硝普钠或硝酸甘油。严重高血压及高龄患者手术中应维持相对高的血压。

46. 什么是腹主动脉手术中"松钳低血压"现象？

指在人工血管吻合完成、移除动脉钳、开放腹主动脉以及以下的动脉血流后有时出现低血压现象，严重者可导致室颤发生。这是由于阻断腹主动脉时下肢血流骤减，积蓄在下肢组织内的酸性代谢产物、钾离子以及心肌抑制因子等快速回流引起的心脏后负荷的突然降低。当堆积的乳酸进入循环后，发生全身的血管扩张，这种状态有时被称为开放后休克。

47. 如何避免腹主动脉手术中"松钳低血压"现象的不利影响？

建议阻断钳开放前，维持血容量负荷略高于正常水平，适当停止血管扩张药的使用，调整麻醉药的应用，逐步松钳，缩短阻断时间，快速输血补液，提高血容量。如果阻断钳开放后，容量负荷适当的前提下血压仍低，可能与阻断位置靠近头侧有关,建议外科医生重新阻断主动脉,逐步松钳,在这一过程中积极纠正低血容量和酸中毒。

第六节 大血管手术的器官功能保护

48. 胸主动脉手术的脊髓保护措施有哪些?

脊髓缺血是一种灾难性的并发症,有许多方法被用于胸主动脉手术中的脊髓保护,包括在阻断期间维持阻断近端的高血压、局部或全身低温、脑脊液引流、使用体外循环支持远端主动脉的灌注以及镁、罂粟碱和其他各种保护脑和脊髓的药物的使用。脊髓感觉或运动诱发电位对于预测患者有无脊髓缺血和衡量脊髓保护的有效性可能会有一定的价值,但是应用这项技术尚缺乏更多的经验。

49. 主动脉手术脑部并发症和脑保护措施有哪些?

主动脉手术中常需中断脑部血流,导致脑缺血,可引起术后谵妄、认知功能改变、抑郁症等神经心理改变和脑卒中。目前临床常用的措施有:选择合理的麻醉用药、维持稳定的血流动力学、合理的呼吸管理、深低温停循环、选择性脑逆行灌注、选择性脑顺行灌注以及在此基础上的药物保护,但效果都不尽理想。有人提出脑血氧饱和度监测对预防心脏手术中的神经系统损伤有益,但是这方面的证据仍然不足。

50. 主动脉手术脑保护策略中麻醉药如何选择?

所有常用的麻醉药都可以降低脑代谢率,从而降低脑的氧需。在麻醉状态下,脑组织对于暂时性的缺血耐受能力得以增强。吸入麻醉药七氟烷和异氟烷对于脑缺血有较好的保护作用。硫喷妥钠可以降低脑氧代谢,但大剂量的巴比妥类药物并不能起更大的脑保护作用,也不能改善神经系统的预后。对有短暂缺血的颅内动脉瘤夹闭术的患者进行小范围应用显示,依托咪酯、丙泊酚可以延长缺血耐受时间和减少脑梗死。

51. 主动脉手术术中导致肺损伤的原因有哪些?

① 长时间心肺转流导致的全身炎性反应,肺部未通气或只使用了很小潮气量导致肺不张;② 深低温停循环直接导致肺缺血损害,身体其他部位因缺血而释放

的炎症介质和毒性产物可进一步加重肺损伤；③ 术中左心功能障碍或左心室引流不畅导致肺静脉淤血和渗出、肺的炎性细胞浸润可加重肺间质水肿和炎性反应；④ 术中对肺的机械性挤压和牵拉可导致肺损伤；⑤ 大量输血相关性急性肺损伤。

52. 主动脉手术术中肺保护的处理措施有哪些？

　　① 体外循环期间肺保护通气策略；② 减少体外循环的炎性反应；③ 减少深低温停循环时间导致的肺和其他脏器的缺血损伤；④ 术中积极的维护左心室功能和左心室引流；⑤ 避免和减少肺机械性损伤；⑥ 减少血制品的应用。

53. 主动脉手术导致肾衰竭的病因和诱因有哪些？

　　主动脉急诊手术、阻断时间过长、低血压时间过长，特别是术前合并肾疾患的患者，主动脉手术后肾衰竭发生率可增加。肾动脉以下主动脉重建手术的肾衰竭发生率约为3％，腹腔动脉以上阻断主动脉的肾衰竭发生率则要高出5倍以上。在主动脉手术中，尿量不能判断肾灌注程度，也不能预测术后肾功能。肾损伤的机制主要是主动脉阻断引起的缺血。其他损伤还包括：主动脉操作引起的围手术期血栓和肾毒性药物（静脉内造影剂和抗生素）的使用有关。

54. 主动脉手术中肾保护的处理措施有哪些？

　　由于低温可明显延长肾脏缺血耐受时间。术前肾功能障碍或预计阻断时间较长的患者，可选择性深低温和直接将小剂量甘露醇经动脉输入肾脏，可能利于预防肾衰竭。非诺多泮是通过促进肾血流快速回流和改善术后肾功能参数。主动脉阻断期间和阻断后，最重要的肾功能保护措施是使体循环血流动力学达到最佳状态。容量复苏时，应避免使用含淀粉、明胶或葡聚糖类胶体，建议使用平衡盐晶体或人血白蛋白。

55. 主动脉手术凝血异常的处理方法有哪些？

　　围手术期积极监测凝血和纤溶系统有助于指导治疗。通过补充新鲜冰冻血浆及浓缩血小板悬液，以纠正凝血因子和血小板的过度减少，维持凝血功能。也可以通过补充纤维蛋白原、凝血酶原复合物和Ⅶ因子等进行针对性处理。停机后充分的保温，保持正常体温有利于凝血功能的恢复。

56. 主动脉手术血液保护有哪些技术？

血液保护措施包括术中自体血液稀释、给予抗纤溶药、血液回收和注重外科止血。血液回收是最为广泛应用的技术，但会导致血小板、血浆蛋白和凝血因子丢失。肝素化患者，应用心脏切开吸引/收集时允许输注自体过滤未洗的全血，可保存血小板和凝血因子。在体外循环前采集一个或几个单位全血，同时进行术中血液稀释适用于原来血细胞比容正常的患者。为避免凝血因子稀释，还应准备相似数量的 FFP，通常按照 1∶2 或 1∶3 比例输注 FFP。

第七节　大血管手术的体外循环技术

57. 何谓升主动脉瘤人工血管置换术的体外循环技术？

升主动脉瘤人工血管置换术一般均在常规体外循环下完成，术中鼻温降至 28～32℃。如果主动脉瘤止于升主动脉近、中段，可以在升主动脉上部或近弓部行动脉插管；如果升主动脉全程受累，必须行股动脉插管。右侧腋动脉插管在术中意外需要停循环时可行选择性右侧脑灌注。静脉引流管常规置于右心房，但如果动脉瘤巨大，腔静脉插管常需要通过股静脉置入。

58. 什么是被动运输或旁路分流？

指提供主动脉远端灌注的最简单方法。只要压力足以灌注器官，通过逆向主动脉灌注的方法维持下半身血供能够减少缺血并改善预后。肝素涂层的 Gott 旁路用于将血流从左心室或近端降主动脉引流到远端主动脉。部分旁路是最常用的远端主动脉灌注技术。该技术可对血流进行调节，通常将血液从左心房引出再使其流回左股动脉。需使用离心泵，不需要使用全量肝素行全身肝素化。使用该技术时，由于仅有左心血流经过旁路，故不需要体外氧合器。

59. 什么是深低温停循环？

深低温停循环是指将患者的中心温度降低至非常低的水平（15～22℃），随后全身血流停止，将全身血液引至患者体外，保存于体外循环的储血器内。在成年患者，这一操作主要用于主动脉的外科修复，特别是涉及主动脉弓的主动脉夹层或者主动脉瘤手术。亦适用于小婴儿、新生儿复杂心内直视手术。

60. 大血管手术深低温停循环技术的优缺点是什么？

深体温停循环虽然存在一定的好处，如提供干净的术野，其导致的不良影响更甚，如凝血机制的损害、降温和复温时间的延长导致的 CPB 时间延长等。此外，降温和复温过程中，组织血流分布不均、低温时血红蛋白氧离解曲线左移，可导致组织缺氧，以血乳酸进行性升高为主要表现；同时，深低温对机体凝血机制可能造成损害。由此，深低温停循环目前在临床上的应用正逐步减少。

61. 什么是选择性脑灌注技术？

在深低温停循环期间，选择性地向脑部灌注冷的氧合血液，可延长停循环的最大安全时限。未采用选择性脑灌注时深低温停循环的安全时限是 45～60 分钟，采用此技术时安全时限则可延长至 90 分钟。

62. 什么是选择性脑逆行灌注？

选择性脑逆行灌注是在全身停循环时以 200～300 mL/min 通过上腔静脉逆行灌注脑组织（维持灌注压 15～25 mmHg）向脑部供氧。研究发现如果逆行灌注时间超过 60 分钟，永久性神经功能损伤的发生率可达 15%，一过性脑功能障碍的发生率可达 25%，认为这可能与逆行血流不能均匀分布至脑组织和逆灌引起的脑水肿、细胞损伤有关。这一方法目前已很少在临床应用。

63. 什么是选择性脑顺行灌注？

选择性顺行脑灌注可以选择在腋动脉、左颈总动脉、无名动脉进行插管灌注，右腋动脉是首选的位置。停循环切开瘤体前阻断无名动脉，通过灌注管以 10 mL/（min·kg）的流量向脑部供血，同时维持灌注压在 40～60 mmHg。这种全身停循环而保持脑的低流量灌注即是顺行性选择性脑灌注。

64. 应用选择性脑顺行灌注时，部分患者对侧大脑可能得不到足够的灌注的解决方法有哪些？

术前通过脑血管造影、磁共振成像等技术评价基底动脉环的状态，基底动脉环明显异常者禁用此方法。使用低温技术，在选择性脑灌注前将中心温度降至 18～20℃，且在选择性灌注过程中维持这一温度。加强术中监测，同步监测左、右颈动脉的压力可判断基底动脉环的异常。

第八节　大血管手术的术后并发症

65. 胸腹主动脉瘤术后的并发症有哪些?

老年人和二次胸腹主动脉瘤修复术患者的发病率和死亡率明显升高。缺血和截瘫是主动脉手术的严重并发症,在胸腹主动脉瘤手术,截瘫的发生率可高达10%。主动脉手术的脑部并发症要明显高于其他心脏手术,在行主动脉弓置换和主动脉降部手术时,在术中常需中断脑部血流导致脑缺血。其他可能的术后并发症有:心肌梗死、呼吸衰竭、肾衰竭、出血、脊髓损伤、脑卒中。

66. 主动脉手术术后出血的原因和处理措施有哪些?

术后持续出血不止情况是由于多种因素造成的,如外科止血不彻底,肝素中和不充分,再肝素化,血小板减少,血小板功能异常,低温导致的凝血异常,术前未诊断清楚的凝血功能缺陷,或新获得的凝血因子缺乏或低纤维蛋白血症。术后对出血的观察和早期发现最为重要,是否决定再手术时应参考:① 引流液量:术后1 h>10 mL/kg 或任何1 h>500 mL;② X 线纵隔影增宽;③ 有心包填塞或循环休克症状。

第九节　主动脉介入治疗的麻醉

67. 主动脉腔内隔绝术的优点有哪些?

主动脉腔内隔绝术是传统手术修补的替代方法。其优点如下:① 创伤较小;② 可采用局麻或区域阻滞麻醉;③ 仅短暂阻闭主动脉;④ 血流动力学和代谢负荷极小;⑤ 患者可行走,早期出院;⑥ 住院费用少。

68. 主动脉腔内隔绝术外科"装置释放"时,麻醉有哪些考量?

一方面术中力求血流动力学平稳,避免心动过速和高血压,另一方面可通过控制性降压来减少外科"装置释放"的迁移所导致的主要动脉分支阻塞和动脉瘤隔绝不全。此外,麻醉医生仍需考量,由于大量造影剂的使用可能会引起围手术期肾功能衰竭。

69. 主动脉腔内隔绝术支架释放后急性低血压时,麻醉有哪些考量?

麻醉医师应充分了解支架释放后急性低血压的鉴别诊断包括动脉破裂、静脉显影剂的过敏反应、腺苷的不良反应以及区域麻醉时的交感神经阻滞。外周血管手术出血较少,但由于存在突发主动脉破裂的可能,必须时刻做好快速容量复苏的准备,包括粗大的外周静脉通路、中心静脉通路、动脉测压、快速输注血管活性药。

70. 主动脉腔内隔绝术的麻醉方式选择重点考量哪些问题?

局部麻醉、区域麻醉和全身麻醉都可作为腔内隔绝术的麻醉方式的选择。主要考虑以下几个方面:手术时间、抗凝药物的使用、大出血的可能性以及防止热量丧失。通常由于在腔内手术期间 TEE 和神经生理监测的日益广泛应用而选择全身麻醉。在支架植入撑开球囊时维持较低的血压非常重要。如果采用神经阻滞,凝血功能需全程密切监测。相对于麻醉方式的选择,维持围手术期血流动力学稳定可保障重要器官的灌注和功能。

(刁玉刚　邹　彬)

参考文献

［1］邓小明,姚尚龙,于布为,等.现代麻醉学.第5版[M].北京:人民卫生出版社,2020.

［2］Michael A. Gropper 著.邓小明,黄宇光,李文志,译.米勒麻醉学.第9版[M].北京:北京大学医学出版社,2021.

［3］Fu-Sun F. Yao 著.王天龙,李民,冯艺,等译.姚氏麻醉学:问题为中心的病例讨论.第8版[M].北京:北京大学医学出版社,2018.

［4］John F. Butterworth, David C. Mackey, John D. Wasnick 著.王天龙,刘进,熊利泽,译.摩根临床麻醉学.第6版[M].北京:北京大学医学出版社,2020.

［5］郭曲练,姚尚龙.临床麻醉学.第4版[M].北京:人民卫生出版社,2016.

第十章

少见心血管手术的麻醉

第一节　心脏肿瘤手术的麻醉

1. 常见的原发性心脏肿瘤有哪些种类？

　　原发性心脏肿瘤中,最常见的是黏液瘤,占心脏肿瘤的 40%~50%,常位于左心房,其次右心房。非黏液性良性肿瘤占心脏肿瘤的 30%,有乳头样弹性纤维瘤、脂肪瘤、横纹肌瘤、血管瘤、间皮瘤、淋巴管瘤、畸胎瘤等。恶性肿瘤约占原发性心脏肿瘤的 25%,其中大部分为心脏肉瘤,按组织学来源常见血管肉瘤、横纹肌肉瘤、恶性间皮瘤和纤维肉瘤。

2. 心脏转移瘤的常见类型与手术指征是什么？

　　恶性肿瘤约有 10% 会发生心脏转移,最容易累及心脏的恶性肿瘤有肺癌、乳腺癌、白血病、淋巴瘤和黑色素瘤。心脏转移属于恶性肿瘤晚期表现,多数已不适合行根治性手术,外科手术风险高、预后差。手术治疗的目的是对症处理、缓解症状,指征有:减轻孤立病变引起的心脏血流通道梗阻、缓解心包渗出造成的心脏压塞,在原发肿瘤得以控制且心脏转移灶有切除可能时,可行手术切除。

3. 心脏肿瘤对心脏有何直接影响？

　　心脏肿瘤对心脏的直接影响有:① 局部压迫、粘连、浸润:累及不同部位如腔静脉、冠脉、传导束等引起相应症状;② 心腔内阻塞:阻塞房室瓣口、流出道,致血流受阻,同时占据心腔内有效容积;③ 影响瓣膜功能:带蒂黏液瘤可在舒张期阻塞瓣膜处血流,钙化瘤体反复摆动会破坏瓣叶和腱索;附着在瓣膜连接处可直接影响瓣膜功能;④ 心包积液:可由心包炎或心包肿瘤引发,恶性肿瘤常致血性积液;积液量大或增长过快可致心包压塞。

4. 心脏肿瘤对全身有何影响?

心脏肿瘤的全身影响主要与机体对肿瘤本身及肿瘤组织变性、坏死、出血和多系统栓塞产生的免疫反应和瘤体自身分泌效应有关。全身症状包括低热、乏力、体重减轻、嗜睡、晕厥、肌痛、关节疼痛及雷诺现象等;半数以上患者有不同程度贫血、血沉加快、C反应蛋白及球蛋白增高。部分黏液瘤患者尤其是合并血小板数量增加或感染者可表现为肝素耐药;心脏嗜铬细胞瘤患者表现为持续或发作性高血压及血浆和尿儿茶酚胺增高。

5. 心房黏液瘤的病理生理学是什么?

黏液瘤是良性实体瘤,生长缓慢,75%位于左心房,20%位于右心房,少数位于心室。瘤体带蒂附着于心腔壁是与其他心脏肿瘤的主要区别。肿瘤直径通常为5~6 cm(1~15 cm),胶冻样或黏液样,分叶、质脆,易脱落造成栓塞,瘤体内可有出血、血栓形成和灶性钙化。黏液瘤可呈现出多样的临床表现和病理特征,如发热、消瘦、贫血等全身症状,心脏表现为心内血流阻塞和影响瓣膜活动;30%~40%的患者会发生栓塞事件。

6. 心房黏液瘤有何临床症状?

临床表现具有多样性,典型三联征包括栓塞、心腔内阻塞和全身症状,约80%患者表现为其中一种,10%可能无症状。最常见的初始症状是活动性呼吸困难。某些带蒂黏液瘤可暂时性阻塞心腔内血流,引起溶血、低血压、晕厥或猝死。肿瘤阻塞二尖瓣的其他表现类似于二尖瓣狭窄,表现为咯血、全身栓塞症状、发热及消瘦。凝胶果冻样肿瘤反复发生碎片脱落和栓塞是黏液瘤的特征性表现,多见全身性动脉栓塞、脑动脉栓塞和肾脏栓塞。

7. 心房黏液瘤的术前评估和手术方式有哪些?

由于存在梗阻和栓塞风险,黏液瘤确诊后应尽早手术。术前评估需注重晕厥、栓塞病史和心功能情况,了解肿瘤部位、大小、活动度以及患者自觉舒适的体位,充分估计切除范围、出血可能。手术通常采用正中切口或胸腔镜,股静脉插管行体外循环可能使肿瘤脱落或破碎的可能性降至最低。为减少碎片脱落引起栓塞,CPB

期间心脏不应有射血。广泛切除瘤体基底部组织后,常采用补片修补缺损组织。巨大肿瘤、心室侧壁肿瘤可能需要置换二尖瓣。

8. 血管平滑肌瘤有何临床表现?

血管平滑肌瘤是一类罕见的、组织学上为良性而生物学上呈侵袭性生长的肿瘤,起源于子宫平滑肌瘤或子宫静脉壁,沿静脉管腔生长而不浸润管壁。早期可无症状或有非特异性症状,随着进展可经下腔静脉侵入心脏和肺动脉,引发呼吸困难、心悸、下肢水肿、心脏杂音、晕厥、肺栓塞及猝死等临床表现,常伴有盆腔肿块。

9. 血管平滑肌瘤的术前评估哪些指标?

术前需了解有无呼吸困难、低血压、晕厥等症状及舒适体位,有无颈静脉怒张、下肢水肿、心功能分级、是否有盆腔肿块、子宫肌瘤或子宫切除病史,及目前并存疾病。可通过 TTE 评估心脏结构和功能;CT 及 MRI 对瘤体的大小、部位、起源和程度均能提供详细信息。术前需要与多学科沟通,充分了解手术方式、是否需要体外循环及体外循环方式以及术中大出血可能,备好血液制品,制定麻醉方案并备好预案。

10. 血管平滑肌瘤有哪些手术方式?

彻底的手术切除是根治血管平滑肌瘤并防止复发的唯一手段,但彻底切除往往难以实施,最佳术式亦无定论。急诊手术一般采用正中胸骨切开,从右心房尽可能取出心腔和下腔静脉入口处的瘤体,瘤体已长入肺动脉者可做肺动脉切口取出;择期手术可单次或分期实施,以切除静脉内瘤体和盆腔肿瘤。手术需要多学科协作,多采用胸腹联合切口,也可根据肿瘤生长情况选择单纯经胸或经腹切口,必要时使用体外循环甚至深低温停循环。

11. 心包肿瘤术前作哪些评估?

心包肿瘤组织学多为良性,恶性罕见。多无症状,只在压迫心脏、继发心包积液或浸润心脏时可能影响心功能,出现心律失常及乏力、胸闷、胸痛等症状。转移性肿瘤则会出现大量血性心包积液、严重心力衰竭、上腔静脉综合征、肝大、呼吸困难。术前评估除了了解症状体征外,还需依据胸部 X 线、心超、CT 和 MRI 等影像学了解肿瘤与周围结构的关系和对病理生理的影响,了解手术方式、切除范围、是否需要功能重建等。

12. 心包肿瘤的手术方式有哪些?

心包肿瘤一旦确诊应予以手术。可根据病变部位和性质选择正中胸骨劈开或侧胸微创术式,无明显或大范围心肌受累时可不采用体外循环。良性肿瘤一般手术效果好,恶性肿瘤可通过手术明确诊断,争取彻底切除或在肿瘤累及心肌和大血管时姑息性部分切除以缓解对心脏的局部压迫和心脏压塞。大量心包积液在手术前可先行心包穿刺引流,缓解压塞症状。

13. 心脏肿瘤患者麻醉诱导注意事项有哪些?

在充分了解心脏肿瘤对血流动力学可能产生的影响的前提下,诱导时应随时观察患者生命体征,警惕肿瘤突然移位阻塞血流,导致严重低血压甚至心跳骤停。体位摆放不当可能引起严重静脉回流障碍。体积大的肿瘤引发血流动力学不稳定的可能性明显增加,一旦发生血流动力学突然波动立即调整体位,一般先调整为头低脚高位,或向右侧倾斜,或采取术前患者告知的舒适体位。诱导力求平稳,避免躁动、呛咳。

14. 术后早期并发症及防治策略是什么?

术后早期并发症有:① 心功能不全:术后避免补液过快过多,纠治低蛋白血症,强心、利尿、扩血管;② 凝血障碍:术中可应用抗纤溶药、FFP 和血小板;术后根据实验室检测对症处理;③ 心律失常:按需使用药物或安置起搏器;④ 体、肺动脉栓塞:以脑栓塞最严重,应及时评估神经功能,予头部降温、利尿脱水、降颅压;大动脉栓塞可手术取栓;⑤ 呼吸功能障碍:术前预防性抗感染、呼吸功能锻炼,术后掌握拔管指征,尽量缩短呼吸支持时间。

第二节　　心包手术的麻醉

15. 缩窄性心包炎的常见病因是什么?

缩窄性心包炎的病因众多,从可能自行缓解或通过药物治疗可缓解的急性或亚急性病变,到典型的慢性进行性病变,还包括渗出性或局限性缩窄性心包炎。最常见的病因是特发性、感染性、心脏手术后、纵隔放疗后的心包缩窄性病变,发展中国家多见于结核病。其他病因还包括胶原性血管疾病、恶性肿瘤、尿毒症。需行手术的缩窄性心包炎中以特发性、结核性、肿瘤性、放射性或尿毒症性最多见。病因与术后转归紧密相关。

16. 缩窄性心包炎有哪些病理生理学改变?

缩窄性心包炎的特征是心包增厚、钙化和粘连,包裹心脏,从而产生以下病理生理改变:① 舒张期充盈受限:心室在舒张早期迅速充盈,但随着容积和压力到达临界点,充盈突然停止;心排血量需通过心率的代偿性增加来维持;② 胸腔内压力分离:僵硬的心包将心室与吸气时的胸腔负压隔开,肺静脉与左心房间压力梯度减小,故左心充盈与心排量减小;③ 明显的左右心室相互依赖:吸气时右心充盈,室间隔左移,减少了左心充盈,呼气时则相反。

17. 何为奇脉? 产生原理是什么?

心室舒张充盈随着呼吸变异,吸气时收缩压过度降低,超过 10 mmHg,致脉搏减弱甚至消失,即为奇脉,是心包填塞的重要体征。自主吸气时胸腔负压使右心室回心血量增加,而因心包填塞限制了心内总容积,室间隔左偏,同时肺循环受负压影响,肺血管扩张,肺静脉回流入左心室的血量减少,故左心室充盈减少,心排血量降低;呼气时则相反,右心室充盈减少,左心室充盈增加。该效应也可见于慢性肺疾病、大量胸腔积液、右心室功能障碍和缩窄性心包炎。

18. 缩窄性心包炎有何症状和体征?

缩窄性心包炎起病隐匿,随疾病进展逐渐出现体肺循环淤血的临床表现。非特异性症状有乏力、纳差、心悸、咳嗽、心前区隐痛,加重后可出现端坐呼吸、劳力性呼吸困难、外周水肿和腹胀。最常见的体征是颈静脉怒张和肝肿大,可出现 Kussmaul 征(吸气时静脉压反常升高)和 Friendreic 征(舒张早期颈静脉扩张迅速减轻),其余体征还包括心包叩击音、肝脏扩张性搏动、外周水肿,约 1/3 患者有奇脉。

19. 心包剥脱术术前如何评估和做哪些准备?

术前需详细评估:① 明确病因,判断是否存在心肌受累和心包钙化;② 判断心脏功能和结构,包括右心房压、节律、肺动脉压、舒张早期二尖瓣流速及心室收缩舒张功能;③ 内环境。术前准备的目标是使患者呼吸循环功能改善、食欲增加、心率<120 bpm,内环境基本正常、尿量理想。措施包括:低盐高蛋白饮食;强心利尿;必要时抽吸胸腹水;纠正电解质紊乱;可静脉补充白蛋白、全血或血浆;肝功能

受损者补充维生素 K;充分抗结核、抗感染。

20. 缩窄性心包炎患者如何麻醉诱导?

诱导应缓慢、少量、分次给药;维持充足的前负荷、较高的后负荷、较快的心率和适当的心肌收缩力以保障心排血量;使用正性肌力药和血管活性药对抗诱导药的心肌抑制和血管扩张。可采用依托咪酯或咪达唑仑联合舒芬太尼滴定给药;丙泊酚的心肌抑制和血管扩张可致严重低血压,应慎用或小剂量缓慢给药。肌松药可选用对循环影响较小的罗库溴铵或顺式阿曲库铵。由于体肺循环时间延长,应注意麻醉药达峰时间的延迟。

21. 心包剥脱术术中应注意哪些事项?

应避免心率减慢、心肌抑制及前后负荷降低。滴定麻醉用药,避免交感抑制。注意操作引起的出血、冠脉损伤、心律失常、低血压和低心排血量。建议持续有创动脉压和 TEE 监测;确保足够的静脉通道;关注心电图,及时发现缺血征兆;使用利多卡因可部分抑制心律失常;及时调整正性肌力药和血管活性药;维持体温和内环境稳定。危急时需建体外循环。心包剥脱需先左后右、先流出道后流入道。松解后需要限液利尿,避免诱发肺水肿和心力衰竭。

22. 常见的术后并发症有哪些?

心包剥脱术后,回心血量增加,心脏过度膨胀可造成直接心肌损伤,严重时可致心力衰竭。若因剥脱步骤不合理,尚未游离左心之前将右心的约束解除,则可能发生右心室扩张和衰竭;其他并发症还包括:心脏破裂、大出血、心肌损伤、膈神经损伤、冠状动脉损伤、剥脱不完全。术后死亡率为 5%~10%,与术前心功能和病因相关。放疗后和心脏手术后的心包缩窄预后较差,与术前既有心肌萎缩和心功能不全有关。

23. 急性心包填塞常见于哪些疾病?

急性心包填塞可见于多种临床疾病,最多见于恶性肿瘤、心脏有创操作后、亚急性心包积液、特发性心包炎和尿毒症性心包炎。心脏手术后大出血导致血性心包填塞者越来越多见。钝性胸外伤后、升主动脉瘤破裂或主动脉夹层也是紧急而凶险的病因。其他原因还包括各种类型的心包疾病导致的渗液、血凝块、脓液、气体及它们的混合物引起的心包压塞。

24. 急性心包积液与慢性心包积液的压力容积关系有何不同?

心包积液导致的病生改变取决于积液的速度和量。心包内压力随心包腔容积变化而变化。积液达到临界容积前,压力相对稳定;到达临界点时,极小的容量变化即可导致压力急剧增加。当急性积液时,心包缺乏张力使得少量液体的快速积聚即可致压力显著升高,在临界点压力容积曲线几乎垂直,引起心脏压塞;而慢性积液时,心包已适应性扩张,使得在临界点压力增加之前能容纳更大的容积,缓慢扩张的心包甚至能容纳 1～2 L 的积液。

25. 急性心包填塞的临床表现如何?

急性心包填塞由于积液短期内急剧增加而心包尚未建立耐受,会产生明显症状。起初以右心系统表现更为明显,随后可出现舒张功能降低、心排血量降低、中心静脉压增高。症状可见呼吸困难、心前区疼痛、急性面容、烦躁不安、面色苍白、大汗淋漓、发绀。典型体征为心音遥远、颈静脉怒张和低血压,即急性 Beck 三联征(血压下降、静脉压上升、心音遥远),并可见脉压减小、代偿性心动过速、Kussmaul 征和奇脉。

26. 急性心包填塞如何紧急处理?

急性心包填塞的处理方法是紧急引流、缓解心包压迫,可通过心包穿刺或手术减压来完成。心包穿刺可在影像学即超声心动图或透视下进行,心包腔内常留置导管持续引流。手术引流的指征包括心包穿刺失败、局限性或多房积液、血凝块清除和心包内持续出血,入路主要是剑突下或左前外侧剖胸心包开窗或小切口正中开胸;恶性肿瘤或尿毒症患者可能会出现复发性心包积液,需要考虑心包切除术。心脏手术后出血造成的心脏压塞需立即行纵隔探查术。

27. 急性心包填塞如何麻醉诱导?

急性心包填塞患者诱导时可因心肌和交感抑制、静脉血回流减少而出现循环崩溃甚至心跳骤停,此时需紧急心包引流。故重症者可在局麻下先引流部分积液再诱导。诱导前优化前负荷,避免术前镇静。诱导应避免心率减慢和抑制心肌收缩力,保持足够的前后负荷以维持心室充盈和灌注。正压通气可降低前负荷和心排量,心包减压前可保留自主呼吸,或采用高频低潮气量通气。缓慢诱导,选用对循环抑制小的药物,如依托咪酯、氯胺酮和舒芬太尼。

28. 何谓心包开窗术?

心包开窗即心包部分切除,主要目的是将心包积液引流到胸腔、腹腔,避免积液压迫心脏。操作可在胸腔镜下、胸骨前正中或剑突下切口三个途径。若患者不能耐受全麻,可取半卧位,局麻下行剑突下穿刺引流。心包切口要尽量大,以免心包积液再发。同时要考虑到心脏疝出的可能。当采用经胸途径时,应小心避免损伤膈神经;采用剑突下途径时,应更多的切开膈面心包组织。

第三节　肥厚型梗阻性心肌病手术的麻醉

29. 肥厚型心肌病的诊断标准是什么?

肥厚型心肌病是一种以心室壁非对称性肥厚为特征的心肌疾病。主要临床诊断依据通常为二维超声心动图或心脏 MRI,显示为室间隔或左心室壁增厚≥15 mm,或厚度≥13 mm,有明确家族史者和(或)基因检测阳性者,通常不伴有左心室腔的扩大,并需排除负荷增加如高血压、主动脉瓣狭窄和先天性主动脉瓣下隔膜等病因引起的左心室壁增厚。儿童的诊断标准是左心室壁厚度超过同年龄、同性别和同体表面积的儿童左心室壁厚度平均值加 2 个标准差。

30. 肥厚型心肌病如何作解剖分类?

肥厚型心肌病的肥厚部位、形态和程度多样,最常见的病变部位是前间隔基底段,其次为前游离壁和后间隔,形态上呈非对称性肥厚。解剖分类包括非对称性室间隔肥厚型、非对称性主动脉瓣下狭窄型、室腔中部梗阻型、心尖部肥厚型、右心室肥厚和孤立性乳头肌肥厚型心肌病。

31. 肥厚型心肌病的功能如何分类?

根据超声心动图测定的左心室流出道与主动脉峰值压差(LVOTG),可将肥厚型心肌病分为梗阻性、非梗阻性及隐匿性。安静时 LVOTG≥30 mmHg 为梗阻性;安静时 LVOTG 正常,运动时 LVOTG≥30 mmHg 为隐匿性;安静或运动时 LVOTG 均≤30 mmHg 为非梗阻性。少数患者表现为左心室中部梗阻,可能无左心室流出道梗阻表现。此分类有利于指导治疗方案,是目前临床最常用的分型方法。

32. 左心室流出道压力阶差的产生原理是什么？

肥厚的室间隔形态上凸向左心室流出道，导致流出道直径缩小；左心室在收缩期射出高速血液，使二尖瓣在收缩中晚期因 Venturi 效应被吸向室间隔（SAM 现象），血流在流出道处受到机械性阻抗，导致左心室腔与主动脉瓣近端之间形成压力阶差。压力阶差的程度受到 SAM-间隔触碰时机和持续时间的影响，并可因左心室舒张末容积减少、心肌收缩力增强或主动脉前向阻力下降而加剧。一般静息时流出道压力阶差≥30 mmHg 具有病理生理意义。

33. 什么是 SAM 现象？

室间隔肥厚使左心室流出道变窄，收缩期由于心室收缩，流出道进一步缩窄，血液通过狭窄处时速度加快，压力梯度增加；同时，二尖瓣前叶与室间隔间距缩小，高速血流产生的 Venturi 效应拖曳二尖瓣前叶和（或）后叶移向间隔部，即为二尖瓣前叶收缩期前向运动（systolic anterior motion，SAM）。SAM 导致左心室流出道明显狭窄，是流出道动力性梗阻的根本原因。发生 SAM 的同时常伴有二尖瓣关闭不全。

34. 产生 SAM 的高危因素有哪些？

发生 SAM 的高危因素可分为三类，流出道结构异常：室间隔厚度＞15 mm，室间隔到二尖瓣对合缘的距离＜25 mm，左心室流出道直径＜20 mm，二尖瓣环与主动脉瓣环夹角＜120°；二尖瓣瓣叶及瓣下结构异常：二尖瓣前叶长度＞25 mm，二尖瓣后叶长度＞20 mm，前后叶比＜1.3，瓣下异常腱索，乳头肌移位，二尖瓣成形环过小；左心室动力学状态异常：低血容量、外周血管阻力过低、心肌收缩亢进。

35. 低血容量、低外周阻力为何会加重 SAM？

低血容量可导致左心室充盈不足，心室腔小，空间上二尖瓣前叶与室间隔更靠近，流出道缩窄也进一步加重。且肥厚心室的高动力状态可导致流出道处的血液流速加快，加剧了对二尖瓣前叶的拖曳，使得 SAM 征加重。低外周阻力一方面加重低血容量状态，另一方面因增加流出道压差而加速流出道处的血流，从而导致 SAM 征恶化。同时，低血容量和低外周阻力通常会引起反射性心率加快，进一步减少舒张期充盈，也是导致 SAM 加重的因素。

36. 什么是动力性左心室流出道梗阻？如何防治？

左心室射血早期,流出道压差和血液流速基本正常,随着心腔缩小、二尖瓣逐渐靠近室间隔,左心室流出道出现进行性缩窄,左心室压和流出道压差急剧增加,流出道加速的血流又加重对二尖瓣的拖曳,在收缩晚期达到梗阻高峰。这种左心室流出道压差的动态变化,即动力性梗阻。防治目标是尽可能减小流出道压差,方法有:① 增加前负荷,保持梗阻部位扩张;② 避免降低后负荷,保持狭窄部位远端压力;③ 控制心肌收缩力,避免高动力状态。

37. 肥厚型心肌病的病理生理学是什么？

肥厚型心肌病心肌异常增厚,常不伴心腔扩大,左心室收缩功能一般正常或亢进,主要表现为舒张功能不全,心室舒张末期压力升高,常会导致左心房压力升高、左心房增大和肺淤血。收缩期部分患者可出现左心室流出道狭窄伴动力性梗阻,SAM 是其根本原因;发生 SAM 时还可因前后叶间裂隙引发二尖瓣关闭不全。此外,肥厚的心肌氧供和氧耗失衡,易发生心肌缺血,小血管缺血导致心肌纤维化是心律失常的重要原因。病程终末期也会出现收缩功能障碍。

38. 肥厚型心肌病的血流动力学管理原则是什么？

肥厚型心肌病患者的血流动力学管理原则为:① 维持充足的前负荷:避免左心室腔容积减小,加重流出道梗阻;② 维持较高的后负荷:后负荷过低会影响冠脉灌注导致心肌缺血、反射性增强心肌收缩力,同时增大流出道压力阶差加重梗阻;③ 控制心率:避免心动过速增加心肌氧耗、缩短心室充盈时间;④ 维持窦性心律:因左心室顺应性减退,左心室充盈的 60%～70% 由心房收缩供给,应积极预防和治疗室上性心动过速等异位心律。

39. 肥厚型心肌病的手术指征是什么？

肥厚型心肌病的手术指征为:① 同时满足以下两个条件:经最大剂量药物治疗后仍存在呼吸困难或胸痛(NYHA Ⅲ～Ⅳ级)或其他症状(如晕厥);静息或运动激发后,由室间隔肥厚和 SAM 所致的 LVOTG≥50 mmHg;② 部分轻症(NYHA Ⅱ级),LVOTG≥50 mmHg,但存在中重度二尖瓣关闭不全、房颤或左心房明显增大者,也应考虑手术。另外,满足相应临床、血流动力学和形态学适应证者可行经皮室间隔消融术。

40. 何谓肥厚型心肌病的手术方式？

① 经典 Morrow 手术：主动脉瓣环下方 5 mm，右冠窦中点向左冠状窦方向 10～12 mm，向心尖方向深达二尖瓣前叶与室间隔碰触位置，切除约长 3 cm 心肌，切除厚度为室间隔基底部厚度的 50%。② 改良扩大 Morrow 手术：切除范围扩大至心尖方向，切除长 5～7 cm 的心肌组织，包括乳头肌周围的异常肌束和腱索，右侧接近室间隔膜部，左侧接近二尖瓣前交界，部分患者需同时行二尖瓣成形或置换。

41. 肥厚型心肌病术中心肌保护策略是什么？

肥厚的心肌容易发生停搏液灌注不良，导致术后心脏复苏困难，术中应积极进行心肌保护。具体措施包括：使用改良的停搏液（如 del Nido），左右冠状动脉分开灌注，冠状静脉窦逆行灌注，心肌表面局部深低温，必须确保心肌细胞完全电静止。注意体外循环期间，尤其是主动脉阻断前和主动脉开放后维持较高的灌注压，以保证肥厚心肌的灌注；慎用正性肌力药，一般禁忌推注肾上腺素，积极纠正内环境，及时使心脏复跳，避免长时间室颤。

42. 肥厚型心肌病术中心脏复苏应注意哪些事项？

良好的心肌保护是成功复苏的前提。在主动脉开放前先纠正内环境紊乱，反复室颤患者建议给予负荷剂量的胺碘酮，心内除颤可能需要更高的能量。复苏后管理目标与手术前保持一致，即维持充足的容量和较高的后负荷、尽量维持窦性心律、心率不超过每分钟 80 次、避免心肌收缩力过强。此阶段最常用到的血管活性药物为去甲肾上腺素和去氧肾上腺素，慎用正性肌力药，不推荐使用硝酸甘油等血管扩张药。同时使用 TEE 评估纠治效果和 SAM 征。

43. 肥厚型心肌病体外循环后应注意什么？

体外循环下流出道梗阻解除后，需使用 TEE 细致评估切除效果，如流出道压差＞50 mmHg，应再次转机切除多余肥厚心肌。评估是否存在 SAM 征。一般心肌收缩力储备良好，但心室舒张顺应性减退依然存在，故需保持较高的左心室前负荷保障左心室充盈；同时避免后负荷降低、贫血和低氧血症，维持心肌灌注；避免心动过速，减少氧耗；尽可能保持窦性心律，积极纠治心律失常，存在传导阻滞时需安装临时起搏器；维持体温和内环境稳定。

44. 肥厚型心肌病常见的手术并发症有哪些？

常见的手术并发症有：束支传导阻滞，其中完全性束支传导阻滞的风险约为2%，术前存在完全性右束支传导阻滞的患者风险更高；其他的并发症还包括室间隔穿孔、心室破裂和主动脉瓣反流。死亡率 1%～2%。

第四节　妊娠合并心脏病患者手术的麻醉

45. 妊娠期怎么分期？

妊娠期是指受孕后至分娩前的生理时期。自成熟卵受精至胎儿娩出，一般为266 天左右。为方便计算，一般从末次月经第一天算起，从末次月经算起足月妊娠约为 280 天（40 周）。妊娠期全过程共分为 3 个时期：妊娠 13 周末以前为早期妊娠；第 14～27 周末为中期妊娠；第 28 周至分娩为晚期妊娠。

46. 妊娠对心血管系统有何影响？

① 血容量从 6 周起逐渐增加，32 周达峰，可增加达 40%～50%；血浆增加较多呈生理性贫血；② 心排量增加，以维持较高的胎盘血流，保证胎儿氧供，足月时子宫血量达 500～700 mL/min；③ 心率增快；④ 仰卧位时子宫对主动脉和下腔静脉的压迫，产生仰卧位低血压综合征；⑤ 体循环阻力下降；⑥ 肺血管阻力下降，但既有中重度肺高压者并不降低；⑦ 水钠潴留、胎盘循环建立、体重增加、膈肌上抬、心脏横位，均加重心脏负荷。

47. 加拿大妊娠合并心脏病风险的评分方法是什么？

评价系统（4 项高危因素各 1 分）如下：① NYHA 分级＞Ⅱ级或有发绀；② 妊娠前有心律失常、心力衰竭或脑血管意外病史；③ 心室收缩功能下降：EF＜40%；④ 左心梗阻：超声心动图示主动脉瓣口面积＜1.5 cm²，左心室流出道压差＞30 mmHg，或二尖瓣口面积＜2 cm²。0 分：心血管风险为 5%，1 分：27%，＞1 分：75%。术前评分≥1 分者，需要充分告知风险，并启动多学科会诊。

48. 2018 年 ESC 妊娠合并心脏病指南建议哪些情况应行剖宫产？

根据指南建议，应行剖宫产娩出胎儿的情况有：① 具有剖腹产产科指征；② 所有 mWHO（改良版世界卫生组织孕产妇心血管风险分类法）Ⅲ 及 Ⅳ 级的孕产妇;③ 肥厚型梗阻性心肌病;④ 左心房或右心房肿瘤有血流动力学不稳定者;⑤ 顽固性室上性心律失常。

49. 合并肺动脉高压的产妇剖宫产麻醉管理要点是什么？

① 动静脉穿刺置管,可放置 Swan-Ganz 导管或使用超声心动图;② 左倾体位,避免主动脉和下腔静脉压迫;③ 无禁忌者推荐硬膜外麻醉,全麻时避免使用心肌抑制药和过高气道压;④ 合理使用血管活性药,维持外周血管阻力,适当强心,防止肺血管阻力升高;⑤ 控制容量,量出为入;⑥ 充分镇痛,避免低氧、高碳酸血症,调整内环境;⑦ 胎儿娩出后取头高脚低位减少回心血量,升压、强心,吸入肺血管扩张剂;⑧ 禁用缩宫素。

50. 妊娠合并主动脉瓣狭窄麻醉管理要点是什么？

① 建立有创血压监测,跨瓣压>50 mmHg 时可行肺动脉压监测;② 维持外周血管阻力确保心肌灌注和氧供,保持充足的前负荷保障左心充盈,避免心动过速和过缓;③ 左倾体位,避免主动脉和下腔静脉压迫;④ 硬膜外分次给药,避免外周阻力明显下降;全麻时注意药物心肌抑制;⑤ 持续泵注升压药,随时调整泵速,慎用正性肌力药;⑥ 胎儿娩出后,采用头高脚低位及延迟娩出胎盘等措施减缓回心血量增加的速度;⑦ 尽量避免或缓慢使用缩宫素。

51. 妊娠合并二尖瓣狭窄麻醉管理要点是什么？

① 动静脉穿刺置管;② 首选椎管内麻醉,硬膜外分次、小剂量给药;全麻需避免插管应激和药物心肌抑制;③ 尽量维持窦性心律,着重控制心室率,使用去氧肾上腺素和(或)去甲肾上腺素维持血压;同时避免心动过缓致心排血量下降;④ 精细容量管理,避免输液过多过快诱发急性肺水肿,也要避免低血容量降低心排血量;⑤ 胎儿胎盘娩出后置头高脚低位,辅以少量正性肌力药物维持心功能;⑥ 避免加重肺高压,充分镇痛、避免低氧、高碳酸血症及酸中毒。

52. 什么是围生期心肌病？

围生期心肌病(peripartum cardiomyopathy, PPCM) 是指孕期最后 1 个月或产后 5 个月内出现心力衰竭,患者之前无心脏病史及明确诱因,超声显示以下征象:左心室射血分数<45%和(或)缩短分数<30%,左心室舒张末内径>2.7 cm/m² 体表面积;常易合并肺水肿、恶性心律失常甚至猝死。具体病因不详,可能与激素水平、免疫等多因素相关。

53. 围生期心肌病患者接受剖宫产麻醉管理要点是什么？

① 动静脉穿刺置管；② 建议采用椎管内麻醉，尽可能避免全麻药物对心脏的抑制，重度心衰者除外；③ 维护心功能，避免前后负荷剧烈变化。泵注小剂量正性肌力药如多巴酚丁胺或肾上腺素，随时调整泵速。由椎管内麻醉等因素导致的血压下降，可采用去甲肾上腺素泵注，避免应用去氧肾上腺素单纯增加后负荷；④ 对于经药物治疗 LVEF 仍低于 35%，尤其合并左束支传导阻滞者，考虑植入心内除颤器。

54. 妊娠高血压疾病合并心力衰竭患者行剖宫产术的麻醉管理原则是什么？

① 动静脉穿刺，备正性肌力药及血管活性药；② 推荐椎管内麻醉，但合并 HELLP 综合征时禁忌椎管穿刺；重度心衰、肺水肿及低氧血症者，选择全麻以保证氧供，减少呼吸做功，维护心功能；③ 精细容量管理，注意术前利尿治疗所致低血容量，同时防止胎儿胎盘娩出后回心血量增加所致急性左心衰；④ 注意硫酸镁可强化降压药和肌松药的作用；⑤ 缩宫素宜缓慢滴注；⑥ 心力衰竭的产妇需紧急剖宫产时，控制心力衰竭的同时紧急剖宫产。

55. 妊娠合并急性主动脉夹层的诊疗常规与原则是什么？

妊娠期有胸痛症状者均应及时行 CTA 检查，夹层分型及程度、是否保留胎儿密切相关。术前需多学科会诊，若孕 28 周前强烈要求保留胎儿者，可先行主动脉手术，待足月后择期剖宫产；当孕期超过 32 周可先娩出胎儿，同期行主动脉夹层手术；28～32 周者需要多学科综合判断胎儿成熟情况及主动脉夹层凶险程度，以保证母体安全为首要考虑，随着早产儿护理水平的提高，一般也会选择同期剖宫产和主动脉手术。

56. 保留胎儿的心脏手术如何管理？

心脏手术对胎儿的影响多由体外循环导致的胎盘低灌注和低温所致，可引起胎儿低心排血量、心律失常、缺氧甚至胎死宫内。体外循环期间需注意：① 妊娠>24 周需进行胎心监测；② 妊娠>20 周采用抬高右髋或左倾>15°体位防止大血管压迫；③ 保持 Hct>25%，灌注流量>2.5 L/min/m^{-2}，灌注压>70 mmHg；采用 α 稳态管理 pH；尽可能缩短心肺转流时间；尽量避免低体温；④ 抑制宫缩，输注硫酸镁、补充黄体酮。

57. 同期行剖宫产与急性 A 型主动脉夹层手术的麻醉管理要点是什么?

　　① 稳定情绪,控制血压;② 先行产科手术,后行主动脉手术;③ 全麻诱导需防止血流动力学波动,采用对胎儿影响最小的药物,如依托咪酯、罗库溴铵、瑞芬太尼,避免使用对新生儿产生呼吸抑制的药物如长效阿片类药物,尽可能控制用药和胎儿娩出时间。胎儿娩出后避免使用影响子宫收缩的药物如吸入麻醉药;④ 应用缩宫素、宫腔内水囊压迫,防止产后出血。大出血者可考虑行子宫切除术;⑤ 常规心外科主动脉手术,密切关注有无产科出血。

58. 同期行剖宫产及 B 型主动脉夹层手术的麻醉管理要点是什么?

　　无并发症者的 B 型夹层应在密切观察下药物保守治疗,严格控制血压。有危及生命的并发症者需处理如腔内隔绝修复或外科手术治疗,孕周满 28 周的胎儿可先行剖宫产分娩。因子宫胎盘无自动血流调节能力,胎儿未娩出前,需严密监测胎心,避免过度降压影响胎儿血供。B 型夹层视病变部位和手术方式可选择硬膜外麻醉或者全身麻醉,硬膜外麻醉应注意分次给药,避免血压大幅度下降,全身麻醉诱导及处理原则同 A 型夹层。

59. 保留胎儿的心血管手术术后管理的应注意事项是什么?

　　行心血管手术后继续妊娠者,需严密监测胎心和子宫张力,抑制宫缩,输注硫酸镁、补充黄体酮,尽可能延长孕周。术后多模式镇痛,避免使用除对乙酰氨基酚以外的非甾体类药物,避免使用可能致畸的药物如 5-羟色胺受体拮抗剂。关注心脏手术后心血管病理生理改变,保证孕妇内环境和循环系统的稳定。部分先心病、机械瓣置换、肺动脉高压、心肌病患者术后需要抗凝治疗,也可使用低分子肝素病预防下肢静脉血栓,但需监测凝血功能。

60. 同期行剖宫产和心血管手术术后管理的注意事项是什么?

　　通常需先娩出胎儿再行心血管手术。儿科医生做好新生儿复苏的准备。产妇需注意产后出血,缩宫素缓慢稀释后滴注,高危患者禁忌使用缩宫素;可使用 PGE 和米索前列醇,禁用 PGF 和麦角新碱。弹力袜预防下肢血栓。分娩后尤其是 24~48 小时内显著的液体转移可导致或加重产妇心力衰竭,还需注意循环血量增加对心血管手术后心功能的影响,应严密监护。

第五节 肺动脉内膜剥脱术的麻醉

61. 什么是慢性血栓栓塞性肺动脉高压？属于第几类肺高压？

慢性血栓栓塞性肺动脉高压是指静息下肺动脉平均压≥25 mmHg 及肺毛细血管楔压<15 mmHg，影像学证实肺血管系统内慢性血栓栓塞的疾病。通常经超声心动图和肺动脉 CTA 检查确证。疾病的特征为慢性血栓机械性阻塞、右心功能不全和继发性肺动脉病变。病理改变是由反复的微血栓和炎性反应导致血管内膜表面结缔组织和弹性组织积累，造成慢性肺动脉高压，属于第四类肺动脉堵塞导致的肺高压。

62. 肺动脉血栓内膜剥脱术的手术目的和手术指征是什么？

手术目的是移除肺动脉内血栓及机化内膜，恢复血流灌注、恢复通气血流比、降低右心后负荷，避免继发性损害。手术指征为：① 心功能Ⅲ～Ⅳ级；② PVR>300 dyn·s·cm^{-5}；③ 血栓位于手术可及部位；④ 无严重伴发疾病。

63. 慢性血栓栓塞性肺动脉高压的病因、症状和体征有哪些？

该病病因未明，多见于高凝状态、急性栓塞未能溶栓（血栓过大、完全阻塞某肺动脉分支、非血栓栓子）、脾切除、久置的静脉内导管、脑室心房引流术后和慢性炎症。最常见的症状是劳力性呼吸困难，其他症状包括晕厥、咯血、胸部紧固感、外周水肿、腹胀等，多数患者在确诊时心功能为 NYHA Ⅲ～Ⅳ级；体征主要为肺动脉高压和体循环淤血表现，包括颈静脉充盈、心界扩大、三尖瓣反流杂音等，重症患者有发绀。

64. 慢性血栓栓塞性肺动脉高压的诊断与辅助检查有何表现？

肺血管造影是诊断金标准，可见栓子呈不规则充盈缺损，完全阻塞血管表现为血管突然中断；右心导管可见肺动脉压升高，心排血量常减少；胸 X 线片可见右心扩大，肺动脉扩张，高透亮区显示肺血管减少；TTE 可见右心室扩大、室间隔左移、三尖瓣反流、肺动脉高压；有时可见卵圆孔重新开放，若血栓位于肺动脉主干和左右肺动脉分叉，TTE 可发现；还可行肺功能、血气分析，通气/血流扫描与血管病变程度相关性差。

65. 肺动脉内膜剥脱术的麻醉诱导原则是什么?

诱导原则是维持血流动力学稳定、右心室冠脉灌注压和右心功能。因右心后负荷增大,冠脉血供受损,故需维持适当的体循环压、外周血管阻力、心肌收缩力及窦性心律。吸氧,避免低氧、高碳酸血症、酸中毒、疼痛和焦虑等因素增加肺血管阻力。术前 NO、前列腺素降低肺动脉压的效果有限,硝酸甘油还可能降低心肌灌注,应避免。诱导采用心肌抑制小的药物如咪唑安定、依托咪酯、舒芬太尼联合肌松药,视情况可泵注升压药和(或)正性肌力药。

66. 行肺动脉血栓内膜剥脱术应做哪些术中监测?

术中应监测有创动脉压、肺动脉压和 TEE。应连续监测 EEG,观察镇静程度,同时在停循环前确认脑电活动和脑耗氧量降至最低。温度监测应包括鼓膜温度(脑温度)、直肠或膀胱温度(核心体温)、PAC 温度(血液温度)。脑氧饱和度监测有利于发现停循环和快速升温期间的脑氧供需失衡,预防术后神经系统并发症的发生。注意由于存在死腔通气,$ETCO_2$ 不足以评估此类患者体外循环前后通气效果,应加强血气分析监测。

67. 何谓肺动脉血栓内膜剥脱术手术方式?

手术一般通过正中开胸进行,需要体外循环以进行双侧肺血管内膜切除,为尽可能剥脱远端肺动脉的机化内膜,术中可能需要间断停循环或者极低流量的体外循环,以减少支气管动脉的旁路血流,保证手术野清晰以保证手术效果。体外循环的建立采用升主动脉及上下腔静脉或者右心房插管,停循环需待 EEG 呈现等电位后开始,监测脑氧饱和度,控制停循环时间,必要时间断恢复灌注。需要注意剥脱内膜不能引起肺出血。

68. 为什么该手术需要低温停循环,脑保护策略有哪些?

在慢性肺血栓栓塞性疾病中,由于大的支气管动脉侧枝的形成,要求在肺血栓栓子切除术中使用停循环,以提供无血手术野,保证对叶、段血管进行小心完整的剥离。脑保护策略包括:停循环前头部冰帽包裹降温,持续 EEG 或脑氧饱和度监测。深低温停循环应局限于 20 分钟,必要时采用间断停循环,中间恢复灌注至少10 分钟。

69. 内膜剥脱后的管理原则是什么？

　　维持循环稳定，必要时使用血管收缩药和正性肌力药。术后小血管病变依然存在，可吸入前列腺素或 NO 扩张肺血管。体外循环后如出现泡沫痰，提示可能发生再灌注水肿，加用 PEEP 5～10 cmH$_2$O；如有出血需行气管内吸引后用纤支镜评估出血部位和严重程度，酌情行肺隔离和局部使用血管加压药。患者一般术后1～2 小时清醒，简单的神经功能检查后，继续镇静镇痛、机械通气，若未出现再灌注肺水肿可于次日尽早拔管，并可出院。

70. 最主要的手术并发症有哪些？ 如何防治？

　　最重要的手术并发症是再灌注肺水肿和肺动脉窃血。再灌注肺水肿是由于内膜切除后局部肺血管通透性升高所致，常发生在术后 24 小时内，大多数为轻症，一般仅需支持治疗；严重者应加强呼吸治疗，包括压力控制通气、使用 PEEP、反比通气等。肺动脉窃血是由于术后肺动脉血流重新分布及血管自主调节功能降低所致，可随肺血管床重塑而逐渐恢复。其他并发症还包括卒中、出血、感染、肺不张、心包或胸腔积液、心律失常、术后谵妄等。

（郭克芳　徐丽颖）

参考文献

［1］ Joel A. Kaplan, David L. Reich, Carol L. Lake, 等著. 岳云, 于布为, 姚尚龙, 译. 卡普兰心脏麻醉学. 第 5 版［M］. 北京：人民卫生出版社, 2008.

［2］ Glenn P. Gravlee, Andrew D. Shaw, Karsten Bartels 著. 王晟, 王锷, 译. Hensley 心胸麻醉学. 第 6 版［M］. 北京：中国科学技术出版社, 2021.

［3］ 陈杰, 徐美英, 杭燕南. 心血管麻醉与围手术期处理. 第 3 版［M］. 北京：科学出版社, 2019.

［4］ MARON BJ. Clinical course and management of hypertrophic cardiomyopathy［J］. The New England Journal of Medicine, 2018, 379(7)：655 - 668.

［5］ 中华医学会心血管病学分会中国成人肥厚型心肌病诊断与治疗指南编写组, 中华心血管病杂志编辑委员会. 中国成人肥厚型心肌病诊断与治疗指南［J］. 中华心血管病杂志, 2017, 45(12)：1015 - 1032.

［6］ IBRAHIM M, RAO C, ASHRAFIAN H, et al. Modern management of systolic anterior motion of the mitral valve［J］. European Journal of Cardio-Thoracic Surgery, 2012, 41(6)：1260 - 1270.

［7］ DEPBOYLU BC，MOOTOOSAMY P，VISTARINI N，et al. Surgical treatment of constrictive pericarditis[J]. Texas Heart Institute Journal，2017,44(2)：101－106.

［8］ DENG Y，DONG S，SONG B. Surgical strategy for intravenous cardiac leiomyomatosis [J]. Heart，Lung and Circulation，2021，30(2)：240－246.

［9］ REGITZ-ZAGROSEK V，ROOS-HESSELINK J W，BAUERSACHS J，et al. 2018 ESC Guidelines for the management of cardiovascular diseases during pregnancy[J]. European Heart Journal，2018,39：3165－3241.

［10］ SUN HD，LEE WL，WANG PH. Aortic dissection during pregnancy[J]. Taiwanese Journal of Obstetrics & Gynecology，2020，59(4)：627－628.

［11］ RANKA S，MOHANANEY D，AGARWAL N，et al. Chronic thromboembolic pulmonary hypertension- management strategies and outcomes ［J］. Journal of Cardiothoracic and Vascular Anesthesia，2020,34(9)：2513－2523.

第十一章

其他心血管手术的麻醉

第一节　微创心脏手术的麻醉

1. 目前有哪些促进微创瓣膜手术推广的在研技术？

目前可以促进微创瓣膜手术（minimally invasive valvular surgery，MIVS）实施的在研技术有：① 自动打结技术：新型的自动缝合装置和使能技术可促进人工瓣膜及成形环的固定，使通过距离较远的小切口实施手术更为便捷；② 胸腔镜和机器人技术；③ 免缝合快速展开主动脉瓣：新型主动脉瓣生物瓣可以将传统瓣膜固定到支架结构上，可以更快地植入瓣膜而无需或仅需极少的固定缝合。

2. 微创瓣膜手术较常规瓣膜手术有哪些优点？

微创瓣膜手术（MIVS）较常规瓣膜手术的优点可能有：① 减少住院时间，降低住院费用；② 更快地恢复至活动完全正常；③ 较低的房颤发生率；④ 输血更少；⑤ 疼痛更轻；⑥ 胸骨感染的风险降低；⑦ 更早下床活动；⑧ 术后再次手术更容易。

3. 微创瓣膜手术有哪些局限性？

① 术野更受限，执行辅助操作以应对各种复杂或意外的瓣膜和主动脉病变的能力有限；② 对术前影像学检查、评估、计划和患者筛选要求更高；③ 需要外科、麻醉科和护理团队具有更丰富的经验和专业技术；④ 有关成本效益的资料有限；⑤ 右前侧开胸术入路 MIVS 通常需要外周动脉插管，并需要体外循环逆行灌注，增加脑卒中风险；可能导致切口并发症；还可能导致膈神经损伤。

4. 与传统手术方式相比,微创瓣膜手术(MIVS)有哪些特别需要关注的麻醉问题?

　　MIVS最显著的特点是切口小,外科入路受限,由此引发的一系列问题需要特别关注:① 紧急心脏起搏和复律需要在术前放置皮肤电极和除颤电极片;② 术中血管结构容易受压引起血流动力学波动;③ 非直视缝合可能产生较难控制的出血;④ 瓣膜成形或置换不当需进一步评估纠正;⑤ 操作不当引起冠脉或传导系统损伤出现心肌缺血或传导阻滞及心律失常;⑥ 术后排气困难或排气不彻底;⑦ 胸腔闭合后小切口区域少量出血可导致心脏压塞。

5. 微创瓣膜手术(MIVS)的典型禁忌证包括哪些?

　　① 需要同时进行外科冠脉血运重建;② 存在复杂的升主动脉病变;③ 存在复杂的主动脉瓣或二尖瓣病变(急性细菌性心内膜炎,二叶式瓣膜畸形、严重钙化扩展到二尖瓣和(或)左心室流出道);④ 因肥胖或漏斗胸使建立手术入路和视野受限;⑤ 既往的右侧开胸术、放疗、肺高压或严重慢性阻塞性肺病病史,这些情况可能会妨碍单肺通气,并妨碍机器人辅助或孔式入路胸腔镜手术。

6. 微创心脏手术如何实施肺隔离?

　　微创心脏手术中,多数经肋间小切口和胸腔镜手术,均需单肺通气以获得理想的术野,其中瓣膜手术一般需萎陷右肺,冠状动脉旁路移植术取左乳内动脉需萎陷左肺。常使用双腔支气管导管或支气管阻塞导管来实施肺隔离。另一种方法是术侧胸腔 CO_2 灌注形成可控的张力性气胸,以扩大手术空间,在机器人手术中很常见。充入压力应尽可能小,同时保证足够的手术空间,一般为 $8\sim15\ cmH_2O$,过程中应密切监测血气分析。

7. 微创瓣膜手术中 TEE 检查有何作用?

　　TEE 监测是微创瓣膜手术中不可或缺的一部分,其作用包括:① 体外循环前评估瓣膜位置及功能,心脏容量和功能,动脉导管的位置,指导特殊导管的放置;② 在孔路入路和机器人手术体外循环期间使用 TEE 监测主动脉内夹闭球囊放置的位置是否恰当,探测在 MIVS 手术中有可能出现的大量心内气体;③ 体外循环后用 TEE 来诊断和处理新发的心室功能障碍及评估瓣膜功能和主动脉夹层。

8. 如何定义微创冠脉旁路移植术？

标准的冠脉旁路移植术会同时使用体外循环和心脏停搏液,其替代方案包括:体外循环和心脏停搏液均不使用,或仅避免使用心脏停搏液。此外,也可以用较小的切口代替胸骨切开进行手术。这几种方法均可能减少心脏创伤,可统称为"微创"技术,即微创冠脉旁路移植术(minimally invasive direct coronary artery bypass graft surgery,MID CABG)。

9. 微创冠脉旁路移植术麻醉有哪些注意点？

① 除外常规监测,应监测有创动脉压,建立中心静脉通路,并放置 TEE,无明显禁忌情况时可放置肺动脉导管;② 术前根据手术切口位置妥善放置除颤电极;③ 若行非体外循环手术,术中可能要求肺隔离技术;④ 胸腔内 CO_2 的喷入可能引起血流动力学改变,必须密切监测;⑤ 血流动力学改变通常可通过改变体位、容量治疗和血管活性药物的应用来改善;⑥ 应备有体外循环,并做好紧急开胸手术的准备。

10. 非体外循环下冠状动脉旁路移植术有哪些麻醉相关注意事项？

实施非体外循环下冠状动脉旁路移植术(OPCABG)时注意:① 除外常规监测,应监测有创动脉压,建立中心静脉通路,无明显禁忌情况时应放置肺动脉导管;② 无禁忌证时行 OPCABG 都推荐使用 TEE;③ 应保证术中患者体温正常;④ 应以快通道为目标,实现术后早期拔管;⑤ 根据患者凝血功能和血小板功能选择合适的麻醉及镇痛方式和时机;⑥ 心脏位置改变和固定装置的使用可导致血流动力学波动,手术技巧、容量管理和血管活性药物可用于保持血流动力学稳定;⑦ 应有体外循环作为应急备用。

第二节　心脏复合手术的麻醉

11. 复合手术室的定义是什么？

心脏复合手术室在传统心脏手术室的基础上集成了血管造影、透视和其他成像功能(CT、超声心动图等功能),结合了微创外科技术、心血管介入手术技术和心脏电生理学,并具备在全身麻醉下进行直视心脏手术的条件。完整的心脏复合手术室还应包含多学科团队。

12. 心脏复合手术室开展哪些手术?

在心脏复合手术室内开展的手术类型各医疗机构均不相同,但是应包括:① 电生理评估;② 经皮处理瓣膜损伤;③ 房间隔、室间隔缺损或动脉导管未闭患者使用闭塞或伞形装置;④ 经皮心室辅助装置(VAD)植入术;⑤ 胸主动脉瘤或腹主动脉瘤支架植入术。

13. 心脏复合手术室应配备哪些设备?

心脏复合手术室应设立在一个足够大小的铅衬房间内,除了手术设备的组件外,还应配备以下设备:① 高质量的影像成像系统;② 放射技术人员的控制区;③ 集成至成像系统的、配备控制台的、能同时进行血管造影术和开放手术的非金属碳纤维手术台;④ 安装在天花板上的监视器;⑤ 麻醉机和CPB系统所需的足够数量的电源插座、气体和吸引口以及CPB系统的冷热水出口;⑥ 心脏外科常规手术、麻醉及CPB设备,辐射防护设备等。

14. 心脏复合手术室的人员应如何配置?

一个完整的心脏复合手术团队应包含:心脏外科医生、心脏介入医生、心脏麻醉医生、血管外科医生、体外循环灌注师、心脏护理人员、放射介入技术人员和后勤支持工作人员。

15. 心脏复合手术室较常规手术和心导管室有哪些优势?

经导管技术作为心脏手术的附属品正在被越来越广泛的应用,目前大多数心脏手术室和心导管检查室无法满足同时手术和介入影像的需要。心脏复合手术室集成了先进的影像成像系统和心脏电生理系统,并配备了多学科团队,可以完成各种心脏介入手术、传统心脏手术、血管内手术及多种杂交手术。对于行介入手术的高危患者,也具备出现突发状况时及时转为开放手术的可能性。先进的视听及交流设备还有助于现场教学、病例讨论及会议等。

16. 胸腹主动脉瘤腔内隔绝术较传统手术修补有哪些优点?

胸腹主动脉瘤腔内隔绝术是传统手术修补的替代方法,其优点如下:① 创伤较小;② 可采用局部麻醉或区域阻滞麻醉;③ 仅短暂阻闭主动脉;④ 血流动力学和代谢负荷小;⑤ 患者可早期活动,减少住院时间和住院费用。

17. 胸腹主动脉瘤腔内隔绝术的并发症有哪些？

胸腹主动脉瘤腔内隔绝术可能的并发症有：① 腔内操作时发生主动脉破裂或夹层或者腔内支架位置不良引起内脏缺血风险较大时需要紧急转变为开放手术；② 出血；③ 置入支架后仍有内漏；④ 缺血性并发症：脊髓缺血、脑卒中、肢体缺血和内脏缺血等，由于支架覆盖或影响相应供血动脉引起；⑤ 植入后综合征：可发生于术后早期，特点为白细胞增多、发热，以及 C 反应蛋白、IL‐6 和 TNF‐α 等炎症介质升高；⑥ 造影剂肾病。

18. 什么是 CABG-PCI 杂交手术？

CABG-PCI 杂交手术是新出现的一种微创手术，即 MID CABG（微创冠脉旁路移植术）联合 PCI（经皮冠脉介入治疗），MID CABG 是将机器人或微创获取的左乳内动脉吻合至左前降支，PCI 通过植入支架治疗右冠状动脉或左旋支。

19. CABG-PCI 杂交手术有哪些优点？

这种杂交手术的效果可能和传统 CABG 相当，但围手术期并发症发生率更低。可在 CABG 后立即或稍后进行 PCI 植入支架，术后进行影像学检查确保移植血管通畅。该手术特点是移植动脉具有持久性和生存优势，特别是移植至左前降支时，对其他目标冠脉采用创伤更小的 PCI 植入支架，可避免隐静脉桥血管的远期不通畅问题。

第三节　机器人心脏手术的麻醉

20. 机器人辅助手术的优势有哪些？

机器人辅助手术与常规手术相比主要的优势有：① 显像更佳：机器人系统可提供三维图像，同时镜头能快速变焦和移动；② 与人类手臂类似，机器人器械有 7 个自由度，对接受手术训练者尤其有益；③ 术野内器械稳定：机器人辅助手术能最大限度减少外科医生的震颤，动作更精细；④ 改善外科医生的人体工程学，手术更舒适；⑤ 可远程操作手术。

21. 机器人手术有哪些局限性？

机器人技术的局限性包括：① 需要额外的手术培训；② 成本增加，手术室停留时间延长;③ 设备笨重;④ 器械的成本问题且使用次数有限;⑤ 缺乏触觉反馈;⑥ 有机械故障的风险。

22. 机器人辅助心脏手术时的气道管理有哪些注意点?

机器人心脏手术的呼吸管理注意事项有:① 通常都需要术侧肺萎陷以提供良好的手术视野,因此需使用双腔气管导管或支气管阻塞导管;② 变换体位可导致气管或阻塞导管位置改变影响通气,应再次确定插管的位置和肺的隔绝;③ 机器人手术常需要一侧胸腔灌充 CO_2,气压会将纵膈向后向对侧推移,应密切观察充气压和 $PETCO_2$,定时行血气分析;④ 如果术后需通气支持应更换双腔支气管导管为单腔气管导管。

23. 机器人辅助二尖瓣修复术的排除标准有哪些?

机器人辅助二尖瓣修复术适用于孤立的二尖瓣退行性病变,排除标准包括:① 右侧开胸史或右侧严重的胸膜粘连;② 肾衰竭、肝功能异常及凝血功能异常;③ 严重的肺动脉高压;④ 严重的主动脉瓣或三尖瓣病变或严重的二尖瓣瓣环钙化;⑤ 合并冠状动脉病变需要外科手术;⑥ 近期心肌梗死或卒中;⑦ 患者肺功能不能耐受单肺通气。

第四节　心血管介入手术的麻醉

24. 什么是经导管主动脉瓣置换术?

经导管主动脉瓣置换术(transcatheter aortic valve replacement,TAVR)又称经导管主动脉瓣置入术(transcatheter Aortic Valve Implantation,TAVI),是一种新型治疗主动脉瓣狭窄的技术。它经股动脉或心尖途径,经导管将瓣膜系统直接放入主动脉瓣环近心端附近,将原有瓣膜球囊扩张,并将人工瓣膜释放,从而完全取代原有主动脉瓣。TAVR 手术损伤小,风险低,无需体外循环,对须行主动脉瓣置换但又合并多种基础疾病的高风险患者而言是一种较好的选择。

25. 经导管主动脉瓣置换术的适应证有哪些?

目前经导管主动脉瓣置换术的纳入标准有:① 主动脉瓣钙化性狭窄;② 超声心动图显示:平均跨瓣压差>40 mmHg 或主动脉射流速>4 m/s 且主动脉瓣口面

积<0.8 cm² 或有效瓣口面积<0.5 cm²;③ 经一名心脏介入医师及两名经验丰富的心胸外科医生评估行传统的主动脉瓣置换手术风险高;④ 有明显症状。

26. 经导管主动脉瓣置换术的禁忌证有哪些?

① 现场无心脏团队或心脏外科手术医生;② TAVR 的合理性尚未得到心脏团队的证实;③ 临床禁忌:预期临床寿命<1 年;因为合并症的存在行 TAVR 不太可能改善患者生活质量;患者的症状主要由其他瓣膜严重的原发性相关疾病引起,只能通过手术治疗;④ 解剖禁忌:瓣环尺寸不合适;右心室血栓形成;活动期感染性心内膜炎;冠状动脉开口阻塞风险增高;升主动脉或主动脉弓上有可移动血栓的斑块。

27. 经导管主动脉瓣置换术有哪些相对禁忌证?

① 二叶主动脉瓣或瓣膜未钙化;② 未经治疗的需要血运重建的冠状动脉疾病;③ 血流动力学不稳定;④ LVEF<20%;⑤ 经心尖入路:严重肺部疾病,无法经左心室心尖进入;经股和(或)锁骨下入路:血管通路不足;⑥ 混合主动脉瓣疾病[主动脉瓣狭窄和(或)反流,主动脉瓣反流>3+];⑦ 肥厚型心肌病;⑧ 严重失能性阿尔茨海默病;⑨ 肾功能不全和(或)终末期肾病,需要慢性透析;⑩ 严重肺动脉高压和右心室功能不全。

28. 经导管主动脉瓣置换术(TAVR)的常用术式有哪些?

经导管主动脉瓣置换可以逆行、顺行或经心尖手术。逆行手术时导管经外周大动脉如股动脉前进至狭窄的主动脉瓣。顺行技术是指经股静脉置管,穿过房间隔和二尖瓣进入病变主动脉瓣。经心尖技术是指经过一个肋间小切口插入瓣膜传递系统行左心室心尖穿刺将人工瓣膜置入狭窄主动脉瓣。

29. 经导管主动脉瓣置换术的常用术式各自有哪些优缺点?

逆行手术方式的优点是:比顺行技术更快,操作更容易;缺点是:可能损伤主动脉股动脉血管,且通过狭窄主动脉瓣有一定难度。顺行技术优点是:股静脉可容纳较大导管鞘,外周部位穿刺操作方便。经心尖技术优点是:进入狭窄瓣膜路径直接,避免了外周入路的潜在并发症,缺点是:可造成左心室相关穿刺并发症,且需要全身麻醉和胸腔引流。

30. 经导管主动脉瓣置换术的常见操作并发症有哪些?

　　TAVR 常见的操作相关并发症有:穿刺入路相关血管并发症;心室壁穿孔;瓣膜并发症如瓣环破裂、瓣膜错位、二尖瓣功能不全及主动脉瓣瓣周反流;心律失常如传导异常和房颤;冠状动脉闭塞;心肌梗死及脑血管意外、死亡等。

31. 经导管主动脉瓣置换术的术后并发症有哪些?

　　TAVR 术后并发症有:急性肾损伤、高度房室传导阻滞需要植入起搏器、心肌损伤、术中未发现的血管(穿刺血管或主动脉)并发症、移除临时导线后的心包填塞、瓣膜移位或栓塞、二尖瓣功能不全以及死亡。远期并发症包括:瓣周反流、瓣膜血栓形成、感染性心内膜炎、出血和死亡等。

32. 经导管主动脉瓣置换术的麻醉方式如何选择?

　　TAVR 手术麻醉方式的选择因入路以及医疗中心和术者的实践经验而异:① 经股动脉或经腔静脉 TAVR 可在局部麻醉结合清醒或轻中度镇静下或全身麻醉下进行;② 需经锁骨下/腋动脉入路的患者通常接受全身麻醉,部分患者可采用中度镇静;③ 需经主动脉、经心尖或经颈动脉入路的患者通常接受全身麻醉;④ 如果手术需要 TEE 指导,常选择全身麻醉。因 TAVR 有随时转为开放手术的可能性,应配备待命的麻醉及体外循环团队。

33. 经导管主动脉瓣置换术的麻醉管理有哪些注意事项?

　　TAVR 手术麻醉管理注意事项有:① 监测方面,可采用类似于用于常规外科主动脉瓣置换手术的监测,较少使用漂浮导管。行 TEE 时应避免在透视期间使用造影剂;② 血流动力学管理方面:维持窦律并维持心率 60~80 次/分;保持足够的后负荷,避免低血压,同时应避免严重或持续的高血压;维持正常的前负荷,避免血容量不足;维持心肌收缩力,避免使用显著抑制心肌的药物。

34. 经导管主动脉瓣置换术血流动力学管理有哪些要点?

　　行 TAVR 手术时,要及早发现和治疗容量不足、低心排血量和中度以上的肺高压、避免长时间低血压。避免长时间低血压的措施包括:在启动快速心室起搏前维持平均动脉压$>75\,\mathrm{mmHg}$,并在必要时谨慎地静脉给予血管加压药(去甲肾上腺素、肾上腺素或去氧肾上腺素)治疗,同时避免高血压。接受 TAVR 的低心排血量患者可能需要静脉给予正性肌力药(如去甲肾上腺素),但很少需要机械循环支持。

35. 经导管主动脉瓣置换术术前 TEE 的应用有哪些作用？

TAVR 术前应用 TEE 可评估：主动脉瓣形态及功能、主动脉环大小、LV 大小和功能、主动脉瓣环与冠状动脉口的距离、管状主动脉直径、动脉病变、其他瓣膜功能障碍及是否存在左心室流出道梗阻和室间隔肥大等。

36. 经导管主动脉瓣置换术术中 TEE 的应用有哪些作用？

TAVR 术中 TEE 可辅助手术及评估瓣膜和心脏功能：① 经心尖穿刺方法时使用食管中段双腔切面，评估置入过程中和置入后，导丝、球囊和瓣膜输送系统的位置；② 再次评估二尖瓣腱索和二尖瓣反流程度，经瓣膜和瓣膜旁反流程度及位置，置入后瓣膜压力梯度、面积等；③ 评估整体和局部 LV 和 RV 功能，尤其是在快速起搏阶段之后；④ 评估并发症（新的室壁运动异常、二尖瓣反流、心包积液或填塞、主动脉夹层或创伤、冠脉回旋支的阻塞）。

37. 行经导管二尖瓣置换术的指征有哪些？

对符合以下所有标准的原发性二尖瓣反流患者，建议评估经导管二尖瓣置换术（transcatheter mitral valve replacement，TMVR）的可行性和潜在利弊：① 慢性中-重度至重度（3＋～4＋级）二尖瓣反流；② 尽管接受了内科治疗但仍有重度症状性心力衰竭；③ 解剖结构利于行修复术；④ 合理的期望寿命（如≥2 年）；⑤ 共存疾病导致的手术风险过高。

38. TEE 应用在经导管二尖瓣置换术手术中有何重要性？

TEE 成像清晰，可辅助实时三维成像，对于操作前计划制定至关重要。① 可根据仔细的定量超声心动图评估来确定二尖瓣反流的严重程度和病因；② 可通过TEE 检查二尖瓣的解剖学特征来评估 TMVR 的可行性。TEE 可显示出主要瓣叶病变的位置、连枷节段的大小和范围，并可显示瓣叶是否足以支持夹合器植入；③ 三维 TEE 可增强瓣膜显像，更好地定位瓣叶病变，以及更好地辨认出不适合使用夹合器治疗的解剖学特征。

39. 经导管二尖瓣置换术的麻醉管理有哪些要点？

由于 TEE 广泛应用于 TMVR 手术，通常选择气管插管全身麻醉。术中血流动力学管理要点有：① 维持正常至较快的心率，避免心动过缓；② 维持正常或较低的后负荷，避免高血压，出现高血压时积极处理；③ 维持正常或较低的后负荷，避免血容量过多;④ 维持心肌收缩力,必要时可以予正性肌力药物支持。麻醉监测方面,除基本监测外,放置动脉导管有助于早期发现心包积液和(或)心包填塞。可能需要输注血管活性药物,可选择置入中心静脉导管。

40. 什么是经导管二尖瓣缘对缘修复技术?

其代表产品 MitraClip 是一种基于外科 Alfieri 缘对缘修复术的经导管技术,是目前唯一获美国 FDA 批准用于经导管二尖瓣置换术的一种缘对缘瓣叶修复装置。外科 Alfieri 缘对缘修复术是通过将二尖瓣前后瓣叶的中间部分缝合在一起,从而构建"双孔"二尖瓣反流区。MitraClip 系统利用覆盖了聚丙烯织物的钴铬夹合器夹住二尖瓣前叶和后叶,从而通过增加关闭不全瓣叶间的对合来减少二尖瓣反流。

41. 经导管二尖瓣缘对缘修复技术的禁忌证有哪些?

MitraClip 植入的禁忌证包括:① 患者不能耐受手术抗凝或术后抗血小板药物;② 二尖瓣活动性心内膜炎;③ 风湿性二尖瓣疾病或二尖瓣狭窄的其他病因;④ 股静脉、下腔静脉或心内血栓。

42. 使用 MitraClip 进行经导管二尖瓣置换术可能出现哪些常见并发症?

MitraClip 用一种夹子夹住二尖瓣双叶游离缘,使瓣膜形成双口,在透视和 TEE 引导下,装置通过房间隔及二尖瓣反流部分并在此释放。其潜在并发症包括:心脏损伤、心包积血导致心脏压塞,操作致二尖瓣瓣叶损伤,设备故障需手术成形,装置栓塞,操作造成二尖瓣狭窄、房间隔穿刺损伤造成持续的房间隔分流等。

43. 经导管肺动脉瓣置换术手术适应证有哪些?

经导管肺动脉瓣置换术(transcatheter pulmonary valve replacement,TPVR)又称经皮肺动脉瓣置入术(percutaneous pulmonic valve implantation,PPVI)。根据 ESC 成人先心病指南,其适应证为:① 对于右心室收缩压>60 mmHg,三尖瓣反流速>3.5 m/s,和(或)有症状的中重度肺动脉瓣反流,推荐干预;② 重度 RVOT 梗阻和(或)无症状重度肺动脉瓣反流,至少符合以下一条,建议干预:心肺运动试验显示运动能力下降;进行性右心室扩张;进行性右心室收缩功能障碍;进行性至少中度 TR;右心室收缩压>80 mmHg,TR 速度>4.3 m/s;持续房/室性心律失常。

44. 经导管肺动脉瓣置换术有哪些排除标准？

根据 ESC 成人先天性心脏病治疗指南得出的排除标准如下：① 球囊试验的证据提示,植入物展开后有压迫冠状动脉的风险;② 中心静脉闭塞或显著梗阻;③ 活动性感染(如心内膜炎)或高感染风险(如静脉注射毒品);④ 如考虑其他干预措施(如三尖瓣瓣环成形术、冠状动脉旁路移植术或心律失常手术),优先选择手术。

45. 经导管肺动脉瓣置换术有哪些麻醉管理要点？

TPVR 通常选用全身麻醉,应在瓣膜展开前进行球囊试验以排除潜在的冠状动脉受压可能。术后通常可以早期拔管但患者应在重症监护室接受观察,以便及时发现并发症。

46. 经导管肺动脉瓣置换术有哪些血流动力学管理要点？

血流动力学管理要点包括：① 保持正常或较快的心率,以最大限度地减少通过瓣膜的反流量;② 维持正常或较低的肺血管阻力以利于肺动脉血流向前流动;③ 增加吸入氧浓度(FiO_2)和轻度过度换气以维持 $PaCO_2$ 30~35 mmHg 有助于降低肺血管阻力。应避免缺氧、高碳酸血症和酸中毒,以防止加重右心室功能障碍。

47. 经导管三尖瓣修复和(或)置换术的麻醉和血流动力学管理有哪些要点？

经导管三尖瓣修复和(或)置换术通常需在透视和 TEE 指导下进行,需要使用 TEE 指导操作时应选用全身麻醉。患者的血流动力学目标包括：① 心率维持在 80~100 次/min,因为更快的心率可最大限度地减少反流量;② 维持正常至低肺血管阻力(PVR),避免缺氧、高碳酸血症和酸中毒,PVR 的增高可能会加剧右心室功能障碍;③ 维持全身血管阻力(SVR)在正常范围内。

48. 成人患者诊断性导管术的指征有哪些？

成人诊断性导管术的适应证包括：① 冠心病的诊断：有心绞痛症状或有胸痛或猝死家族史,相关诊断性检查有阳性发现;② 瓣膜疾病的诊断;③ 成人先心病的诊断;④ 其他如急性心梗的治疗、恶性心律失常、心脏移植前供体评估及移植后冠脉评估、不明原因充血性心衰、经伦理审批及受试者同意的实验性研究等。

49.　成人患者诊断性心导管术的禁忌证有哪些?

　　成人诊断性导管检查的相对禁忌证有:① 未控制的心室高应激性可能使得导管检查时出现室性心动过速或室颤;② 未纠正的低血钾或洋地黄中毒;③ 未纠正的高血压;④ 反复发热;⑤ 失代偿性心力衰竭;⑥ 抗凝状态,INR>1.8;⑦ 影像学造影剂可能致严重过敏反应;⑧ 未行透析的重度肾功能不全患者。

第五节　急诊心脏手术的麻醉

50.　心包填塞解剖及生理基础?

　　心包填塞的主要异常是心包压力增高导致所有心腔受到压迫。心包具有一定弹性,正常心包可伸展以适应心脏容量的生理性变化,但容量有限,一旦达到弹性极限,心脏必须与心包内液体竞争固定的心包内容积。随着心包填塞的进展,心腔越来越小,心腔舒张顺应性下降,充盈受限。同时,心腔充盈受限时,心室间相互作用或相互依赖性明显增强,其左、右心腔的血流动力学受到彼此直接影响的程度远高于正常时。

51.　急诊心包穿刺的禁忌证有哪些?

　　大多数患者可安全进行心包穿刺术,但以下情况需要推迟该操作:① 重度肺高压患者,心包积液可能阻碍右心室的明显扩张,这对于支持右心室可能至关重要。引流心包积液可能导致右心室丧失这种支持,从而导致右心室功能恶化;② 凝血功能异常患者应斟酌心包穿刺术的相对利弊,存在凝血功能异常时出血风险较高;③ 主动脉夹层或心肌破裂导致的心包积液患者,缓解心包填塞可能导致更严重的出血,此类患者需要紧急手术干预。

52.　心包填塞外科手术的麻醉管理有哪些要点?

　　① 行有创监护,包括动脉测压,可行中心静脉置管;② 在手术团队及患者准备完善之后诱导,危重患者应先在局麻下初期引流;③ 确诊患者术前未应用抗焦虑药和阿片类药;④ 诱导前应充分补液以改善心室充盈;⑤ 维持较快的心率和最佳心肌收缩力,避免后负荷降低;⑥ 尽可能避免正压通气;⑦ 谨慎选择麻醉药物,尽可能避免药物引起心肌抑制和外周血管扩张;⑧ 强心药和血管收缩药可能有助于维持心排血量和外周灌注。

53. 心包填塞的血流动力学目标是什么？

心包填塞患者的每搏量固定且下降，因此需维持较高的心率和最佳心肌收缩力以维持心排血量。需维持充足的前负荷以改善右心室充盈。同时应避免降低体循环血管阻力，因为这会降低体循环灌注压，也对冠脉灌注不利。

54. 心包填塞解除后有哪些注意事项？

① 缓解心包填塞的心包穿刺术偶尔可引发急性左心室衰竭伴肺水肿，偶尔也会出现右心室急性扩张，应注意监测，早期识别处理；② 心包填塞患者经皮或手术引流心包积液后，应持续监测生命征至少 24 h。患者出院前需采用二维和多普勒超声心动图监测，证实心包液去除充分并检测有无积液复发。出院后定期随访复查以评估积液复发或诊断早期缩窄，随访频率应根据原始积液的病因、症状和（或）积液的复发情况等进行调整。

55. 钝性心脏损伤有哪些临床表现？

钝性心脏损伤的合并伤往往会影响临床表现。严重心脏结构损伤的死亡率高，如心腔破裂或穿孔，大多在现场死亡。常见钝性心脏损伤临床类型有：① 心肌破裂：心肌损伤没有特异性体征，低血压伴颈静脉怒张和心音低钝等体征提示心包填塞，即包裹性心肌撕裂和（或）破裂；② 间隔与瓣膜损伤：表现为急性瓣膜关闭不全伴脉压增宽和急性心衰的体征；③ 心肌梗死；④ 心功能不全；⑤ 心律失常；⑥ 有合并损伤时会出现相应临床表现。

56. 急性主动脉夹层有何症状和体征？

急性主动脉夹层的症状和体征取决于夹层范围和受累的心血管结构。常见的症状体征有：① 急性疼痛，可单独发生或伴有晕厥、脑血管意外、急性冠脉综合征、心力衰竭等；② 脉搏微弱或消失，左右臂之间收缩压差异较大；③ 心脏杂音：新发舒张期杂音说明可能出现了急性主动脉瓣关闭不全；④ 定位性神经功能障碍；⑤ 低血压：升主动脉夹层患者更常在发病时存在晕厥、低血压和（或）休克；⑥ 高血压：高血压的发生率在 B 型夹层中为 70%。

57. 急性主动脉夹层时低血压的可能机制有哪些？

急性主动脉夹层时低血压常见于升主动脉夹层患者，可能与夹层延伸至外膜引起主动脉破裂有关，相关机制有：① 夹层破裂引起的心包填塞；② 急性主动脉瓣关闭不全；③ 冠状动脉闭塞引起的急性心肌缺血或心肌梗死。右冠状动脉最常受累，偶尔可导致完全性心脏传导阻滞；④ 胸主动脉或腹主动脉夹层穿过外膜时可引起血胸或腹腔积血，有可能导致致命性失血。

58. 主动脉夹层的高危临床特征有哪些？

主动脉夹层的高危临床特征包括：① 突发胸部或腹部疼痛，呈锐痛、撕裂痛和（或）撕扯痛；② 脉搏变化（没有近端肢体或颈动脉搏动）和（或）血压差（左右臂之间血压差＞20 mmHg）；③ 胸 X 线片显示纵隔和（或）主动脉增宽。约 96% 的急性主动脉夹层可根据以上 3 个临床特征识别。

59. 主动脉夹层风险评分(ADD-RS)的依据有哪些？

ADD-RS 得分可有效地对急性主动脉夹层进行风险分层，其评分依据如下：① 高危因素，如马方综合征、主动脉疾病家族史、已知的主动脉瓣膜疾病、已知的胸主动脉瘤，或既往的主动脉操作；② 突发胸部、背部或腹部疼痛，程度剧烈，或有撕扯和（或）撕裂感；③ 体格检查见灌注不良体征，包括脉搏微弱或消失、收缩压差异或定位性神经功能障碍，或是有主动脉舒张期杂音和低血压/休克。表现和某组中至少一个标准相符时记为 1 分，最高分 3 分。

（王　锷　覃　罡）

参考文献

［1］ Helmut B, Julie DB, Babu-Narayan SV, et al. 2020 ESC Guidelines for the management of adult congenital heart disease[J]. European Heart Journal, 2020.

［2］ Grewal J, Mankad S, Freeman WK, et al. Real-Time Three-Dimensional Transesophageal Echocardiography in the Intraoperative Assessment of Mitral Valve Disease[J]. Journal of the American Society of Echocardiography, 2009, 22(1): 34 - 41.

［3］ Nishimura RA, Otto CM, Bonow RO, et al. 2014 AHA/ACC guideline for the management of patients with valvular heart disease: A report of the American College of Cardiology/American Heart Association Task Force on Practice Guidelines[J]. The Journal of Thoracic and Cardiovascular Surgery, 2014, Jul;148(1): e1 - e132.

［4］ Baumgartner H, Falk V, Bax JJ, et al. 2017 ESC/EACTS Guidelines for the management of valvular heart disease[J]. European Heart Journal, 2017.

［5］　Glenn P. Gravlee，Andrew D. Shaw，Karsten Bartels 著. 王晟，王锷，译. Hensley 心胸麻醉学. 第 6 版［M］. 北京：中国科学技术出版社，2021.

［6］　Joel A. Kaplan 著. 李立环，译. 卡普兰心脏麻醉学：超声时代. 第 6 版［M］. 北京：人民卫生出版社，2016.

［7］　Frederick A. Hensley，Jr. Donald E. Martin，Glenn P. Gravlee 著. 王锷，王晟，黄佳鹏，等译. 实用心血管麻醉学. 第 5 版［M］. 北京：人民卫生出版社，2017.

第十二章

心脏移植和心肺联合移植的麻醉

第一节 终末期心力衰竭

1. 如何定义终末期心力衰竭？

终末期心力衰竭（heart failure，HF）是指 HF 患者即使接受了最大程度的循证治疗，仍持续出现影响日常生活的严重症状。

2. 终末期心力衰竭有哪些症状和体征？

终末期心力衰竭患者的症状和体征不一，但共同表现包括运动不耐受、非故意的体质量减轻、难治性容量超负荷、复发性室性心律失常，以及低血压和灌注不足的体征（如低脉压）。患者即使接受了最佳（不超过目标的最大耐受剂量）循证药物治疗，在植入了所有适当装置（如心脏再同步化治疗）并处理了所有心力衰竭的可逆原因之后，这些症状和体征仍然存在。

3. 终末期心力衰竭有哪些实验室检查表现？

可能发现终末期心力衰竭征象的血液检查最常见的异常结果包括：① 肾功能差或恶化；② 低钠血症；③ 低白蛋白血症（血清白蛋白≤3.4 mg/dL）；④ 肝生化检查指标异常，血清胆红素轻度升高（总胆红素＜3 mg/dL）最常见，部分患者可出现血清转氨酶升高；⑤ 血清脑钠肽水平升高。

4. 终末期心力衰竭有哪些影像学及心电图异常？

影像学：患者常出现液体潴留反复发作，胸 X 线片可显示肺水肿、胸腔积液和（或）肺循环淤血。当心力衰竭变为慢性后，由于肺淋巴引流增加，可能不存在或仅有轻度肺循环淤血的影像学表现。心电图：通常存在心电图异常，但终末期心力衰竭没有特异性心电图改变。既往发生过心肌梗死或有心肌病病史的患者可能出现 Q 波、ST 段和 T 波异常。新发的房性和室性心律失常或既往心律失常发作次数增加可促发终末期心力衰竭症状。

5. 终末期心力衰竭的诊断依据有哪些？

终末期心力衰竭的诊断依据包括临床评估确认有严重症状、难治性液体潴留和（或）灌注不足反复发作、有重度心功能不全的证据（超声心动图或右心导管检查）以及心功能容量严重受损的证据。

6. 终末期心力衰竭诊断标准有哪些？

若患者在接受了最佳内科治疗后仍满足以下标准，则可诊断为终末期心力衰竭。临床评估确认满足：① 心力衰竭导致的严重症状（NYHA 心功能分级 Ⅲ 或 Ⅳ级）；② 静脉给予利尿剂后仍发生难治性液体潴留、需静脉给予正性肌力药或血管活性药物的灌注不足，和（或）复发性恶性室性心律失常。并且诊断性试验：① 超声心动图和（或）右心导管检查发现重度心功能不全的客观证据；② 运动能力严重受损。

7. 终末期心力衰竭患者的诊断性试验阳性结果有哪些？

① 超声心动图和（或）右心导管检查发现重度心功能不全的客观证据：左心室射血分数（≤30%）；左心室舒张功能障碍合并左心房扩大和（或）肺高压；右心室功能不全；不可手术治疗的严重瓣膜异常或先天性异常；心脏指数降低；心脏充盈压升高；② 运动能力严重受损：6 分钟步行试验≤300 米；峰值 VO_2≤12 mL（kg/min）或≤基于年龄和性别预测值的 50%；心力衰竭导致无法运动。

8. 心力衰竭生存评分的预测因子有哪些？

心力衰竭生存评分中生存预测指标包括：① 有无冠状动脉疾病；② 静息心率；③ 左心室射血分数；④ 平均动脉压；⑤ ECG 上是否存在心室内传导延迟；⑥ 血清钠；⑦ 峰值 VO_2。根据上述变量之和乘以规定的系数，心衰存活评分

(HFSS)将患者分为三类：低危(HFSS≥8.10)、中危(7.20≤HFSS≤8.09)和高危
(HFSS≤7.19)。

9. 终末期心力衰竭的可逆病因和促发因素有哪些？

终末期心力衰竭可能存在的可逆病因包括：严重冠状动脉疾病、可手术治疗
的严重瓣膜狭窄或关闭不全、心包疾病(如缩窄性心包炎)和可逆性心肌病(如应激
性心肌病)。终末期心力衰竭重要的促发因素包括重度贫血、甲状腺疾病和睡眠呼
吸暂停。

10. 目前心力衰竭的有效外科治疗方法有哪些？

目前用于心力衰竭患者的外科治疗方法有：① 使用双心室起搏治疗心脏再同
步；② 血管重建；③ 瓣膜修补或置换；④ 外科心室重建；⑤ 左心室辅助设备植入；
⑥ 心脏移植；⑦ 其他新治疗方法包括骨骼成肌细胞和干细胞移植、基因治疗和异
种移植等。

11. 什么是左心室辅助装置？

左心室辅助装置(left ventricular assist device，LVAD)将血液从左心室或左
心房泵至主动脉，可一定程度替代左心室功能，提供足够的全身灌注，防止多系统
器官缺血缺氧损伤。血液通过导管从左心室和(或)左心房引出，导入置于腹膜前
间隙或腹直肌鞘后缘的电动泵，再由该装置将血液通过导管泵入升主动脉。

12. 对于左心室辅助装置支持患者，术前准备有哪些注意点？

① 患者术前临床状况取决于低灌注期间终末器官的损害程度、植入和植入后
的并发症及潜在的外科疾病。术前评估神经系统功能不全和其他重要器官系统的
问题；② 围手术期平衡出血与血栓栓塞的风险，确定手术期间抗凝的安全方案；
③ 避免感染，有创操作均应严格执行无菌技术且应常规预防性应用抗生素；④ 确
保可靠的电源；⑤ 确认 AICD(心脏自动转复-除颤器)工作模式并制定预案；⑥ 与
管理 LVAD 的医生讨论电刀和体外除颤的可能影响。

13. 对于左心室辅助装置支持患者，术中麻醉管理有哪些注意点？

① 平衡抗凝与血栓风险，密切监测凝血功能；② LVAD 泵常置于腹膜前，增
加患者误吸风险；③ 麻醉药物应适合手术要求，同时应考虑重要器官系统功能不

全或损伤引起的生理改变;④ 应特别注意优化右心室前后负荷,必要时给予强心支持;⑤ 维持正常或轻度升高的血容量,维持正常或轻度偏低的全身血管阻力;⑥ 血流动力学参数变化可能不能辅助判断麻醉深度;⑦ 心跳骤停时使用标准高级心脏生命支持策略,但绝对不能施行胸外心脏按压。

14. 左心室辅助装置支持患者术中需要进行哪些监测?

① 全身麻醉患者的标准监测:ECG、SpO_2、呼气末二氧化碳、体温、血压;② 预期手术过程中血压波动大或需频繁采血时应置入动脉压力监测导管;③ 预计有大量液体进出时行 CVP 监测,以监测右心室衰竭和指导液体管理。静脉途径还可用于给药和置入经静脉起搏导线;④ TEE 的应用可评估未辅助心室的功能情况;⑤ 肺动脉导管对肺动脉高压的药物治疗可能有一定帮助,但也增加了肺动脉高压患者肺动脉破裂的危险。

第二节　心脏移植受体和供体

15. 心脏移植有哪些内科和外科替代疗法?

由于全球范围内供体心脏短缺,终末期心衰的治疗面临越来越大的压力。用于终末期心衰的内科替代主要为药物治疗改善患者症状延长等待时间:ACEI 类药物的应用可改善心衰患者的症状并降低病死率;小剂量醛固酮拮抗药对严重心衰患者可能有益;卡维地洛、美托洛尔或比索洛尔等 β 受体阻滞剂也可以降低死亡率。ICD 植入可降低进展期心衰患者心源性猝死的风险。终末期心衰的外科替代治疗主要包括 VAD 和半植入型装置等。

16. 成人心脏移植的适应证有哪些?

① 心源性休克需持续静脉肌力支持或主动脉内球囊反搏装置或机械循环来维持足够的器官灌注;② 持续的 NYHA 心功能Ⅳ级,心衰症状难以得到最佳的内外科治疗;③ 不能经皮或外科血管重建术的冠脉疾病患者的顽固性或严重心绞痛症状,含严重的移植冠状动脉疾病;④ 顽固性危及生命的心律失常,对药物治疗、导管消融、手术和(或)植入式心律转复除颤器无反应;⑤ 某些存在肥厚型心肌病或限制型心肌病以及 NYHA 心功能Ⅲ～Ⅳ级心衰患者。

17. 成人心脏移植的绝对禁忌证包括哪些？

① 尽管进行心脏移植，期望寿命仍＜2 年的全身性疾病；② 不可逆肺高压是单纯心脏移植绝对禁忌证。当存在不可逆肺血管阻力＞3 个 Wood 单位时，可选择心肺联合移植；③ 临床上有严重症状的脑血管病；④ 药物、烟草或酒精滥用；⑤ 多次证实无法依从药物治疗；⑥ 多系统疾病伴重度心外器官功能障碍。

18. 成人心脏移植的相对禁忌证包括哪些？

① 年龄＞70 岁；② 肥胖；③ 尽最大努力血糖控制仍较差的糖尿病或伴非增生性视网膜病变以外的终末器官损伤的糖尿病；④ 不可逆肾功能不全；⑤ 肿瘤；⑥ 感染；⑦ 近期急性肺栓塞；⑧ 吸烟史（6 个月内）；⑨ 近期药物或酒精滥用；⑩ 社会支持不足或认知行为障碍使患者不能依从治疗；⑪ 其他增加围手术期并发症风险或降低患者对免疫抑制耐受力的情况；⑫ 虚弱可能也是一种相对禁忌证，不过尚需进一步研究数据来确定其在移植资格评估中的作用。

19. 成人心脏移植供体的选择标准是什么？

成人心脏移植供体传统上需要满足以下所有选择标准：＜55 岁，无胸部创伤或心脏病病史，无长期低血压或低氧血症，血流动力学平稳（即平均动脉压＞60 mmHg、中心静脉压 8～12 mmHg），正性肌力药物支持＜10 mg/(kg・min)（多巴胺或多巴酚丁胺），ECG 正常，超声心动图正常，冠状动脉造影正常，病毒血清学阴性（HBV、HCV 和 HIV）。为了尽量满足受者的需求，可根据具体情况放宽某些标准。

20. 心脏捐献的禁忌证有哪些？

心脏捐献的禁忌证分为绝对禁忌证和相对禁忌证。其中绝对禁忌证包括：① TP 血清学检查阳性，HTLV（人类嗜 T 细胞病毒）阳性，HIV 阳性；② 可能颅外转移的恶性肿瘤；③ LVEF＜40%；④ 严重的瓣膜畸形；⑤ 严重的冠心病。相对禁忌证包括：① 败血症；② 乙肝表面抗原阳性；③ 丙肝抗体阳性；④ 反复需要心肺复苏的患者；⑤ 大剂量正性肌力药物支持超过 24 小时。

21. 心脏移植供体脑死亡可能存在哪些心血管功能改变？

机体为了应对逐渐加重的颅高压和脑干缺血，维持血流量，血压和心率会升高，出现"交感风暴"，可能会导致心肌缺血和严重的全身高血压。交感张力丧失后会导致血管运动反射迟钝、血管扩张以及心肌收缩功能受损。脑死亡后 48～72 小时可能出现终末心律失常。

22. 心脏移植供体脑死亡可能存在哪些内分泌及代谢改变？

大部分脑死亡捐献者都有垂体后叶功能障碍，进一步导致电解质紊乱，液体复苏可能进一步加剧水电解质紊乱。血清皮质醇水平的改变、儿茶酚胺类药物的应用、胰岛素抵抗和含糖液体的使用可能导致血糖升高。脑死亡后下丘脑体温调节功能丧失，导致低体温。

23. 围手术期供体管理原则是什么？

维持供体生理功能稳定以保证移植器官功能得以良好的保护。① 心血管功能：努力维持血流动力学稳定，必要时输血；② 维持水电解质平衡及血糖正常，纠正酸碱失衡，维持 pH 在 7.40～7.45；③ 排除代谢性酸碱紊乱的情况下，维持 $PaCO_2$ 30～35 mmHg，PaO_2＞80 mmHg。防止误吸、肺不张和肺部感染，防治肺水肿；④ 防止低体温的发生；⑤ 根据指南进行成分输血并防止凝血功能障碍。

24. 何谓移植供体围手术期的循环管理目标？

围手术期应维持供体循环稳定，平均动脉压＞60 mmHg，6 mmHg＜CVP＜10 mmHg、尿量＞1 mL/(kg·h)及 LVEF＞45%，可在监测的指导下应用血管活性药物，但应避免长时间大剂量使用儿茶酚胺类药物。

25. 如何对乙肝患者进行心脏移植的评估？

活动性或暴发性 HBV 感染是心脏移植的禁忌证。对于慢性或已康复的 HBV 感染者，推荐按 2016 年的名单标准进行评估。对于 HBV 感染已康复或存在既往非活动性 HBV 感染的心脏移植候选者，应在筛选时行血清学和 DNA 病毒载量检测，列入名单期间每隔 3 个月检查 1 次，并在移植时复查。移植前还应完善以下 HBV 病毒评估：血清检测、HDV-RNA 和 HDV-Ab、甲胎蛋白。所有慢性 HBV 感染者均应进行肝组织活检以排除严重病变。

26. 如何对丙肝患者进行心脏移植的评估？

活动性或暴发性 HCV 感染是心脏移植禁忌证。已康复或既往非活动性感染者应进行 RNA 检测。慢性感染应确定 HCV 基因型，2 型和 3 型的患者进行抗病毒治疗。如 HCV RNA 清除，建议进行肝活检，轻度到中度病理改变者可列入移植名单。如 HCV RNA 未完全清除且肝活检显示无或仅有轻度病变，部分中心会将其他方面符合条件的患者列入移植名单。其他基因型活检仅显示轻度疾病者建议抗病毒治疗，病毒清除后可列入移植名单。

27. 如何对单纯的 HIV 患者进行心脏移植的评估？

联合 ART 治疗和免疫抑制治疗的管理十分困难，对 HIV 阳性候选者进行心脏移植的中心应由多学科团队制定结构化方案。无活动性感染或既往机会性感染，临床稳定且依从联合 ART 治疗≥3 个月，HIV RNA 阴性，CD4 计数>200/μL 持续 3 个月以上，经选择的 HIV 阳性患者可作为移植候选者。存在原发中枢神经系统淋巴瘤或卡波齐肉瘤病史的患者不应进行心脏移植。肿瘤已治愈的 HIV 阳性候选者可考虑在适当的无病期后移植。

28. 心脏移植前如何针对结核(TB)感染进行评估？

心脏移植使得潜伏性结核感染患者存在再激活风险，TB 再激活比新获得感染或由供者传播更常见。所有心脏移植候选者都应酌情筛查潜伏性 TB 感染。如果存在潜伏性 TB 感染，应连续采集 3 次晨起痰液或支气管肺泡灌洗样本，以排除活动性 TB。IGRA 阳性或 TST 硬结≥5 mm 的候选者，如可耐受应在移植前接受异烟肼治疗。应在移植前尽早开始治疗，持续治疗 6～9 个月，但不应影响心脏移植的时间。患者应在移植后继续完成整个治疗疗程。

29. 首次心脏移植后与不良预后有关的受体因素有哪些？

① 使用全人工心脏作为移植的过渡治疗；② 需机械通气或透析进行终末器官支持；③ 移植前使用胺碘酮；④ 既往心脏手术；⑤ 受体与供体性别不匹配；⑥ 心脏病变类型：因缺血和非缺血性心肌病进行移植的患者预后较好，而有先天性心脏病、限制型心肌病史的受体预后较差；⑦ 移植前其他器官功能差；⑧ 受者年龄与移植后生存率呈线性关系；⑨ 术前临床情况的稳定性是移植术后早期结局强有力的预测因素。

30. 首次心脏移植后与不良预后有关的供体因素有哪些？

与移植后预后不良相关的受者因素有供体年龄大及供心缺血时间延长。

31. 心肺联合移植的指征是什么？

总体上心肺联合移植的三大主要指征为先天性心脏病、心肌病或其他疾病导致的非特发性肺动脉高压、特发性肺动脉高压（idiopathic pulmonary arterial hypertension，IPAH）、囊性纤维化。

32. 根据国际心肺移植学会（ISHLT）的规定，成人心脏再移植的指征中存在以下一种或多种情况的 CAV（移植心脏血管病变），具体是指什么？

CAV 3（重度）：左主干狭窄＞50%，或≥2 条主支狭窄＞70%，或 3 个主支系统中均有分支狭窄＞70%；CAV 1 或 CAV 2 且 LVEF＜45%：① 轻度：左主干狭窄＜50%，主支狭窄＜70%；② 中度：左主干狭窄＞50%；主支狭窄＞70%或 2 个主支系统中次级分支狭窄＞70%；③ 生理功能受限：E/A＞2；IVRT＜60 ms，RA＞2，PCW＞25，CI＜2。无活动性排斥反应证据的移植物功能丧失。

第三节　心脏移植的术前管理和麻醉管理

33. 心脏移植患者麻醉术前用药有何特殊要求？

心脏移植患者通常循环儿茶酚胺水平升高，心功能处于前负荷依赖状态，很小剂量的镇静药都有可能导致血管扩张和血流动力学失代偿，应谨慎滴注或避免使用镇静药及镇痛药物。拟行心脏移植患者如已置入了 LVAD 装置，应按照饱胃患者对待，如术前口服过环孢素或硫唑嘌呤，胃排空时间会延长，口服枸橼酸钠和静脉给予甲氧氯普胺有助于提高胃内 pH 和减小胃容积。

34. 心脏移植麻醉监测有哪些注意事项？

心脏移植麻醉的无创监测包括：标准五导联心电图、无创血压、脉搏氧饱和度、呼气末二氧化碳、鼻咽温及尿量；有创监测包括：体循环动脉压、中心静脉压、肺动脉压。有条件建议放置 TEE。要有大口径外周或中心静脉通路。因为常规需要经右侧颈内静脉行心肌活检，对于心脏移植患者应避免按传统方法经右侧颈内静脉放置中心静脉导管。

35. 心脏移植麻醉诱导管理有哪些要点？

① 血流动力学管理目标：麻醉诱导时要维持心率和心肌收缩力，避免前后负

荷的急剧改变,并预防肺血管阻力升高,通常需要给予正性肌力药物对心功能进行支持;② 快诱导配合持续环状软骨按压以防止误吸;③ 麻醉药物:晚期心衰患者循环时间减慢,诱导用药起效时间通常会延长。根据患者循环状态选用合适的药物,及时处理药物引起的心动过缓,使用降低全身血管阻力的药物应谨慎。

36. 心脏移植如何选择非去极化肌松药物?

泮库溴铵有抑制迷走神经作用和轻度的交感兴奋作用可用来对抗阿片类药物引起的心动过缓,对于术前使用正性肌力药物支持心功能而导致心动过速的患者,应选择心血管活性低的肌松药物如顺式阿曲库铵和维库溴铵。

37. 心脏移植后原发性移植物功能障碍(PGD)有哪些表现?

PGD 多指早期发生的移植物功能丧失伴心脏指数<2.0 L/(min·m^2)或左心室射血分数$\leqslant40\%$。

38. 心脏移植后原发性移植物功能障碍分度及处理原则是什么?

PGD-LV 可分为轻度、中度和重度,处理方法分别为小剂量正性肌力药、大剂量正性肌力药或植入主动脉内球囊反搏以及使用 LVAD、双心室辅助装置或体外膜肺氧合(ECMO)。PGD-RV 的诊断依据包括右心房压>15 mmHg、伴肺动脉楔压<15 mmHg 和(或)肺动脉收缩压<50 mmHg、跨肺压梯度<15 mmHg,或者需要使用右心室辅助装置。

39. PGD 的管理总体包括哪些方面?

PGD 的处理包括排除继发因素或加重因素,启动正性肌力支持或加大支持力度,延长 CPB 再灌注时间(>30 分钟),植入机械循环支持(MCS)装置,为 PGD-RV 患者启动肺血管扩张剂治疗和(或)在多次尝试 CPB 脱机失败后启用体外膜肺氧合(ECMO)。

40. 心脏移植手术中经食管超声心动图(TEE)检查有何价值?

在移植前,TEE 可用于评估供体心脏功能;在 CPB 开始前,TEE 可以确认术前诊断并优化手术方案,诊断出血流动力学不稳定的病因;TEE 在 CPB 脱机时也十分重要,可监测排气情况及外科吻合情况及评估供心瓣膜的功能完整性;TEE 还在移植后早期评估移植心脏的整体功能,包括室壁异常运动、舒张末容积和瓣膜功能、测量右心室功能和肺动脉压力等。

41. 心脏移植后，TEE 检查时需特别关注哪些方面？

　　心脏移植后，TEE 检查的重点包括：① 评估左心室和右心室的总体功能；② 检查吻合部位有无梗阻证据；③ 评估有无三尖瓣狭窄；④ 评估心房形态：右心房的形态取决于是实施双房还是双腔手术，双房手术后可见右心房吻合部位有一条组织隆起。左心房的方向和形态也会改变，吻合部位也可见组织隆起。

42. 与其他类型的心脏手术相比，心脏移植术后撤机期间和术后早期的血流动力学面临哪些挑战？

　　心脏移植体外循环脱机阶段和术后早期的血流动力学情况不同于其他心脏手术。常见问题有：① 移植心脏处于去神经支配状态且常见早期移植物功能丧失，因此 CPB 脱机时需联用多种血管活性药物来实现心脏变时性支持和正性肌力支持；② 可能出现原发性移植物功能丧失（PGD）或继发性移植物功能丧失；③ 肺动脉高压；④ 血管麻痹。

43. 体外循环后针对移植心脏自主神经去神经支配有哪些处理方案？

　　去神经支配的移植心脏 CPB 脱机时需联用多种血管活性药物来实现心脏变时性支持和正性肌力支持。静脉异丙肾上腺素可有效增加心率，但阿托品无效。应常规放置心房和心室的心外膜导线，以便通过起搏来治疗心动过缓，目标心率为100～130 次/分。

44. 心脏移植有哪些早期术后并发症？

　　心脏移植的早期术后并发症包括：① 右心衰和（或）肺动脉高压；② 去神经心脏；③ 出血；④ 早期移植物无功能。

45. 心脏移植后右心衰的机制有哪些？

　　心脏移植后的右心衰与肺血管床的血流或阻力增加有关。长期的左心室压力升高导致肺血管压力升高血管收缩，久而久之肺血管永久性收缩，造成移植后右心功能损害。器官保存不当和体外循环不佳也可能影响移植心脏的心室功能。

46. 心脏移植后右心衰有哪些可行的治疗方案?

基本的目标是通过适量输液减少心肌氧耗和降低肺血管阻力以减轻右心室后负荷等措施维持足够的冠脉灌注、最佳的氧输送和防止右心室进一步扩张。主要方案有:① 避免缺氧、高碳酸血症和过高的 PEEP;② 药物治疗:磷酸二酯酶抑制剂,NO 吸入可用于治疗肺动脉高压和右心衰。前列环素、前列腺素 E1、异丙肾上腺素、多巴酚丁胺和硝酸盐类也可用于治疗暂时性肺血管阻力增高;③ 移植后顽固性右心衰的严重病例可考虑使用右心室辅助装置或 ECMO。

47. 心脏移植术后最常见的死亡原因有哪些?

心脏移植术后死亡的主要原因有 5 种:① 移植物失功;② 机会性感染:感染是移植后 6 个月到 1 年期间死亡的首要单一原因;③ 急性同种异体移植物排斥反应;④ 心脏同种异体移植物血管病;⑤ 淋巴瘤和其他恶性肿瘤:从心脏移植后 5 年开始,恶性肿瘤是最常见的死亡原因可能与心脏移植受者总体上需要更强的免疫抑制治疗有关。

48. 哪些体征可以使用带有左心室辅助装置(LVAD)的机械循环支持(MCS)?

① 潜在移植候选者(存在可能逆转的共存疾病)可能需要 MCS 作为过渡,以便决定是否可进行移植。可能逆转或可治疗的共存疾病包括肥胖、吸烟、肾衰竭和某些癌症。如果患者其他方面符合移植标准但存在药物治疗不可逆转的肺高压,应接受 3～6 个月的 MCS 试验治疗;② 心脏移植候选者可能需要 MCS 作为移植前的过渡;③ 不适合心脏移植的难治性心衰患者可将 MCS 作为最终治疗。

49. 移植心脏生理学有哪些变化?

获取供体心脏时其神经支配被去除,因此移植心脏缺少传出和传入神经的支配。移植的心脏既不受自主神经的支配,也不受躯体神经的支配。移植心脏的去神经化可以防止其对外部神经信号的应答,但不影响心肌内在的反射机制(如 Frank-Starling 机制和冠状动脉血流的代谢性自身调节),也不影响移植心脏对血液中的体液因素(如儿茶酚胺类)表现出应答反应。

50. 对于既往行心脏移植手术的患者,麻醉有哪些特殊注意事项?

对于既往行心脏移植手术的患者,麻醉注意事项包括:① 去神经心脏;② 移植物排斥反应;③ 免疫抑制治疗导致的感染;④ 药物相互作用;⑤ 移植心脏的冠状动脉疾病；⑥ 高血压；⑦ 肾功能不全。

51. 对于既往行心脏移植术的患者,围手术期血管活性药物的应用有何特殊?

对于既往行心脏移植术的患者,只有直接作用的强心药、变时性药物和血管收缩药物会立即有效。通常选用的强心药物为肾上腺素。直接作用的变时性药物包括肾上腺素、异丙肾上腺素和多巴酚丁胺。直接作用的血管收缩药包括去氧肾上腺素,可能还有血管加压素。麻黄碱和多巴胺具有直接与间接作用,通常不做为一线药物使用。

52. 移植后用药对麻醉管理可能有哪些影响?

① 长期糖皮质激素治疗会导致异常的应激反应,因此围手术期应给与糖皮质激素替代治疗;② 硫唑嘌呤可通过抑制磷酸二酯酶活性对抗非去极化肌松药的作用,因此需要加大非去极化肌松药的用量;③ 动物实验证实环孢素能加强阿曲库铵和维库溴铵的肌松作用,还可延长巴比妥类药物和镇痛药的作用时间。

（王锷覃罡）

第十二章

参考文献

［1］ Mehra MR，Kobashigawa J，Starling R，et al. Listing criteria for heart transplantation：International Society for Heart and Lung Transplantation guidelines for the care of cardiac transplant candidates—2006［J］. J Heart Lung Transplant，2006，25(9)：1024 - 1042.

［2］ Mehra MR，Canter CE，Hannan MM，et al. The 2016 International Society for Heart Lung Transplantation listing criteria for heart transplantation：A 10-year update［J］. Journal of Heart & Lung Transplantation，2016，35(1)：1 - 23.

［3］ Tan Z，Roscoe A，Rubino A. Transesophageal Echocardiography in Heart and Lung Transplantation［J］. Journal of Cardiothoracic and Vascular Anesthesia，2019，33：1548 - 1558.

［4］ Glenn P. Gravlee，Andrew D. Shaw，Karsten Bartels 著. 王晟，王锷，译. Hensley 心胸麻醉学. 第 6 版［M］. 北京：中国科学技术出版社，2021.

［5］ Joel A. Kaplan 著. 李立环，译. 卡普兰心脏麻醉学：超声时代. 第 6 版［M］. 北京：人民卫生出版社，2016.

［6］ Frederick A. Hensley，Jr. Donald E. Martin，Glenn P. Gravlee 著. 王锷，王晟，黄佳鹏，等译. 实用心血管麻醉学. 第 5 版［M］. 北京：人民卫生出版社，2017.

第十三章

循 环 支 持

第一节　体外循环装置

1. ECMO 就是指体外循环吗？

　　体外循环也叫心肺转流，是将血液从体内引流到体外，经过人工氧合器（人工肺）氧合后再由体外循环泵（人工心）快速灌入机体，为全身组织提供氧合的血液灌注。ECMO 更加灵活，可以看作是体外循环的简化装置。与体外循环相比，ECMO 没有体外储血器，回路体积更小，可持续使用时间更长。因此，ECMO 虽然目的和体外循环相同，但可根据实际需要，某些类型的 ECMO 体积可以做得很小，用于院前院外急救等特殊场合。

2. ECMO 的核心部件是什么？

　　ECMO 的核心部件是氧合器。1954 年外科医生率先应用鼓泡式氧合器来进行心脏手术，即把血液分流到体外对其吹入氧气，这种办法虽然管用但不适合长时间的维持。1957 年科学家发现了硅酮橡胶膜可分离血液和气体，有效进行气体交换。而现代氧合器由许多涂布有超薄气体渗透膜的纤维组成，称为中空纤维氧合器，对血小板和血浆蛋白的消耗更小，气体交换效率更高，血流阻力更低，灌注体积更小。

3. 现代体外循环之父是谁？

　　Robert Bartlett 博士因最先在新生儿和儿童中使用 ECMO 而被公认为现代体外循环之父。1975 年一名从墨西哥偷渡到美国的孕妇中途临产，因为种种不顺利，胎儿吸入了大量胎粪并发展为重症肺炎。当氧合已经低到令人绝望的时候，Bartlett 博士为她使用了ECMO,经过3天的治疗,这个名叫Esperanza(西班牙语"希望")的婴儿得以新生。因为ECMO的应用使新生儿的生存率从10%提高到了75%。

4. 体外循环机的动力装置是什么?

目前主要有两种泵(即动力装置)用于体外循环的环路:滚轴泵和离心泵。滚轴泵是由双臂滚轴和位于环形轨道内的管道组成。滚筒的旋臂末端挤压管道推动血液前进并产出持续的血流和压力。离心泵是一个装有光滑塑料锥体的塑料锥形筒,它的灌注体积更小,对血细胞的物理破坏更小,不会泵入空气,最棒的是能稳定工作数周甚至更久。有些滚轴泵通过瞬时改变转速,产生搏动性血流,可能会有一些潜在好处(目前尚有争议),但离心泵却不能。

5. 体外循环机包含哪些基本部件?

体外循环机由6个基本部件构成:静脉贮血器、氧合器、热交换器(变温器)、主泵、动脉滤器和连接管道构成。现代手术中使用的体外循环机多使用一次性装置,包括静脉贮血器、氧合器、热交换器和连接管道。连接管道大体分两部分,将静脉血输送到贮血器的管道和将氧合后的血回输给患者的管道。大多数机器还由独立辅助泵用来回收血液。除此之外,还有许多过滤装置,报警装置、管道压力表、氧饱和度和温度监测装置等等附件。

6. 体外循环机和自体血回收机有什么异同?

两者都是通过管道连接把添加抗凝剂的血液引流到体外,都有过滤装置和血液回收罐。自体血回收装置搭配某些快速加温输液装置可实现更快的恒温快速大量输血,在肝移植、开放式腹主动脉瘤修补等手术中发挥了重要作用。但自体血回收机不需要动静脉插管,二者根本性差异在于自体血回收机没有体外氧合装置,也没有体外超滤装置,只是实现了体外循环机血液回收功能而已,并且自体血回收机只有一个离心泵,机械复杂度远远小于体外循环机。

第二节　常用的体外循环技术

7. 什么情况下需要使用ECMO?

当出现血流动力学不稳定(比如体外循环脱机后)、肺功能不全或心肺功能衰竭时,可以考虑使用 ECMO 治疗。具体表现为低血压、心律不齐、低心排综合症,还往往伴有终末器官灌注不足,比如四肢湿冷、乳酸增多、酸中毒、少尿等,这是使用 ECMO 最常见的情况。其他如心肺功能衰竭,等待心脏或肺移植前的过渡期使用 ECMO;对于累及心脏或大血管的难治性胸部肿瘤或气管肿瘤,也可实施体外循环辅助下的外科手术治疗。

8. ECMO 有哪些转流方式?

ECMO 常用有两种转流模式,对单纯性肺衰竭可以采用静脉-静脉的方式(V-V ECMO),在心衰患者上可以静脉-动脉的方式(V-A ECMO)。还有一种特殊模式即动脉-静脉模式(A-V ECMO),利用动静脉之间的压力差驱动血液流过低阻力的氧合器,达到氧合及排除二氧化碳的目的。要注意的是,"流入"和"流出"这两个术语是相对于 ECMO 回路的血流。

9. ECMO 的不同转流方式各有什么特点?

V-V 模式一般是通过股静脉流入和颈内静脉流出,或股静脉流入和对侧股静脉流出,起到辅助氧合的作用。V-V 模式的优点是无需动脉插管。V-A 模式通常是通过颈内静脉或股静脉插管,另一路通过股动脉或腋动脉插管,向主动脉逆行灌注,起到辅助循环的作用。A-V 模式也叫"人工肺"或无泵体外肺辅助,一般从股动脉流入和股静脉流入,因为无需机械泵提供动力。主要用于肺功能不稳定的患者,有利于去除二氧化碳,但氧合效果较差。

10. 哪种 ECMO 转流方式并发症较少?

V-V,V-A 和 A-V 三种转流方式相比,V-V ECMO 并发症较少,相对安全。首先 V-V ECMO 操作较其他两种更简单,尤其是使用单根双腔静脉-静脉 ECMO (double-lumen VV ECMO, DLVV ECMO)仅经皮穿刺即可,不需要结扎静脉,避免了患者在上机和脱机时血管切开缝合等操作。近年来开始使用 DLVV ECMO 可以将再循环量降低至 3%~5%,显著提高了呼吸辅助的疗效。

11. 不同 ECMO 转流方式对肺循环影响一样吗?

不同 ECMO 转流方式对肺循环的影响是不同的。V-V ECMO 确实能够改善氧饱和度,为肺功能恢复赢得时间。而 V-A ECMO 时肺循环血流减少、流速减慢,引起肺缺血或血栓的风险增高。当患者左心功能障碍时,左心回血量逐渐增多但却不能及时射出时,会引起左心室膨胀,加重心肌损伤,引起肺淤血和水肿。

12. V-V ECMO 能改善心脏功能吗?

V-V ECMO 虽然没有直接的心脏辅助功能,但是对心功能的改善是间接的。V-V ECMO 治疗期间肺得以休息,胸内压下降,机体氧合改善,逆转酸中毒;还可以降低右心负荷,改善心脏氧供,从而增加心排血量。实践表明,V-V ECMO 治疗初期缩血管药物剂量即可迅速减少,患者 MAP 明显提高。但少数呼衰患者行 V-V ECMO 时出现严重血流动力学波动,需及时改为 V-A ECMO。

13. V-V ECMO 的插管方式有哪些?

经典的插管方式是经颈内静脉引流出右心房的血液,通过股静脉回输流入。目前临床常用的循环回路是经股静脉引流,再经颈内静脉回输到右心房,是儿童和成人呼吸衰竭辅助的主要插管方式。DLVV ECMO 是用单根双腔管放置于颈内静脉,将血从右心房引出,经过体外氧合之后再灌注回右心房,新生儿常用。目前成人也可行 DLVV ECMO,即引流开口分别在上腔静脉和下腔静脉的近心端,流入开口正对三尖瓣开口,可减少氧合血的再循环。

14. V-A ECMO 是什么?

V-A ECMO 是由腔静脉引流血液(经股静脉或右颈内静脉或右心房插管),血液经膜肺进行气体交换后回到动脉系统(经股动脉或其他大动脉插管,如锁骨下动脉,升主动脉等)。V-A ECMO 可以进行肺和心脏支持。V-A ECMO 不仅用于各种原因导致的急性可逆性循环功能衰竭的短时间辅助治疗,而且也由单纯心脏辅助扩展到为患者提供后续治疗(心脏移植或安装长期心室辅助装置)作桥梁,提高对重症心衰患者的救治率。

15. V-A ECMO 有哪些插管方式?

V-A ECMO 主要分为周围静脉-动脉转流和中心静脉-动脉转流。周围静脉-动脉插管是将静脉插管从股静脉置入,向上插管至右心房,引流出血液在体外氧合后经泵从股动脉注入体内。优点是插管拔管相对简单,缺点是患者得不到充分氧合,且容易增加肺部炎症和血栓形成的风险。中心静脉-动脉转流通过右颈内静脉插管引流,将氧合的血液通过颈动脉或锁骨下动脉插管至主动脉弓注入体内,缺点是插管拔管较复杂,易感染、出血等并发症。

16. 可以利用 ECMO 清除二氧化碳吗？

对存在上/下呼吸道梗阻（比如严重哮喘），胸内压过高，气压伤等的患者，二氧化碳排除往往困难。一种特殊的 ECMO 可用于体外排除二氧化碳（extracorporeal carbon dioxide remvoal，$ECCO_2R$）。它是利用低流量（$200\sim1500$ mL/min）V-V 或 A-V 模式来实现体外排除二氧化碳。除了呼吸道梗阻等情况，$ECCO_2R$ 也可用于支气管镜检查或气道手术，为患者保驾。

第三节　体外循环中的管理

17. ECMO 辅助期间需要监测哪些项目？

ECMO 辅助期间主要监测平均动脉压、中心静脉压、动脉血氧饱和度（V-A＞95％；V-V 85％～92％）、混合静脉血氧饱和度（大于 65％）、pH、乳酸、尿量、脉压、呼吸机通气参数、心律、氧合器膜前和膜后压力、抗凝强度、下肢血运等。还包括其他常规项目，比如 ECMO 环路运行情况和患者全身大体情况等，及时发现和处理异常情况，避免意外发生。

18. 什么时候启用 ECMO 最合适？

没有绝对标准，主要取决于团队决策。有证据表明如果建立体外循环时正在心肺复苏是死亡率增加的独立因素。这间接表明在心搏停止和任何多器官功能障碍发生前启动 ECMO 可能更合理。临床上有些患者出现了多器官功能衰竭的前兆，比如休克、少尿及乳酸剧增，这种情况下加大正性肌力药的剂量，反而导致心率更快，心肌缺血，心律失常等不良反应，恶化病情。这时如果启动 ECMO，可以减少正性肌力药物的使用，打破这种恶性循环。

19. 使用 ECMO 期间如何抗凝？

由于血液要流经外部管道，需要使用适当剂量的抗凝药物在预防血栓形成和止血之间达到新的平衡。总的来说，使用 ECMO 的抗凝要求低于体外循环，因为 ECMO 系统中湍流较少，且与血液接触的管道面积要远低于体外循环，另外 ECMO 回路通常会预先加入肝素，减少红细胞损伤和补体系统的激活。肝素是最常选用的抗凝药物，通常激活全血凝固时间（ACT）为 160～200 秒或活化的部分凝血活酶时间（APTT）为 50～70 秒。

20. 启动 ECMO 治疗后患者持续少尿是怎么回事?

首先考虑肾衰竭,这是接受 ECMO 治疗患者常见的并发症。肾衰竭的原因是多种原因造成的,可能的原因包括灌注不足、溶血、输血或直接的肾组织损伤。有研究回顾了 200 例接受 ECMO 治疗的患者(VA:89 例,VV:111 例),其中 60% 的患者需要行肾替代治疗(RRT),VA 和 VV 组间没有显著差异。其他研究报道的 ECMO 期间肾衰竭发生率在 30%~58%,与上述研究相仿。

21. 启动 ECMO 治疗后患者气管导管内出现了泡沫状分泌物是怎么回事?

首先考虑急性肺水肿。此时观察患者 SaO_2、平均动脉压和泵流量往往均无异常,但动脉波形可能平缓,意味着左心室射血减少,左心房压力继发性增高,进而导致肺水肿。假如主动脉瓣或二尖瓣关闭不全会加重这种情况。对于这种情况的对症处理的办法,一是增加 ECMO 流量并增加正性肌力药物的剂量,这有助于减少肺血流量并增加左心室射血;二是在紧急情况下可做房间隔造口以减轻左心房压力。

22. 何时可以脱离 ECMO 治疗?

ECMO 治疗之后动脉波形波幅(或脉压差)明显增加,表明左心室射血增加,心功能改善。当 ECMO 流速降低(低于 $1\sim2\ L/(min\cdot m^2)$)且一般情况好转,可以开始脱机试验,即将流速降低至最小($0.5\sim1\ L/(min\cdot m^2)$)或夹闭回路。在这段时间,可能需要正性肌力药辅助以补偿体外循环支持的减少。同时,回路内血液流速变慢,应采用抗凝治疗以防血栓形成。如果脱机试验成功,可逆转抗凝准备拔出套管。拔管时警惕发生空气栓塞。

23. 患者使用 ECMO 期间呼吸机该参数如何设置?

当患者使用 ECMO 期间肺部气体交换变少,所以只需提供肺保护性通气即可,这样可避免呼吸机引起的肺损伤。目的是防止肺不张,吸入低浓度的氧气并保持较低的气道压力。一般合理的参数(供参考):潮气量 4 mL/kg(吸气压力峰值 20 cm H_2O),呼气频率 10 次/分,吸入氧浓度 50% 或更低。这些设置对 V-V ECMO 的患者同样适用。

24. 如果多次给肝素 ACT 仍然不达标怎么办?

如果在体外循环时注射推荐剂量的普通肝素后 ACT 无法达到治疗水平(小于

400 秒），考虑存在肝素抵抗。临床上常用做法是加大肝素剂量，如果有效的话则可称为"肝素反应性改变"。对难治性患者，可补充抗凝血酶Ⅲ（AT）浓缩物或重组 AT 以恢复肝素反应性。考虑到输注异体血容易出现并发症，因此现行观点并不推荐首选输注血浆来补充 AT。

25. 肝素抵抗的机制是什么？

肝素抗凝的机制在于肝素分子同时结合抗凝血酶Ⅲ（AT）和凝血酶。AT 和凝血酶在肝素分子的介导下结合，肝素可以将 AT 对凝血酶的抑制作用放大 3 个数量级。肝素抵抗有可能是先天性 AT 缺乏和（或）异常，但更常见的原因是患者的疾病或病理生理状态所导致。

26. 除了肝素以外有没有其他的抗凝药物可用于体外循环？

虽然肝素是临床最常选用的抗凝剂，但有少部分患者使用肝素后出现免疫介导的促血栓形成状态，因血小板因子和肝素形成复合物导致体内产生抗体，从而激活血小板抗体，在局部血小板富集形成血栓，称为"肝素诱导性血小板减少症"。体内一旦形成相关抗体，要等到抗体滴度转阴可能需要 90 天。假如手术无法推迟，则考虑选用其他抗凝措施。目前通常直接选用凝血酶抑制剂，比如经 FDA 批准的比伐卢定、水蛭素或阿加曲班。

27. 体外循环一般分为哪几个阶段？

体外循环一般必须经历三个阶段，即前并行阶段、体外循环阶段和后并行阶段。患者在整个过程中经历了生理-非生理-生理的不同状态的切换。三个阶段各有不同的技术要求，生理特点也完全不相同。在体外循环完成后，体外循环医师还需要执行很多操作步骤，才能让患者顺利脱机，从而配合外科和麻醉医生完成手术。

28. 开始体外循环前需要检查些什么？

体外循环正式转流前，也叫前并行阶段，需检查的主要内容包括：① 确认肝素抗凝并达到相应的 ACT，一般是通过中心静脉给予 3 mg/kg 或 400 IU/kg 的肝素，检测 ACT>480 秒方可开始体外循环；② 核对所有管道的方向；③ 体外循环前要确保氧合器有足够的预充液，保持足够的基本平面；④ 管道提前排气；⑤ 其他比如变温水箱工作状态，压力零点校正，泵管的松紧度，紧急手动摇把，气源正确通畅,血管活性药已具备等。

29. 体外循环前并行阶段血压过低怎么办?

　　体外循环前期的并行阶段对血压的要求主要是考虑血压对脑和心脏的灌注影响,防止脑缺血及室颤。从能量代谢的角度,在前并行阶段,由于体温尚未降低,还需要在一定的灌注压力下提供组织氧供。有几种方法:① 通过静脉控制引流保持适当的前负荷,以实现静脉控制缓慢开放,动脉流量逐步增加;② 在引流充分的条件下可以适当提供灌注流量;③ 适当应用 α 受体激动剂增加后负荷,比如去氧肾上腺素 40~50 μg 分次静脉推注直至起效。

30. 体外循环前并行阶段可以暂停使应用呼吸机吗?

　　前并行阶段是患者生命支持由自身循环呼吸转向完全由体外循环替代的过渡阶段。在此并行阶段,只有一部分体循环引流入体外循环管路,其余部分进入右心房。在此阶段,除了保障心脏正常射血外,还需要继续通气,否则进入右心房的静脉血没有进行气体交换又直接进入体循环,由此可能发生低氧血症和高二氧化碳血症。通气不充分还可能诱发肺组织释放炎性介质加重肺泡炎性渗出,甚至诱发肺水肿。

31. 体外循环前期灌注压力维持在多少合适?

　　对于什么是体外循环中的正常血压或灌注压目前仍无定论。临床中经常能看到这样的情况,同样是 40 mmHg 的血压,不同医生的处置方式各不相同。在尚缺乏坚实的证据之前,我们应该明白一个事实,体外循环早期血压降低是必然的,主要原因包括:① 组织灌注从搏动式改为平流式;② 血液稀释后导致的血液黏稠度下降;③ 体内儿茶酚胺浓度下降使血管阻力下降;④ 低温抑制血管收缩;⑤ 过敏反应等。

32. 体外循环中为什么经常会出现气体栓塞?

　　体外循环中气栓发生率很高,尤其是使用鼓泡式氧合器。微小气栓一般不至于表现出明显的临床症状,但如果不慎进入重要组织器官内,比如冠脉或脑血管可能引起严重后果。气泡来源的原因有很多,比如气/血比例过高,变温器水温与血温温差过大,心内或术野过度吸引,加入冷的库血且加温过快,心腔内排气不完全的情况下心脏复跳,动脉泵管破裂或动脉泵持续转动使氧合器排空等等。另外,还有外科操作也是一大原因。

33. 如何预防体外循环中的气栓？

首先要加强监测，比如：① 可以将气泡探测器探头固定与体外循环动脉管路上；② 加装液面报警装置，以防转流过程中氧合器内液体排空；③ 利用 TEE 探头置于降主动脉水平，可以很容易检测出血流中的气栓。其次严密观察提高责任心是防止动脉大量进气的关键。最后采取一些主动预防措施，比如使用动脉滤器排除气栓、尽量从静脉通路给药、复温时温差不要过大、术野吹入二氧化碳也可预防外科操作引起的气栓。

34. 体外循环快结束阶段何时开始准备心脏复苏？

理想的心脏复苏是在升主动脉开放之后心脏自动复跳。但实际上开放升主动脉后部分患者的心脏是以室颤的形式恢复电活动的，此时部分心肌还处于抑制状态。除药物辅助外，灌注压力和温度也是重要的参考因素。开放升主动脉后，维持足够的灌注压，冠状动脉才能得到血供；同时，体外循环医师要掌握好复温时机，保证开放升主动脉的时候血液温度 $>30℃$。对麻醉医生来说，当体外循环开始复温时，就可以小剂量开始泵注血管活性药以辅助心脏复苏。

35. 体外循环停机前如何调整心脏参数以达到最佳状态？

可从心律、心率、前负荷、后负荷与心肌收缩力五个方面来调整。停机时，窦性心律最理想，能保证房室偶联使心脏做功最大化。建议维持适度稍快的心率，有利于提高心排血量，同时避免心率慢导致的心脏膨胀。心脏的前负荷可以通过体外循环调节流量来控制。后负荷可通过调节全身血管阻力来控制。对于术前心功能受损、左心室舒张末压力高、高龄、体外循环时间过长的患者，术后心肌收缩力可能进一步降低，需使用正性肌力的药物辅助治疗。

36. 体外循环快结束阶段需要做哪些肺相关的准备？

推荐的步骤包括：① 清洁并吸引气管；② 吸引胃管；③ 直视下手工缓慢膨肺；④ 纯氧机械通气；⑤ 查看有没有肺不张；⑥ 感觉肺顺应性是否良好；⑦ 开启呼吸机监测与报警；⑧ 检查胸膜是否破损，是否有胸腔积液。

37. 停止体外循环的标准有哪些？

停止体外循环的标准包括：① 降低体外灌注流量时能维持满意的动脉压；② 血容量基本补足，中心静脉压无异常；③ 鼻咽温度 36～37℃，肛温大于 35℃；

④ 血红蛋白浓度成人达 80 g/L,婴幼儿达 90 g/L,新生儿达 100 g/L;⑤ 血气电解质基本正常;⑥ 心律无明显异常;⑦ 血管活性药物已经在持续输注。

38. 体外循环停机后就万事大吉了吗? 需要注意什么?

任何时候都不要放松警惕,在动静脉插管拔管前,手边随时准备好肝素,要有随时重新转机的心理准备,一旦发生意外,可以紧急给予肝素重新转机。体外停机后由于术野依然会有渗血,要做好血液保护、血液回收和加温回输。另外,心脏直视手术心脏内可能有大量气体,除了在心腔闭合时排气,体外循环停机后也要留意有气体残留的可能,此时用 TEE 监测最为敏感。

第四节　心脏辅助及替代装置

39. 心室辅助装置是什么?

心室辅助装置(VAD)是应用机械或生物机械手段,部分或全部替代心脏的泵功能。自 20 世纪 60 年代在临床应用以来,经过发展迭代,VAD 的应用已从心血管手术后复苏、心脏移植过渡或替代,拓展至心肌功能的恢复,乃至心力衰竭的永久性治疗。VAD 可显著提高终末期心衰患者生存率和生活质量,已成为终末期心衰患者重要的治疗方式。

40. 使用心室辅助装置后血流从搏动性灌注变成平流灌注对预后是否有影响?

目前各种心室辅助装置(VAD)大部分都是通过提供平流血流来进行机械循环支持。1998 年 MicroMed Debakey VAD 面世,首个全植入平流 LVAD 才开始有了长期的临床研究。当时仅有少数动物实验发现无搏动灌注具有优势。在 20 世纪 50 年代开始在体外循环中使用滚压泵,逐渐发现,较短时间内人体脏器可以耐受非搏动血流。如今对应用平流辅助装置的患者进行长期随访发现,在 VAD 支持中各个脏器功能可以很好地维持。

41. 使用左心辅助装置会不会影响术后认知功能?

为评估长时间平流血流对于神经认知功能的影响,Zimpfer 等对使用搏动 VADs 患者与心脏移植前使用 MicroMed DeBakey VAD 患者比较了 P300 诱发电位的数据,分别比较术前、出 ICU 时、随访 8~12 周。结果发现不管装置何种类型的心脏辅助装置都可以改善神经认知功能。平流动力泵虽然与搏动性灌注生理不同，但在长时间或永久支持时表现出良好的临床转归，且临床研究显示人体可良好耐受非搏动性灌注。

42. 左心辅助装置(LVAD)置入手术麻醉前需要注意什么？

对于麻醉医生来讲，置入 LVAD 的全身麻醉管理是一种挑战，此类患者病情都非常危重，往往需要多种血流动力学监测。先对于衰竭的左心功能，往往需要多种血管活性药物才能勉强维持足够的体循环动脉压。由于低心排会诱发一系列器官功能障碍，尤其是心源性肺水肿，因此此类患者假如已行气管插管，需要较高的 PEEP 和高浓度氧气。在麻醉诱导前即备好红细胞、血浆和血液回收装置，因为在开始心肺转流前有潜在的大出血风险。

43. 左心辅助装置置入手术如何麻醉诱导？

依据患者有无 IABP 或 VAD，制定不同全麻诱导方案。进入手术室之前，应准备好妥当的静脉通路以输注正性肌力和血管活性药物、标准监护设备和气道工具。其他还需要的设备有：有创肺动脉压力和动脉压力监护模块、经食管心脏超声(TEE)。诱导前，至少开放一路大口径静脉通路，并在局麻和适量抗焦虑药物下开放动脉压监测。充分氧合后，通过静脉进行麻醉诱导，宜选用心血管活性温和的麻醉药如依托咪酯。

44. 左心辅助装置置入手术术中麻醉管理需要注意哪些问题？

对大多数患者，由于心功能在边缘状态，即使术前禁食时间足够，胃排空时间也是延长的，推荐默认按饱胃患者对待。在诱导和气管插管成功后，可通过复合平衡麻醉来维持麻醉，根据术前肾功能状况选择肌松药。首先，根据循环功能对全麻药物的反应，使用并调整正性肌力药物的剂量。其次，需要放置漂浮导管和 TEE 探头，体表放置体外除颤电极。使用袢利尿剂或渗透性利尿剂维持合理尿量，最后开始输注抗纤溶药和预防性抗生素。

45. 左心辅助装置置入手术术后监护需要注意哪些问题？

由于 LVAD 泵是持续泵血的，动脉缺乏搏动性，因此术后袖带血压和脉氧仪的测量可能不可靠。动脉波形缺乏搏动性可能是左心室充盈不良、左心室减压程度不足和(或)二尖瓣关闭不全有关，可通过 CVP 和肺动脉压来鉴别。平均动脉压最好维持在 65～85 mmHg。术后通过使用利尿剂使尿量维持在 50～100 mL/h，减少肾毒性药物的使用，维持不低于 60 mmHg 的肾灌注压力。预防脑血管意外或脑水肿，一旦怀疑应及时行头颅 CT 检查。

46. 使用左心辅助装置可以逆转肺动脉高压吗？

许多终末期心衰患者等待心脏移植过程中由于左心房压慢慢升高导致继发顽固性肺动脉高压。这种肺动脉压增高对于药物治疗无反应并成为同种异体心脏移植的禁忌。然而，连续对衰竭的左心室减压可减少顽固性肺高压程度并降低肺血管阻力。有研究证实肺阻力在术后 3～4 天开始降低，并在 VAD 支持期间以及心脏移植后都较治疗前显著降低，提示非搏动血流对于降低肺循环负荷具有治疗作用，降低了心脏移植的风险，已被认为是二期治疗手段。

47. 心室辅助装置治疗期间有哪些并发症？

出血是最主要的并发症。首先此类手术的患者术前常使用抗凝药甚至抗血小板治疗，而且心衰还会继发肝充血和肝性凝血功能障碍；其次接受此类手术的患者往往是二次开胸，也增大了出血风险。所以早期并发症包括出血、右心衰竭、血栓、气栓等。随后的并发症包括血栓、感染、连接管道脱出或梗阻、辅助装置失灵等。

48. 使用心室辅助装置如何抗凝？

心室辅助装置运行后，要密切监测血小板，必要时输入血小板，维持在 50×10^9/L 以上，还可输入冷冻血浆和冷沉淀改善凝血。围手术期出血停止后，开始肝素抗凝（一般在术后 24 小时以内）。肝素持续输注（500～1 000 IU/h），维持 ACT 时间在 175～200 秒，部分凝血酶原时间（PPT）在 45～55 秒。如果 LVAD 提供的血流一过性低于 1.5 L/min，应该额外添加肝素，将 ACT 时间提高到 200～250 秒。

第五节　体外膜肺氧合疗法用于心肺支持

49. 体外膜肺氧合疗法（ECMO）适用哪些疾病？

ECMO 的适应证包括：① 心源性休克；② 心脏骤停，尤其是院内心搏骤停 CPR 时间尚短可考虑使用 ECMO 辅助；③ 急性右心衰；④ 器官移植前后的心肺支持替代治疗;⑤ 急性呼吸窘迫综合征;⑥ 心脏手术后的功能支持;⑦ 终末期生命支持,比如为脑死亡患者提供的供体器官提供有效保护。

50. ECMO 有什么禁忌证?

从本质上来讲 ECMO 和气管插管一样,是一种临时措施,作为"桥梁"为进一步检查或下一步治疗赢得时间。ECMO 的绝对禁忌包括晚期癌症,长时间的心肺复苏伴严重神经系统损伤,肺功能无法恢复,不适合肺移植或心功能无法恢复且无心脏移植的机会,其他情况包括患者或家属拒绝治疗,患者在临床意义上已无治愈可能,也没有其他可以终止 ECMO 的治疗措施。考虑到插管条件,严重水肿或病态肥胖导致的插管困难可视为相对禁忌。

51. ECMO 本身容易有哪些并发症?

ECMO 作为一种长时间的人工呼吸循环支持措施,会遇到各种各样的问题。其系统本身相关的并发症包括:① 血栓形成;② 插管问题,比如深度过深、打折、破裂脱落等;③ 氧合器功能异常;④ 空气栓塞;⑤ 血泵功能异常;⑥ 热交换器和(或)血液浓缩器等机械部件故障等。

52. 患者在接受 ECMO 治疗期间有哪些并发症?

患者在接受 ECMO 治疗期间,出血是最常见且最具危险最难处理的并发症。其次是肾功能障碍,主要表现为肌酐上升、少尿、电解质紊乱等,可以用连续肾脏替代疗法(CRRT)辅助。另外常见的包括:① 感染;② 中枢神经系统并发症;③ 溶血;④ 高胆红素血症;⑤ 循环功能障碍(低心排综合征、心律失常、心搏骤停等);⑥ 肺部相关并发症(胸腔出血、气胸、肺水肿、肺炎等);⑦ 末端肢体缺血等。

53. 建立 ECMO 阶段如何实施麻醉?

对于实施 ECMO 辅助支持的清醒患者,应根据具体情况静脉给予小剂量阿片类镇痛药物如:吗啡、芬太尼、舒芬太尼等,镇静药物可选用咪达唑仑或东莨菪碱。插管时可局部注射利多卡因浸润麻醉,以达到最佳的镇痛和(或)镇静效果,可避免患者因紧张或疼痛所致的不良影响。所有麻醉及镇静药物给药应遵循小剂量多次的原则,避免因麻醉药物给药速度过快、剂量过大所致的呼吸循环系统急性衰竭,避免重要脏器功能受损。

54. ECMO 维持期间还需要麻醉吗？

为了降低 ECMO 期间机体的应激反应、缓解疼痛、减少焦虑，让心肺得到充分的休息，有必要给患者充分的镇静。此时，在没有过强的疼痛刺激的情况下不宜过度镇痛。一般情况下，镇静药通常可选择咪达唑仑，根据具体情况，给予 $10\sim50~\mu g/(kg\cdot h)$；镇痛可选用芬太尼或者舒芬太尼。对于 ECMO 辅助时间很长的患者，多数只需要小剂量的吗啡。对 ECMO 长期循环支持治疗的患者，如无气管插管多数可保持白天清醒。

55. 撤离 ECMO 时麻醉方面需关注什么？

一旦决定撤离 ECMO，往往意味着患者病情已经显著改善。对于无气管插管的 ECMO 患者，在撤离 ECMO 前应适当禁食数小时，因 ECMO 拔管时需适当的镇痛、镇静，防止胃内容物反流误吸。拔管时应用局部麻醉药，减少因疼痛、紧张等不良反应引起体内儿茶酚胺大量分泌诱发循环危象。

（方向明　张　钰）

参考文献

［1］ Banayan JM，Roberts JD，Chaney MA，et al. CASE 7—2016 Choice of Percutaneous Mechanical Assistance During Cardiopulmonary Instability：Heart，Lungs，or Both？［J］. Journal of Cardiothoracic and Vascular Anesthesia，2016，30(4)：1104-1117.

［2］ Lafc G，Budak A B，Yener A Ü，et al. Use of extracorporeal membrane oxygenation in adults［J］. Heart，Lung and Circulation，2014，23(1)：10-23.

［3］ Zimpfer D，Wieselthaler G，Czerny M，et al. Neurocognitive function in patients with ventricular assist devices：a comparison of pulsatile and continuous blood flow devices［J］. ASAIO journal，2006，52(1)：24-27.

［4］ 邓小明，姚尚龙，于布为，等. 现代麻醉学. 第 5 版［M］. 北京：人民卫生出版社，2020.

［5］ Michael A. Gropper 著. 邓小明，黄宇光，李文志，译. 米勒麻醉学. 第 9 版［M］. 北京：北京大学医学出版社，2021.

［6］ David L. Joyce，Lyle D. Joyce，Matthias Loebe，著. 周睿，孔烨，译. 机械循环支持原则和应用［M］. 上海：上海科学技术出版社，2016.

第十四章

心脏大血管手术中的器官保护

第一节　心肌保护

1. 体外循环手术为什么需要使用心脏停搏液？

　　为了给术者提供静止的手术视野，可灌注高钾停搏液，使心脏停搏在舒张期。停止的心肌电机械活动是降低心脏代谢最重要的一步。钾诱导的心脏停搏本身能降低 90％的心肌氧耗。通常灌注冷的停搏液降低心肌温度，能增强其降低氧耗的作用。高钾停搏液联合降低心肌温度至 22℃，能使心肌耗氧降低 97％，且组织可耐受长达 20～40 分钟的血流完全中断。手术结束，通过灌注钾浓度正常的温血可以使心脏复跳，从而达到心肌保护的目的。

2. 灌注心脏停搏液后心脏是停在收缩期还是舒张期？

　　停留在舒张期。外科医生在灌注停跳液看到心脏停搏后，应常规触摸心脏，此时心脏应该是柔软的，说明处在舒张期。曾有报道，外科医生在给某肥厚性心肌病患者行主动脉手术时心脏停搏后忘记触诊。当换完主动脉准备复跳时，才发现心脏硬邦邦的，俗称"石头心"，该情况心脏再复跳的概率微乎其微。由于患者心肌肥厚，冠脉难以短时间内充分灌注所有心肌，故心脏停在了收缩期。对肥厚的心肌正确的做法是持续灌注直至心脏变软表明灌注充分。

3. 心脏停搏液有哪些成分？

　　心脏停搏液的成分因医疗机构而异，但均使用了高钾。有些医院使用非常简单的高钾全血停搏液，而有些医院则在停搏液中添加了多种化学制剂。现在大多数中心临床上都使用某种形式的含血停搏液替代纯晶体的停搏液。血液与晶体液的比例通常是 4∶1 或 8∶1。心脏停搏液中加入的化学成分使其渗透压轻度升高，从而减轻心肌水肿。这些化学成分包括缓冲剂（中和心脏产生的酸性代谢产物）、能量代谢底物或促进心脏产生腺苷三磷酸的催化剂。

4. 不同心肌保护液有哪些不同的优缺点和适应证？

　　冷晶体保护液（0～4℃）优点是心脏停搏快，缺点是不提供氧和心肌营养，适合先天性心脏病、阻断时间短的手术；浅低温含血保护液（32～34℃）优点是无缺血和再灌注损伤，缺点是容易发生气栓，只适合阻断时间短的手术；中低温含血保护液（26～29℃）避免了深低温和常温的缺点，但晶体用量较多。深低温含血保护液（4～6℃）适合阻断时间较长的手术，缺点是冠脉遇冷容易挛缩，摄氧量降低。

5. 除了高钾停搏液还有其他停搏液吗？

　　可以选用超极化停搏液。高钾停搏液在体外循环心脏手术已有 30 余年的应用历史，其效果肯定，但也存在一些问题。如果使心肌细胞膜电位去极化，从静息膜电位 -80 mV 提高到 -50 mV，快 Na^+ 通道失活，可使心脏舒张性停搏；同时在这种膜电位下可使细胞内 Ca^{2+} 超载。应用极化或超极化停搏液，静息膜电位可达 -70 mV，从而可避免或减轻去极化后离子不平衡带来的损害。因为增加高能磷酸盐，可减少心肌再灌注损伤。

6. 心肌保护液的温度是高一点好？还是低一点好？

　　虽然低温确实可以通过抑制代谢（尤其是间断灌注停搏液）提供一些保护作用，但也可能造成一些有害作用，包括心肌水肿的危险增加（通过抑制离子泵），以及各种膜受体的功能受损，而这些受体是一些药物（如停搏液中的各种添加物）发挥作用所必需的。另外，低温在抑制心肌代谢的同时，也增加了血浆黏滞度，并降低了红细胞的变形能力。因此，就有了对常温停搏液的探索。但目前尚缺乏令人信服的证据证明常温灌注液一定好于低温灌注液。

7. 成人用的心肌保护液可以用于小儿吗？

　　小儿心脏结构和功能与成人有不同处，发绀与非发绀先天性心脏病患儿的心脏也有区别。已证实成人所用的心肌保护液配方不适合小儿心肌保护，但目前尚无一致公认适用于小儿的理想配方，主要还是依照各医院的惯例配方。

8. 非体外循环心脏手术中如何实施心肌保护？

在不阻断升主动脉、心脏保持搏动的条件下手术，可以从根本上防止心肌缺血缺氧及缺血再灌注损伤。从保护心肌角度看这是较理想的方法，但冠状动脉旁路移植手术在心脏搏动的情况下操作比较困难，同样也给麻醉和心肌保护带来挑战。麻醉期间可利用药物作用使心率减慢，以利冠状动脉吻合操作，同时维持心脏前后负荷，维持心脏氧供耗平衡和全身组织器官正常灌注。

9. 心肌缺血预处理有什么保护作用？

心肌缺血预处理的保护作用表现在心肌梗死范围缩小，心脏舒缩功能改善和抗心律失常作用增强。其机制不明，但可能与下列因素有关：① 腺苷在缺血预处理中起重要作用，可激活细胞内 G 蛋白，进一步激活蛋白激酶 C 从而起到保护效果；② 在应激状态下，心肌可迅速激活并合成大量热休克蛋白（HSP），以抵抗各种应激原的作用，产生抗氧化等保护作用；③ 延迟性的心肌保护作用可持续数 10 h 至数日，其机制与 HSP 和超氧化物歧化酶（SOD）合成增多有关。

10. 可以从哪些方面评价心肌保护的效果？

首先是心泵功能及血流动力学指标，包括心排血量、射血分数、舒张期压力和容积及顺应性、动脉血压、中心静脉压、左心房压、肺动脉压等；TEE 监测室壁异常运动、心室壁厚度、左心整体功能等。其次是心电图监测心率和节律等；再灌注损伤导致的心律失常包括快速性心律失常和缓慢性心律失常。最后要注意心肌能量代谢及血浆生化改变，可反映心肌缺血缺氧期和缺血再灌注损伤期的变化，包括能量代谢、血清酶及心肌结构蛋白异常。

第二节　血液保护

11. 血液保护有哪些常用方法？

为避免大量输血带来的并发症，常用血液保护措施包括术前血液分离、使用抗纤溶药、血液回收和加强外科止血。在肝素化前采集全血分离成红细胞、少血小板血浆和富血小板血浆，同时补充容量进行血液稀释。术中根据血红蛋白浓度回输红细胞，体外循环后回输自体血浆和血小板，该技术可避免体外循环对凝血因子及血小板的激活，显著提高了血液保护的效果。在整个手术过程中还可通过血液回收机来回收术野和体外循环管道的红细胞并重新回输。

12. 哪些药物可以用于血液保护？

　　血液保护相关药理学方法包括使用抗纤溶药，氨基己酸、氨甲环酸和抑肽酶等。使用抑肽酶的风险大于受益，不适用于常规血液保护。使用氨基己酸和氨甲环酸可以减少总失血量，降低心脏手术中需要输血的患者总数。这些药物需要在心脏大血管手术全程使用才能获得最佳效果。

13. 心脏手术围手术期出血及输血的高危因素有哪些？

　　心脏手术围手术期出血及输血的高危因素包括：高龄、术前贫血、低体重、非冠状动脉旁路移植手术、急诊手术、术前使用抗凝血药物、先天或获得性的凝血功能障碍、以及合并疾病多。术前可根据患者具体情况制定更合理的血液保护方案。

14. 心脏大血管手术中凝血异常怎么办？

　　停止体外循环后早期补充新鲜冰冻血浆和血小板常可避免出现严重的凝血功能障碍。术中应经常测定凝血酶原时间、促凝血酶原时间、纤维蛋白原和血小板计数。血栓弹力图可很好地监测血小板功能、凝血因子和纤溶系统。补充纤维蛋白原有利于改善凝血。经一般处理后凝血功能仍不能恢复时，可考虑给予去氨加压素以增加血小板的功能，并补充Ⅶ因子和 von Willebrand 因子。停机后复温维持正常体温有利于凝血功能的恢复。

15. 心脏大血管手术中凝血功能异常的常见原因有哪些？

　　当大量输血超过患者全血容量时，由于血小板的减少可发生稀释性凝血障碍。当输血量在 1～2 个血容量时，由于凝血因子的稀释也可导致出血。其他导致凝血异常的因素有：残余肝素、肝脏缺血性凝血功能障碍、温度过低导致凝血反应时间变长。

第三节　脊髓和脑保护

16. 麻醉中监测脊髓状态有哪些方法？

　　脊髓监测最常用的是脑脊液压力监测，对术前已经出现下肢肌力下降，截瘫或涉及胸降主动脉的手术建议行脑脊液压力监测和引流。一般在 L3～4 或 L4～5 间隙穿刺并将导管置入蛛网膜下腔,有单向压力阀门可在压力超过限定后自然引流脑脊液,待术后第一天或第二天患者凝血功能恢复之后再考虑撤除引流管。其他监测方法还有:体感诱发电位(SSEP)和运动诱发电位(MEP),脊髓温度监测等。

17. 麻醉中有哪些监测脑状态的方法?

脑状态监测最常用的是经皮脑氧饱和度(rScO$_2$),可实时动态监测脑的氧代谢。一般地说,继发于麻醉或低温引起的脑电图(EEG)变化是双侧的,而缺血只影响单侧大脑的电活动。体感诱发电位可评价深部脑组织的功能,但需维持较浅的麻醉才能发现脑灌注不足,因此其实用性受到质疑。经颅多普勒可以监测大脑中动脉的血流速率,是目前唯一可以监测术中急性血栓、气栓和微栓塞的技术,与rScO$_2$ 有较好的相关性。

18. 什么是脊髓窃血?

窃血是指当某器官存在两条潜在的供血动脉的时候,一条血管压力高,一条血管压力低,血流优先通过阻力最小的路径,最终导致器官低灌注。由于脊髓供血很大程度依赖侧支循环,而且血流方向是双向的,因此在血压(灌注压力)较低的时候,脊髓的血供就可能"倒流",也就是发生了窃血,脊髓的血液灌注到身体其他部位。尤其是在主动脉阻断部位比较高的情况下,脊髓窃血更容易发生。

19. Adamkiewcz 动脉是什么?

脊髓供血依赖两条脊髓后动脉和一条脊髓前动脉,脊髓前动脉供应 75% 的脊髓,由左右椎动脉的颅外支汇合而成,沿脊髓前下行,沿途接受根动脉的血供。供应胸腰部脊髓(T8 至圆锥终末丝)的动脉起源于大根动脉,即 Adamkiewcz 动脉又称亚当凯维奇动脉。它是脊髓下部 2/3 的主要供血来源,并通过椎间孔进入椎管。这条动脉的意义在于术中要识别并加以保护,假如阻断极易引起脊髓缺血。

20. 脊髓灌注压如何计算?

脊髓灌注压(SCPP)＝平均动脉压(MAP)－脑脊液压力(CSFP)。如果 CSFP 未知,可以认为其约等于中心静脉压(CVP)。CSFP 和 CVP 不同时,取较大者。理解这个概念在没有左心分流的主动脉阻断时尤为重要,因为主动脉压力在阻断近心端显著升高,而血流在阻断远端中断。因此维持脊髓灌注的压力即脊髓血管流入压力(约等于 MAP)和轴索流出压力(CSFP 或 CVP)的差值。

21. 容易引起脊髓缺血的危险因素有哪些?

由于脊髓的血液供应是节段性的,任何节段的血供中断都会影响一大部分脊髓并可能导致瘫痪。引起脊髓缺血的危险因素包括:① 术前存在灌注不足;② 动脉瘤修复的范围较大;③ 既往有主动脉瘤修复手术史;④ 主动脉阻断的持续时间越长缺血风险越大;⑤ 急性贫血;⑥ 系统性低血压;⑦ 全身血管阻力过低且伴窃血。

22. 大血管手术中如何保护脊髓预防缺血发生?

可以采取:① 介入下行胸主动脉血管内修复与开放手术相结合,通过缩短主动脉夹闭时间来减少缺血风险;② 左心转流术将含氧的血液从肺静脉或左心房导向降主动脉;③ 选择性脊髓灌注;④ 脑脊液引流;⑤ 低温或深低温停循环;⑥ 硬膜外冷却导管,通过直接降低脊髓温度起到保护作用;⑦ 识别并保护 Adamkiewicz 动脉,避免其损伤;⑧ 神经保护药物个案报告在动物模型上有效果,但多数药物干预试验被证明效果不佳。

23. 大血管手术中如何脑保护减少脑部并发症?

在行主动脉弓置换和主动脉弓降部手术时,在术中常需中断脑部血流导致脑缺血,预防和减轻术中的脑缺血一直是个难题。当瘤体侵犯主动脉弓部时,术后一过性脑损害的发生率为 10%～30%,永久性脑损伤的发生率最高可达 15%。目前临床常用的措施有:① 选择合理的麻醉用药;② 维持稳定的血流动力学;③ 合理的呼吸管理;④ 深低温停循环;⑤ 选择性脑逆行灌注或选择性脑顺行灌注。最后还包括在此基础上的药物保护应用。

24. 胸腹主动脉术后一旦发现肢体无力怎么办?

胸腹主动脉手术的患者推荐行脑脊液引流。假如麻醉前没有放脑脊液引流管,术后一旦发现肢体无力也推荐果断行脑脊液引流。持续至术后的脑脊液引流可预防术后低血压和脑脊髓水肿导致的脊髓缺血。一般术中控制脑脊液压力在 8～10 mmHg,术后早期脑脊液压力控制在 10～12 mmHg。当确定患者四肢可以活动后,可将压力控制在 12～15 mmHg。

25. 什么是高灌注综合征?

高灌注综合征是由于原先低灌注区脑血流量显著增加超过脑组织代谢需要而引起的一种严重并发症。其发病机制与长期低血流灌注导致的脑血管自动调节功能紊乱有关。主要表现为严重的单侧头痛、面部和眼部疼痛、癫痫发作以及因脑水肿和(或)颅内出血引起的局灶性神经症状,发生率为 0.3%～1%。目前对于高灌注综合征的原因和治疗尚不明了。

第四节　肺保护

26. 心脏大血管手术导致肺损伤的原因有哪些?

术中导致肺损伤的原因有:① 长时间体外循环导致的全身性炎性反应;② 深低温停循环除直接导致肺缺血性损害外,身体其他部位因缺血(尤其是内脏器官的缺血)而释放的炎性介质和毒性产物可对肺部产生进一步损伤;③ 术中左心功能障碍或左心引流不畅导致肺静脉淤血和渗出、肺的炎性细胞浸润可加重肺间质水肿和炎性反应;④ 术中对肺的挤压和牵拉导致肺的机械性损伤;⑤ 大量输入血制品导致的肺部炎症和微栓塞。

27. 大血管手术体外循环期间要不要停止通气?

体外循环期间停止通气可能会促进肺循环溶酶体酶释放和激活,导致 ARDS 的风险升高。体外循环开始后只要不影响外科操作仍然可维持通气,但在主动脉阻断后通常停止机械通气,此阶段建议间断膨肺或给予 $5\sim10~cmH_2O$ PEEP。

28. 麻醉中如何减少肺和其他脏器缺血性损伤?

低温是减少缺血性损伤的有效手段。研究表明与 35℃ 相比,在中心温度降至 32℃ 以下时阻断肺动脉血流可改善术后肺功能。在停循环过程中经肺动脉灌注低温肺保护液也取得好的效果。减少其他脏器的缺血时间,尤其是热缺血时间是减少肺部并发症的有效手段。

29. 围手术期有哪些肺保护性措施可以采用?

从病理生理的角度来看,肺保护措施主要包括以下几个方面:① 减少体外循环的炎性反应;② 减少热缺血时间;③ 术中积极维护左心功能,并保持左心引流通畅,避免左心房压和肺毛细血管压力过高导致的间质性肺水肿;④ 避免和减少肺的机械性损伤;⑤ 做好血液保护,减少异体血的使用,或可使用去白红细胞以减少输血性的肺损伤;⑥ 体外循环期间尽量避免肺泡塌陷,在不影响外科操作的前提下间断通气或膨肺。

30. 术后如何加速肺功能恢复?

主动脉置换术后呼吸功能障碍是较为常见的并发症之一。在术前无明显呼吸功能异常的患者,术后呼吸系统的恢复一般是顺利的。术后尽早拔除气管导管,可避免呼吸机相关性肺损伤。非体外循环下的单纯胸主动脉替换术与普通胸科手术一样,可在术后即刻或 1 小时内拔除气管插管。单纯的主动脉根部或升主动脉替换也可在术后 1～4 小时内拔除气管插管。充分的术后镇痛有助于患者咳嗽和排痰,显著加快术后呼吸功能的恢复。

31. 术后有哪些肺保护性措施?

除了术中采取一定的肺保护措施,术后根据不同的肺部病理改变采用合理的呼吸机治疗模式,将有利于改善患者的通气血流比异常。假如患者需要 1 周以上的呼吸机支持时,可考虑行气管切开术,这样能更好地进行呼吸道护理。术后积极的体位变化和利用体位排痰有利于防止术后肺不张和肺部感染,尤其是在有些患者由于瘤体或手术侵犯喉返神经导致声带麻痹而不能有效地咳痰时。

第五节　肾脏保护

32. 围手术期发生急性肾损伤的病因有哪些?

围手术期急性肾损伤(AKI)的发生往往混合多种病理生理机制。最常见的原因包括肾脏灌流不足、静脉淤血、腹内压过高、炎症、泌尿系梗阻和(或)使用肾毒性药物,比如造影剂、某些抗生素等。特别是右心功能衰竭可能导致中心静脉压升高和肾静脉淤血。肾静脉淤血可压迫肾小管,改变肾小球的梯度压,最终影响肾小球滤过率。

33. 为什么心脏大血管术后肾功能容易受损?

肾动脉以下的主动脉重建手术的肾衰竭发生率约为 3%,而在腹腔动脉以上阻断主动脉的肾衰竭发生率则要高出 5 倍以上。研究表明,肾动脉以下的主动脉阻断使肾血流量下降 38%,使肾血管阻力增加 75%,并且使肾皮质的血流发生再分布。在开放主动脉后,这种变化仍然持续至少 1 小时。肾动脉以上阻断主动脉时,肾血流下降>80%。这种术后肾衰竭几乎都表现为肾小管坏死。

34. 术中尿多意味着术后不会肾衰吗?

很遗憾,在心脏大血管手术中,不能凭尿量判断肾灌注是否充分,即使尿量是足够的,也无法预测术后肾功能。手术后的肾衰竭主要与术前的肾功能障碍、阻断期间的缺血、术中的血栓和气栓、低血容量和低血压有关,但术前肾功能不全是最大的危险因素。

35. 麻醉状态下肾可以耐受长时间的缺血吗?

肾脏在常温下对缺血的敏感性仅次于脊髓。正常的肾脏可耐受常温下阻断肾血流 45~60 分钟,低温可明显延长肾脏缺血耐受的时间。由于肾是一个压力依赖性器官,麻醉状态时虽然各器官的氧耗降低,但对延长肾耐受缺血的时间可能并不显著。

36. 围手术期有哪些措施避免急性肾损伤?

首先是低温保护。其次在术前有肾功能障碍或预计阻断时间较长的患者,可选择性深低温或将甘露醇经动脉输入肾脏,可能有利于预防肾损伤(尚缺乏足够的证据)。菲诺多泮,可选择性扩张肾血管,目前越来越多的用来改善肾缺血。主动脉阻断期间和开放后,最重要的是保持体循环稳定,包括血容量的稳定,前负荷的稳定,维持心排血量,同时避免容量过多导致肺水肿。容量复苏时应尽量避免人工胶体,优选平衡液或人血白蛋白。

37. 麻醉药物有肾保护的作用吗?

吸入麻醉药如七氟醚,在尿毒症患者中也可使用,肾保护作用尚不明确。异丙酚可能存在一定的肾保护作用,因为其可以减少氧化应激、炎性反应和缺血再灌注损伤。右美托咪定也显示出了良好的肾保护作用,可能是通过类似的作用来减少氧化应激和炎性反应,以及增加肾脏血流量。心脏手术中的 RCTs 证实了右美托咪定在成人和儿童患者中具有围手术期肾保护作用。然而,这些研究都是较为小型的,各种麻醉药物的肾保护作用有待进一步研究。

(方向明　张　钰)

参考文献

［1］　邓小明,姚尚龙,于布为,等.现代麻醉学.第 5 版［M］.北京：人民卫生出版社,2020.

［2］　Michael A. Gropper 著.邓小明,黄宇光,李文志,译.米勒麻醉学.第 9 版［M］.北京：北京大学医学出版社,2021.

［3］　Mohammed M. Minhaj 著.雷翀,董海龙,译.心脏手术麻醉(基于问题的学习方法)［M］.北京：世界图书出版公司,2021.

第十五章

心脏起搏和除颤

第一节 心脏起搏器基础

1. 心脏起搏器的组成部件有哪些？

人工心脏起搏器由两部分组成，即脉冲发生器和电极导线。脉冲发生器通常埋植于上胸部皮下。电极导线经腔静脉连接心腔或直接缝于心脏表面，单极、双极和多极之分，一般放置于心房或心室。

2. 起搏器 NBG 通用代码的含义是什么？

起搏器 NBG 通用代码包含 5 个字母，其各自的含义为：Ⅰ、起搏心腔；Ⅱ、感知心腔；Ⅲ、对感知事件的反应；Ⅳ、程控、遥测、频率应答；Ⅴ、多点起搏。

3. VVI 起搏模式的工作原理是什么？适用于哪些患者？

VVI 起搏是单腔起搏模式，是抑制模式中的心室感知与起搏。其导线位于右心室，脉冲发放后刺激右心室，受 R 波抑制。适用于紧急短暂的心脏停搏及严重的症候性心动过缓者。

4. AAI 起搏模式较 VVI 的优点是什么？

AAI 是单纯心房起搏。适用于病态窦房结综合征房室传导功能正常，右心房不大或无心房静止患者。AAI 较 VVI 能增加心排量达 26％以上，这是因为心室舒张期充盈量有 15％～25％依靠心房的收缩。

5. DDD 起搏模式的工作原理是什么？适用于哪些患者？

　　DDD 起搏是指起搏器被编程为对心房和（或）心室进行感知，心房和（或）心室起搏，对感知到的事件进行抑制或触发的起搏模式，是双腔房室顺序起搏。当应用单腔心室起搏器无法维持适当的心排血量，且使用单腔心房起搏器也不恰当，如在完全性房室传导阻滞的情况下，就是应用房室顺序起搏器的指征。

6. 什么叫做起搏器不应期？其作用是什么？

　　起搏器不应期是电脉冲发放后或感知自身心电信号后起搏器中的感知放大器被关闭，对外来信号不感知的一段时间。其作用是为了避免感知下列信号：① 起搏脉冲发放后导线与心脏接触界面电化学作用产生的残余电压；② 高大深的 T 波；③ 起搏的或自身的 QRS 波。

7. 永久起搏器的适应证有哪些？

　　永久起搏器的适应证包括：① 症状性窦房结疾病；② 症状性房室结疾病；③ 长 QT 综合征；④ 肥厚型梗阻性心肌病；⑤ 扩张型心肌病。

8. 永久起搏器的使用寿命是多久？

　　使用锂电池的双腔起搏器可以使用 5～10 年，单腔起搏器可以使用 7～12 年。

9. 将磁铁放置于永久起搏器上会有什么反应？

　　磁铁引起的起搏器模式改变能显示起搏器电池寿命，有时也可测定起搏阈值。将磁铁置于起搏器上是否会导致其切换到非同步模式取决于设备的品牌，有的品牌使用磁铁是无效的。但大多数起搏器制造商警告，绝对不要用磁铁来处理起搏器突发故障或用来防止电磁干扰的影响。

10. 临时起搏器的起搏方式有哪些？其相应优缺点是什么？

　　临时起搏器的起搏方式分为：经皮或经食管起搏、经静脉/肺动脉导管起搏、开胸心外膜起搏。经皮起搏简单、迅速、安全，但其感知率易变，且导致胸壁活动，可能引起患者不适；经食管起搏安全、简单、心房感知可靠，但所需起搏器特殊，且依赖于患者完整的房室传导；经静脉起搏最可靠、耐受良好，但为有创操作、具有潜在并发症风险且耗时较多；开胸心外膜起搏迅速可靠，但仅适用于心脏术后，导联易发生故障。

11. 临时起搏器的适应证有哪些？

临时起搏器适用于：① 对药物治疗反应不良的心动过缓或急性心肌梗死后出现的难治性心动过缓；② 永久起搏器置入前的过渡措施；③ 心脏术后的心率支持治疗；④ 已置入永久起搏器的起搏器依赖患者，为避免强电磁干扰时导致的灾难性事故。

第二节　起搏器患者的围手术期管理

12. 安置永久起搏器的患者如何进行麻醉前评估？

术前评估的关键在于麻醉医生与负责管理起搏器的团队之间的及时沟通。麻醉医生需告知管理团队围手术期电磁干扰的存在、心脏复律或除颤的可能性、患者体位、可能损坏或妨碍起搏器导线的手术部位以及术后处置方案。管理团队须与麻醉医生沟通并确定起搏器的放置日期、类型、放置的指征、电池寿命（≥3 个月）、起搏器依赖性以及磁铁反应。

13. 起搏器程序重置的适应证有哪些？

合理的程序重置是避免术中发生意外的最安全方法，特别是对于即将使用电磁干扰装置的起搏器依赖患者。术前需要进行起搏器程序重置的适应证为：① 任何带有心率敏感度的起搏器；② 特殊的起搏适应证（肥厚型梗阻性心肌病、扩张型心肌病、儿童）；③ 起搏器依赖的患者；④ 胸部或腹部大手术；⑤ 特殊操作（碎石术、经尿道电切术、宫腔镜手术、电惊厥疗法、MRI 检查）。

14. 安置起搏器时应如何放置体外除颤电极板？

体外除颤电极板放置位置距离起搏器不少于 15 cm，可选用前后位（RA 电极在左背部肩胛骨下方，LL 电极在心尖部）、尖前位（RA 电极在右锁骨下方，LL 在心尖部）以及尖后位（RA 电极在右背部肩胛骨上方，LL 在心尖部）放置电极板。

15. 安置起搏器术中使用电刀时应如何选择电极板位置？

确保电刀电流不通过或靠近起搏系统。对于头颈部手术，电极板可置于起搏器对侧肩部；胸壁和腋窝手术，电极板及导线无菌覆盖后置于同侧手臂。

16. 安置起搏器的患者行碎石术、电惊厥治疗以及射频消融等手术时有什么特殊准备？

　　碎石术：不要使用心房起搏模式，因为某些碎石仪器被设置为 R 波时触发，而心房起搏电刺激可能被误认为心室收缩。电惊厥治疗：需要非同步（非感应）模式。射频消融：进行非心脏的射频消融操作时，在撤除心电监护前应对起搏设备进行消融操作后的检查。

17. 安置起搏器的患者围手术期监测有哪些要求？

　　术中监测遵照 ASA 指南标准。心电图监测必须能够监测起搏器电流的发放。应关闭 ECG 的噪音滤过功能，使 ECG 监测仪能探测到起搏器脉冲。脉搏血氧饱和度测定对于接受手术的起搏器安置患者非常重要，因为它是心脏起搏器夺获并产生心排出量的最佳临床指标。有创动脉波形也可准确显示起搏器夺获和心排量，但并非所有手术都需要进行动脉穿刺。

18. 围手术期起搏器故障类型有哪些？夺获失败的原因是什么？

　　起搏器故障包括：① 夺获失败；② 电极导线传导障碍；③ 起搏器发生器故障。夺获失败常见于心肌缺血和（或）梗死、酸碱平衡紊乱、电解质异常或抗心律失常药物浓度异常引发的心肌不应期延长或去极化所需能量增加，从而导致心肌异常。

19. 如何处理围手术期起搏器故障？

　　如果患者心率可满足灌注，生命体征平稳，可先观察，同时找出并处理原因。如患者灌注不足，应按以下步骤处理：① 放置磁铁，观察起搏器是否转为非同步模式，磁铁将消除这些装置的感知功能；② 经皮或经静脉临时起搏；③ 给予拟交感活性药物降低心肌去极化阈值和（或）增加心肌变时性；④ 找出并纠正心肌缺血原因；⑤ 纠正电解质、酸碱紊乱。若上述措施均失败，则应紧急开胸放置心外膜导线临时起搏。

第三节　除颤

20. 什么是植入型自动复律-除颤仪（ICD）？其工作原理是什么？

　　植入型自动复律-除颤仪（ICD）是一种能自动识别并立即终止危及生命的恶

性室性心律失常的电子装置。其工作原理是自动监测室性心动过速和心室颤动并进行超速抑制和电击复律,是预防心源性猝死最为有效的手段。

21. ICD 的通用代码有何意义?

ICD 通用代码用来说明电极位置和功能。第一位:除颤心腔;第二位:抗心动过速起搏心腔;第三位:心动过速探测心腔;第四位:抗心动过缓起搏心腔。

22. ICD 的适应证是什么?

ICD 植入的适应证包括:① 室性心动过速;② 心室纤颤;③ Brugada 综合征(右束支阻滞,V1～V3 导联 ST 段抬高);④ 致心律失常性右心室发育不良;⑤ 长 QT 综合征;⑥ 肥厚型心肌病;⑦ 预防性用于心肌梗死后射血分数低于 30% 的患者。

23. 将磁铁放置于 ICD 上会有什么反应?

磁体用于 ICD 时,大多数 ICD 会暂停快速性心律失常的探测和治疗。但磁铁并不会改变 ICD 原有起搏器的模式。因此磁铁放置在 ICD 上并不会在其原来起搏模式基础上诱导非同步模式。

24. 安置 ICD 的患者麻醉前评估包括哪些内容?

装有 ICD 的患者应有近 6 个月关于 ICD 的报告,从而了解患者心功能的变化。需要了解的内容包括:植入 ICD 的类型;当时植入 ICD 的原因;电池寿命是否大于 3 个月;患者是否为起搏器依赖心律、自身心律情况;ICD 对磁铁的反应;脉冲发生器或电极是否有报警事件以及最近的起搏阈值。

25. 安置 ICD 的患者围手术期有哪些注意事项?

术前对 ICD 设备、患者情况、手术操作进行充分了解及评估,麻醉诱导前关闭抗心动过速治疗;术中监测心电图并确保可进行体外复律或除颤,谨慎置入中心静脉导管;麻醉后重新检查 ICD,确定其功能正常。

26. 当安置 ICD 的患者需要进行高级生命支持时,除颤电极板的放置部位有何不同?

将体外除颤电极板放置在尽量远离脉冲发生器 15 cm 的位置,即前后位:一电极放置于心前区，另一电极放置于心后区或左肩胛与脊柱间。

27. 安置 ICD 的患者若在术中需要放置中心静脉导管或肺动脉导管时应注意什么？

若患者术前 1～2 个月内放置了 ICD 电极，术中安置中心静脉导管或肺动脉导管时应特别注意避免电极的移位，尤其是右心房和右心室内的电极发生移位的风险较高。

28. 室颤时用不同电流模式除颤仪进行体外除颤时首次能量分别为多少？开胸手术时心内除颤能量为多少？

如采用双相波电除颤首次能量选择制造商建议能量（如初始能量为 120～200 J）；如使用单相波电除颤首次能量应选择 360 J。心内除颤能量为 10～20 J。

（曾　俊　蔡晶晶）

参考文献

［1］ Michael A. Gropper. Miller's Anesthesia. 9th ed［M］. Elsevier. Inc，2019.

［2］ Joel A. Kaplan. Kaplan's Cardiac Anesthesia，the Echo Era. 6th ed［M］. Elsevier. Inc，2011.

［3］ Fun-Sun F. Yao. YAO&ARTUSTO's Anesthesiology：Problem Oriented Patient Management. 6th ed［M］. Lippincott Willams & Wilkins，2008.

第十五章

第十六章

心血管手术患者的
围手术期管理

第一节 输血及液体治疗

1. 人体正常渗透压是多少？其中胶体渗透压主要由哪种物质产生？不同年龄血容量与体质量的关系？

人体正常的渗透压是 $285 \sim 290$ mOsm/kg。胶体渗透压由胶体产生，主要是蛋白质，包括白蛋白、球蛋白和纤维蛋白原。血浆胶体渗透压为 $25 \sim 28$ mmHg。随着年龄的增加，体液的结构有很大的差异，可依据体重计算患者的血容量，一般而言，成年男性的血容量为 70 mL/kg，儿童为 80 mL/kg，新生儿为 90 mL/kg。

2. 一般情况下，1 L 晶体溶液大致可替代多少血浆容量？相同体积的胶体溶液可扩充多少容量？

一般认为，由于毛细血管过滤的结果，输注的晶体溶液均匀分布在整个细胞外液，有 $1/5 \sim 1/4$ 的液体留在循环血量当中。因此 1 L 晶体溶液大致可替代 250 mL 血浆容量。而胶体则大部分留在血管内容量中，因此 1 L 胶体溶液可扩充 1 L 容量。

3. 0.9% 氯化钠溶液的渗透压是多少？有什么不良反应？

0.9% 氯化钠溶液的渗透压是 285 mOsm/kg，与血浆渗透压相近，为等张溶液。过量输注会导致细胞外液容量增加、血细胞比容和白蛋白稀释性减少、Cl^- 和 Na^+ 浓度增加以及血浆 HCO_3^- 减少，引起高氯性酸中毒、肾灌注减少。

4. 平衡盐溶液的渗透压是多少？输注乳酸/醋酸平衡晶体液时应注意哪些问题？

平衡盐溶液的渗透压 273 mOsm/kg，其总渗透压较血浆渗透压低，为轻度低渗液。乳酸/醋酸平衡晶体液通过增加稳定的有机阴离子缓冲，大部分依赖肝脏代谢。因此严重肝衰竭的患者应避免使用。高醋酸可引起促炎性反应、心肌抑制、血管扩张及低氧血症，危重患者及晚期肾病患者可能出现醋酸盐不耐受现象，因此需慎用。

5. 输注 5%葡萄糖溶液的适应证是什么？

5%葡萄糖溶液的渗透压和血浆渗透压相近，所以不会导致溶血，在胰岛素的作用下葡萄糖很快被摄入细胞内而留下纯水。同时，5%葡萄糖可作为代谢物质的来源，也可以和胰岛素一同注射，可减少糖尿病患者低血糖的风险。因此，输注5%葡萄糖溶液的适应证是高钠血症及低血糖患者。

6. 患者，男，70 kg，术前 HCT 0.36，体外循环机内预充量约 1 500 mL，计算体外循环开始时患者稀释后 HCT 为多少？

心肺转流开始时，成人患者的血管内容积将增加 20%～35%。体外循环稀释后的红细胞比容（HCTr）＝术前患者红细胞总容量/体外循环开始时的总容量。体外循环开始时总容量＝血容量＋体外循环预充量。70 kg 男性患者血容量约 70 mL×70＝4 900 mL＝4.9 L。稀释后 HCT＝4.9×0.36/(4.9+1.5)＝0.28。

7. 体外循环中如何评估体液平衡？

体外循环期间应停止一切液体的输注。评估体液平衡时应分别计算体外循环期间的出入量。入量包括停跳液、预充的液体及血液、储血器中减少的血量以及体外循环前输注的液体量。出量包括尿量、储血器中多出的血量以及外周吸引瓶血量。

8. 心脏手术中是否需要输血的预测指标有哪些？

2011 年美国胸外科医师协会(STS)和心血管麻醉医师协会(SCA)联合颁布的关于心脏手术输血和血液保护的联合声明指出，有 6 项因素是心脏手术中需要输血的重要预测指标：① 高龄；② 术前红细胞容积低（贫血或者低体表面积）；③ 术前抗血小板药或者抗血栓药物治疗；④ 复杂或再次手术；⑤ 急诊手术；⑥ 非心脏合并症。

9. 心脏手术中血液保护措施有哪些?

心脏手术中的血液保护措施包括:① 术前使用增加血容量的药物(如促红细胞生长素)或者降低术后出血的药物(如抗纤溶药);② 术中使用血液回收或逆行预充技术进行血液保护;③ 进行等容量稀释及富血小板血浆单采减少体外循环中血液成分损耗;④ 执行基于床旁检查结果的输血流程;⑤ 上述方法的联合应用是最佳的血液保护措施。

10. 目前 STS/SCA 推荐的心脏手术的输血指征是什么?

虽然不同的人群可耐受的最低血红蛋白不同,但目前尚无明确的定义,STS/SCA 仍推荐体外循环期间血红蛋白低于 60 g/L,体外循环之前或之后低于 70 g/L 时应考虑输血。存在合并症时应提高最低安全的血红蛋白浓度。

11. 输注新鲜冰冻血浆指征是什么? 如何确定其剂量?

心脏手术后因凝血功能障碍导致出血过多时,应仔细复查凝血指标,通常采用床旁监测进行评估。当凝血因子浓度为正常值的 20% 以上、纤维蛋白原大于 750 mg/L 时,血液的凝血功能还是正常的。因此,不建议围手术期常规输注新鲜冰冻血浆。当确定无肝素影响,患者 PT 和 APTT 高于实验室正常值的 1.5 倍且存在凝血功能障碍时,可输注新鲜冰冻血浆。其输注的剂量一般为 10～20 mL/kg。

12. 心脏手术中输注血小板和冷沉淀的指征是什么?

心脏手术中血小板减少常由血液稀释或消耗引起,如果体外循环后患者凝血功能正常、血小板计数低于 100×10^9/L 且合并出血时,可输注血小板。通常输入 1 IU 浓缩血小板将平均增加血小板 $5 \sim 10 \times 10^9$/L。若患者合并先天性纤维蛋白原缺乏或 VonWillebrand 病、体外循环后纤维蛋白原<0.8～1 g/L 时可输注冷沉淀。输注的剂量一般为 0.5 IU/kg。

第二节　抗凝和止血

13. 体外循环对凝血功能有哪些影响?

体外循环对凝血功能的影响包括:① 血液暴露在体外循环管路表面是一个强烈的促炎刺激,可同时激活内源性和外源性凝血系统产生凝血酶,导致凝血因子消耗,机体凝血功能异常;② 体外循环管路吸附血液中的蛋白质,并以此为中心触发血小板趋化和黏附并在局部生成凝血酶,形成微血管血栓。因此体外循环后常出现血小板功能障碍及数量减少;③ 体外循环时纤溶活性也明显增强,纤维蛋白及纤维蛋白原溶解增多。

14. 肝素抗凝的机制是什么?

肝素是抗凝血酶(AT)Ⅲ的激动剂,可同时结合 AT-Ⅲ 和凝血酶,两者在肝素分子的介导下相互接近。抗凝血酶通过结合凝血酶活性中心的丝氨酸残基,抑制其凝血功能。肝素能将其抑制作用增强 1 000 倍。

15. 肝素的半衰期是多少?

肝素的代谢产物为尿肝素,经肾脏排泄。其生物半衰期随剂量和温度不同而不同,有显著的个体差异。剂量增加、体温降低,其半衰期延长。若体温正常,初始剂量为 300 IU/kg 时,其半衰期约为 100 分钟。静脉给予 100、400 及 800 IU/kg 时,其半衰期分别约为 1 小时、2.5 小时和 5 小时。

16. 体外循环时使用肝素抗凝的剂量是多少?

体外循环时,通常给予肝素剂量为 300(200～400)IU/kg,使全血初始浓度至少为 2～4 IU/mL。一般在初始剂量给予后 2 小时,每增加一小时 CPB 则追加 100 IU/kg。

17. 什么叫做肝素抵抗? 造成该现象的原因是什么? 如何处理?

肝素抵抗也称之为"肝素反应性改变",是指注射推荐剂量的普通肝素后 ACT 值无法达到治疗水平。造成该现象的原因是:① 先天或后天的抗凝血酶缺乏或异常;② 患者的疾病和生理状态所致,如肝素结合蛋白水平增加、血小板激活、败血症或其他疾病。处理方法:① 增加肝素剂量;② 输注浓缩抗凝血酶或重组抗凝血酶恢复肝素的抗凝特性。

18. 目前有哪些方法可以监测肝素的抗凝效果?

肝素的抗凝效果可以通过许多不同的方法检测,如高剂量凝血酶时间(HiTT)、肝素浓度测定、肝素-鱼精蛋白滴定和激活全血凝固时间(ACT)等。目前最常用的方法为 ACT 测定,即全血加入含有作为活化剂的硅藻土或白陶土的试管中,增加了凝血接触活性,激活内源性凝血途径。

19. 正常状态下激活全血凝固时间(ACT)是多少? 体外循环期间 ACT 需维持在多少?

正常状态下激活全血凝固时间(ACT)是 80～120 秒,体外循环期间 ACT 需大于 480 秒。

20. 哪些因素可影响 ACT 值?

用 ACT 监测肝素的有效性并不严谨。许多临床因素能影响 ACT 值。低温、血液稀释、血小板减少及血小板抑制剂均可导致 ACT 延长;使用抑肽酶后用硅藻土进行检测时,ACT 时间延长。而血小板溶解、手术应激可导致 ACT 值缩短。

21. 肝素诱导性血小板减少症的发生机制是什么? 其临床表现是什么?

肝素诱导性血小板减少症(heparin-induced thrombocytopenia,HIT)是一种暴露于肝素后产生的免疫介导的促血栓性疾病。当血小板因子 4(PF4)与肝素形成复合物时,体内产生抗 PF4 的抗体。PF4 -肝素复合物被一种特异性的免疫球蛋白(IgG)识别。IgG 可与复合物结合,进而通过免疫介导激活血小板。血小板高聚集性是 HIT 的特点并导致血栓前状态。HIT 最具有特征性的临床表现是血小板小于 $100×10^9$/L 或者小于基础值的 50%。

22. 曾发生过肝素诱导性血小板减少症的患者拟行体外循环时如何抗凝?

曾发生过 HIT 的患者应尽可能推迟手术,直至血浆中抗体滴度呈阴性或弱阳性。若必须进行体外循环时,指南推荐可使用:① 直接凝血酶抑制剂,如比伐卢定;若患者存在肾功能障碍,可选择阿加曲班;② 在肝素之前通过血浆置换清除抗体或肝素联合抗血小板药(替罗非班、伊洛前列素、阿司匹林和双嘧达莫、阿昔单抗或 RGD 阻滞剂)以防止血小板活化;③ 直接纤维蛋白原抑制剂,如安克洛酶。

23. 鱼精蛋白的作用机制是什么?

肝素是一种强的有机酸,鱼精蛋白是一种强的有机碱。两者反应形成稳定的肝素-鱼精蛋白复合物,中和了肝素的抗凝血酶作用。鱼精蛋白有两个活性部位,一个中和肝素,另一个有轻度的抗凝血活性。其抗凝机制是结合凝血酶抑制纤维蛋白转化为纤维蛋白原。

24. 鱼精蛋白中和肝素时常用剂量是多少？

鱼精蛋白中和肝素的剂量尚有争议，可依据鱼精蛋白滴定计算肝素浓度从而确定其使用剂量。一般而言 100 IU 肝素使用 1~1.3 mg 鱼精蛋白中和。指南建议：① 控制鱼精蛋白/肝素的比例小于 2.6 mg 鱼精蛋白：100 IU 肝素；② 需要大剂量肝素的患者存在 CPB 时间延长和肝素反跳的风险，因此可在 CPB 结束后持续输注小剂量鱼精蛋白(25 mg/h)，最长可达 6 个小时。

25. 鱼精蛋白过量会有什么影响？

鱼精蛋白本身是一种抗凝剂，可能引起暂时的血小板减少症。在无肝素的情况下，静脉给予鱼精蛋白可与血小板和多种凝血因子相作用，并与凝血酶原结合，抑制凝血酶原将纤维蛋白酶原转化为纤维蛋白。

26. 什么叫做肝素反跳？其机制是什么？

肝素反跳是鱼精蛋白充分中和肝素后 1 小时内出现的出血，凝血功能测试提示肝素残余，如部分促凝血酶原时间(APTT)和凝血酶时间(PT)延长，以及抗 Xa 因子活性增强。肝素反跳的机制包括：鱼精蛋白清除之后与鱼精蛋白结合的肝素缓慢解离、鱼精蛋白的清除速度快于肝素、细胞外间隙中的肝素经淋巴回流以及血液中不明肝素拮抗物的清除等。

27. 鱼精蛋白反应如何分型？其相应机制及临床表现是什么？

鱼精蛋白反应分Ⅰ型、Ⅱ型和Ⅲ型。Ⅰ型反应为药理学反应，表现为快速注射导致的低血压，伴随正常或稍低的左心充盈压及正常的气道压。Ⅱ型表现为中到重度低血压以及类过敏反应，如支气管收缩；其机制为 IgE 抗体介导的免疫型或过敏型反应。Ⅲ型被认为是由于肝素-鱼精蛋白复合物沉积在肺循环而引起介质释放，并导致严重低血压和肺动脉压力升高，可能造成急性右心衰。

28. 如何处理鱼精蛋白反应？

减缓或暂停推注，通过静脉或主动脉插管补充容量，缓解鱼精蛋白引起的低血压。对于顽固的低血压，无论是否合并肺血管阻力升高、支气管痉挛或右心衰，都应该积极干预，必要时重启体外循环。如果血流动力学允许，可在静脉持续泵注或间断推注血管活性药物的前提下先给予低剂量肝素 70 IU/kg，使用沙丁胺醇雾化以缓解气道痉挛及高气道压。若患者确有必要再次行 CPB，则补充至全剂量肝素。

第十六章

29. 体外循环后出血的常见原因是什么?

体外循环后出血最常见的原因是外科止血不彻底,但同时需要排除由于血液与体外循环管道接触导致的血小板激活或血小板消耗、纤溶亢进导致的凝血功能障碍。另外,术前服用抗凝药物也是体外循环后出血的常见原因。

30. 心脏手术中常用的合成类抗纤溶药物有哪些? 其作用机制是什么?

一种是合成抗纤维蛋白溶解剂是赖氨酸类似物,与纤溶酶原和纤溶酶结合,从而抑制它们与纤维蛋白上赖氨酸残基结合的能力,阻止纤维蛋白溶解。临床上使用的两种合成抗纤维蛋白溶解剂是 ε氨基己酸(EACA)和氨甲环酸(TA)。另一种抑肽酶是丝氨酸蛋白酶抑制剂,具有抗炎和抗血管舒缓的作用。但研究发现,抑肽酶与 CPB 后肌酐水平增加以及其他组织器官预后不良显著相关,现已禁用。

第三节　围手术期心律失常

31. 心律失常的机制有哪些?

心律失常的机制包括:① 冲动形成异常。心肌细胞的自律性改变或出现异常自律性以及触发异常;② 冲动传导异常。传导速度异常、传导途径异常以及折返;③ 两者兼而有之。

32. 围手术期窦性心动过缓的常见原因、诊断及处理方法是什么?

窦性心动过缓的常见原因:药物效应、急性下壁心肌梗死、低氧血症、迷走神经刺激和高位交感神经阻滞。诊断:心率小于 60 次/分,节律规则,P∶QRS=1∶1,QRS 波群正常。处理:一般不需要特殊处理,必要时可考虑应用阿托品、麻黄碱、多巴胺、肾上腺素、异丙肾上腺素。

33. 围手术期窦性心动过速的常见原因以及诊断、处理方法是什么?

窦性心动过速的常见原因:疼痛、麻醉深度不足、低血容量、发热、低氧血症、高碳酸血症、心力衰竭以及药物效应。诊断:心率大于 100 次/分,节律规则,P∶QRS=1∶1,QRS 波群正常。应针对诱因进行治疗。

34. 阵发性室上性心动过速的心电图表现及治疗原则是什么？

阵发性室上性心动过速：心率 130～270 次/分，节律一般规则，P：QRS＝1：1，P 波可能常常融合于 QRS 波群或 T 波中，QRS 波群形态一般正常。治疗原则：刺激迷走神经，药物首选腺苷，其他药物有维拉帕米、胺碘酮、艾司洛尔、新斯的明、洋地黄类，也可采用同步电复律。

35. 心房扑动的心电图表现及治疗原则是什么？

心房节律规则，250～350 次/分。P：QRS 下传比例一般为 2：1～8：1，QRS 波形态正常，T 波融合在 F 波中。药物治疗的原则为减慢房室传导，控制心室律。若有指征可药物复律或同步电复律。

36. 心房颤动的心电图表现及治疗原则是什么？

心房率 350～500 次/分，心室率为 60～170 次/分，节律绝对不齐。P 波消失代之以 f 波，QRS 波形态正常。处理原则：急性房颤的处理原则与房扑相似，即控制心室律，出现明显血流动力血异常时使用同步电复律。而慢性房颤的处理原则取决于原有心脏疾病及心功能。

37. 房性期前收缩的心电图表现、临床意义以及相应治疗原则是什么？

房性期前收缩的异位起搏点位于左心房或右心房。P 波形态与正常窦性 P 波不同，可见 P 波倒置。PR 间期可能较正常值延长或缩短。心率因房性期前收缩频率不同而存在差异，节律不规则，P：QRS＝1：1，QRS 波形态正常。房性期前收缩的临床意义不大，但是频发可能会导致其他更严重的室上性心律失常，也可能是洋地黄中毒的表现，一般不需要处理。

38. 交界性期前收缩的心电图表现、临床意义以及相应治疗原则是什么？

交界性期前收缩的异位起搏点往往紧贴在房室结的上方或下方。异常 P 波，心率 40～180 次/分，节律规则，P：QRS＝1：1，QRS 波形态正常。交界性期前收缩在麻醉状态下很常见，特别是应用吸入麻醉药时。一般不需要特殊处理，如伴有低血压和外周灌注不足，可应用阿托品、麻黄碱或异丙肾上腺素来提高窦性频率。

39. 室性期前收缩的心电图表现、临床意义以及相应治疗原则是什么？

室性期前收缩的异位起搏点位于房室交界以下的心肌或心室内传导系统。节律不规则,无相关 P 波。QRS 波群宽大畸形,其心率取决于窦性频率和室性期前收缩的发生频率。新发的室性期前收缩为潜在严重事件,存在冠脉供血不足、洋地黄中毒伴低钾、低氧血症时,可进展为室性心动过速或室颤。大多数室性期前收缩不需要特殊处理,应纠正内环境紊乱。若严重干扰血流动力学,可用利多卡因治疗。

40. 如何鉴别房性期前收缩伴室内差异性传导与室性期前收缩?

房性期前收缩伴室内差异性传导其宽大畸形的 QRS 波前有异位房性 P'波,P'R 间期应大于 0.12 秒,而室性期前收缩与 P 波无关,P 波在其 QRS 波之前、之后或重叠在 QRS-T 波群中均可。室性期前收缩代偿间歇常为完全性,房性期前收缩伴室内差异性传导代偿间歇多为不完全性。

41. 如何鉴别室性心动过速以及室颤?

室性心动过速的心率 100～200 次/分,节律规则,P 波、QRS 波没有固定关系,QRS 波增宽,血流动力学可能稳定或不稳定。室颤心率快速无序,节律绝对不规则,QRS 波群消失,心脏无效收缩,血流动力学不稳定。

42. 室性心动过速的处理原则是什么?

连续出现 3 个及以上的室性期前收缩为室性心动过速(室速)。按形态学可分为单形性室速(QRS 波形态一致)和多形性室速(QRS 波形态经常改变)。急性发作的室速需要紧急处理。若患者血流动力学稳定,可静脉注射胺碘酮。同步电复律适用于单形性室速和宽 QRS 波型的室上性心动过速。QT 间期正常的多形性室速可以应用胺碘酮与电复律。伴有长 QT 间期的多形性室速可用镁剂 1 g 静脉注射。

43. 室颤的处理是什么?

室颤必须立即进行心肺复苏、尽早实施电除颤。

44. 莫氏Ⅰ型与Ⅱ型房室传导阻滞的区别是什么?

莫氏Ⅰ型传导阻滞 PR 间期进行性延长,直至一个激动不能下传致使心搏脱落,这种阻滞相对良性、常常可逆,一般呈一过性。莫氏Ⅱ型传导阻滞 PR 间期恒定,伴有心搏脱落,预后较差、常进展为完全性传导阻滞,重大手术前需植入起搏器。

第四节　围手术期心肌缺血

45. 左右心室的血供有何不同？

由于右心室压力和张力低,而冠状动脉的灌注压高,因此冠状动脉的血流在收缩期和舒张期均可进入右心室,且最大灌注速率发生于收缩期。左心室室壁厚,室内压高,小动脉呈垂直方向进入室壁。收缩期时左心室压力高于灌注压,同时小动脉受心室壁压迫闭塞;而舒张期时该压迫解除,且主动脉舒张压高于左心室内压力。因此左心室的灌注主要发生于舒张期。

46. 正常情况下,冠状动脉血流受哪些因素影响？

冠脉血流的调节取决于冠脉有效灌注压、冠状血管阻力、心肌代谢以及神经体液调节。心室的灌注压等于舒张压减去心室舒张末压。左心室舒张末压力升高(高血压、主动脉瓣狭窄)以及肺动脉高压均会导致心室内压力升高,冠脉血流量降低。当舒张压降低时,灌注压也会下降。心肌代谢水平与冠脉血流量成正比。交感神经兴奋导致去甲肾上腺素分泌增加,冠脉收缩,但同时也使得心肌代谢水平升高,最终结果是冠状动脉扩张,血流量增加。

47. 当冠脉灌注不足时,左心室最容易出现缺血的部位是哪里？

冠状动脉灌注压下降时,左心室壁的内膜最容易出现缺血。正常情况下,心内膜下血流比外膜血流要多约 10%。当冠脉灌注逐渐下降时,自身调节功能被耗竭,左心室内层的血流也先于外层减少,说明内层的储备功能更低。其主要机制与不同收缩期、舒张期心肌内压以及两者相互关系有关。因此,肥厚的心肌由于毛细血管网的密度减少以及跨壁梯度的增大,导致其冠脉自身储备能力下降,心内膜下缺血的风险增大。

48. 围手术期可能导致心肌氧供氧耗失衡,从而诱发心肌缺血的原因有哪些？

心动过速是围手术期急性心肌缺血甚至心肌梗死的重要诱因。除此之外,贫血、低氧血症以及高碳酸血症也是诱发冠心病患者心肌缺血的常见原因。当心功能不全的患者出现容量负荷过重时,心室内压力增高,可能诱发心肌缺血。而低血容量、低血压、因应激导致的高血压以及血管收缩均会加重因心动过速导致的心肌缺血。

49. 冠脉窃血发生的原理是什么？

当机体出现冠脉狭窄且灌注压下降时，若使用血管扩张药（腺苷、双嘧达莫），未狭窄的冠脉扩张程度将大于已发生狭窄的冠脉，便会出现"窃血现象"，导致冠脉血流从缺血区向正常区域分布。该现象通常都位于狭窄远端。

50. 对于围手术期可能发生心肌缺血的患者，心电监护应常规监测几个导联？哪些导联最适于监测心肌缺血？

在围手术期，心电监护发现最多的是应激性 ST 段压低型心肌缺血，但 ST 段抬高意味着透壁性心肌缺血，尤其常见于心脏手术中，提供了受累心肌和灌注不良的冠脉的位置。鉴于绝大多数心电监护系统不能同时监测 12 个心电导联。因此，五电极心电监护是目前围手术期心肌缺血高危患者的标准监护方式。V1 导联特别适用于监测心律失常，而 V3、V4 和 V5 导联最适用于监测心肌缺血。

51. 急性心肌缺血时，心电图可能出现什么改变？

急性心内膜下心肌缺血的患者，ST 段相关的心电向量偏向心内膜，引起 ST 段压低。而由于冠脉痉挛或严重狭窄导致的急性透壁性心肌缺血，缺血区的心电向量偏向心外膜，相应导联的 ST 段抬高。后者发生的概率很低。因此对于心肌缺血的心电图诊断为在心电图基线稳定的前提下，至少连续出现 3 次 J 点后 60～80 毫秒的 ST 段水平或下斜型压低 1 mm 或更多，伴随 T 波低平或倒置。

52. 心肌梗死时，心电图表现为哪些征象？

心肌梗死的心电图表现为由于梗死区域的电势能损失所致 R 波波幅减小和病理性的 Q 波形成。透壁性梗死较心内膜下（非透壁性）梗死更易产生病理性 Q 波。但有时持续性 T 波倒置可能是长期心肌缺血以及新近或较早发生心肌梗死的唯一表现，数周后才出现病理性 Q 波伴 ST 段抬高。

53. 如何利用 ST-T 改变或病理性 Q 波定位心肌缺血或梗死的部位？

不同导联的 ST-T 改变或病理性 Q 波可以帮助我们进行缺血或梗死部位的定位。胸导联 V1～V3 与左心室前间壁和前壁相关；V4～V6 导联与左心室前壁或侧壁相关；Ⅱ、Ⅲ 和 aVF 导联与左心室下壁相关。后壁梗死可引起左侧和背侧导联（V7～V9）的 ST 段抬高或出现病理性 Q 波，而相应的 ST 段压低或高大 R 波则可见于 V1～V3 导联。

54. 当发生急性心肌缺血时,经食管超声心动图(TEE)可监测室壁运动有何变化?

对于心肌缺血的监测,TEE 监测比心电图改变和肺动脉波形和压力变化的敏感性要高。在缺血发生的最初,表现为受累节段的心肌舒张功能障碍,之后出现以局部室壁增厚和向腔内运动幅度减小为表现的收缩功能减弱直至该节段不运动。但由于舒张功能的监测需要观察心室充盈速度相关的指标。因此,目前 TEE 监测到的局部室壁增厚或运动功能障碍为心肌缺血的超声表现。

55. 用 TEE 监测心肌缺血时,有何局限性?

TEE 监测虽然可及早发现心肌缺血,但仍有其局限性。在手术期间,由于心脏负荷的改变导致心脏转位,而传导阻滞及心室起搏可能影响心室收缩的协调性,因此,此时很难准确评估节段性的心肌运动。而且节段性心室运动障碍(SWMAs)并不具有特异性。心肌炎、心肌梗死、心肌顿抑以及曾经发生过心肌缺血的患者严重低血容量时均可导致 SWMAs。

56. 术中发生心肌缺血,治疗原则是什么?

术中发生心肌缺血,首先保障冠脉灌注压,同时通过控制心率降低心肌氧耗。围手术期所有引起心动过速、高血压、低血压、贫血和疼痛的原因均需积极治疗。患者出现高血压、心动过速时,需加深麻醉、使用 β 受体阻滞剂;用硝酸甘油、钙通道阻滞剂或二者联合治疗冠脉痉挛;怀疑存在冠脉气栓时用缩血管药物提高血压;使用正性肌力药增加心排血量;用房室顺序起搏改善心率和(或)心律;必要时使用主动脉内球囊反搏或心室辅助装置。

第五节　术后早期管理

57. 心脏手术结束后,在转运过程前应如何更替监护通道?

理想的转运监护系统是将手术室监护仪上的模块直接更替到转运监护仪上。如果没有这种设备,则监护设备的更替须依次逐一进行,从而保证对患者进行持续监测。

第十六章

58. 患者在 ICU 的具体交接顺序是什么？

为减少交接时信息遗漏和错误的发生，交接过程应该严格按顺序展开：首先应先转接监护仪，再连接呼吸机，并保证呼吸机正常工作；检查输液及泵注的药物，固定引流管。当确定患者生命体征平稳，呼吸机工作良好，液体及药物输注通畅后方可进行患者信息的交接。

59. 麻醉医生在 ICU 需进行交接的信息包括哪些？

首先是患者基本信息的交接，包括年龄、体重、诊断、既往病史、过敏史、基础生命体征、重要的实验室检查、目前的状态和生命体征。其次是麻醉信息的交接，包括术中经过、已建立的通道、总的输血/输液量、失血量、尿量、麻醉药物用量、抗生素使用情况、生命体征、镇痛计划，以及最后一次实验室检查结果。

60. 外科医生在 ICU 需进行交接的信息包括哪些？

外科医生应交接患者的手术过程，包括诊断、手术方式、术中发现及存在的问题、失血量、引流管的安置情况、抗生素及其他用药计划、预防深静脉血栓、需要完成的检查、营养支持以及术后 6～12 小时的管理重点。若有问题，还应与 ICU 及麻醉科医生相互讨论、总结。

61. 心脏术后发生低心排综合征的危险因素有哪些？其诊断标准是什么？

心脏术后发生低心排综合征(low CO syndrome，LCOS)的高危因素包括患者术前合并左心室功能不全或需手术治疗的瓣膜性心脏病、术中体外循环时间及主动脉阻断时间过长、外科治疗效果不理想、心肌缺血再灌注损伤、心肌保护差以及停跳液残留、炎性反应。LCOS 的诊断标准为：心排血指数低于 2.4 L/(min·m^2)，乳酸水平升高，以及尿量小于 0.5 mL/h 超过 1 h。

62. 心脏术后低钾血症的原因是什么？如何处理？

心脏术后低钾血症很常见。可能是由于利尿剂、甘露醇的使用或用胰岛素控制术中血糖所致。如果在 CPB 期间输注胰岛素，应在体外循环结束前就停止使用。治疗以补钾为主，直至血钾浓度大于 3.5 mmol/L，若患者存在由于心肌自主兴奋性增高而导致的频繁室性期前收缩发作，补钾的目标值应为 5.0 mmol/L。补钾的速率一般为 $10～20$ mEq/h。

63.　体外循环后高钾血症的原因是什么？如何处理？

高钾血症的常见原因是 CPB 期间使用的心脏停搏液以及继发肾功能受损。处理高钾血症的常规策略如过度通气、使用胰岛素、输注碳酸氢盐、给予利剂尿以及补充钙剂。

64.　心脏术后低钙血症对患者有何影响？补充钙剂后有哪些不良反应？

心脏术后可能发生低钙血症，特别是输注了大量含枸橼酸血液制品的患者；而低温和低心排出量会加重这种状态。低钙血症会降低心肌收缩力，因此需要纠正。但并不推荐常规使用钙剂，其原因在于钙剂可能导致再灌注损伤以及乳内动脉等移植血管的痉挛，而且应用钙剂还可能导致室壁顺应性降低和 SVR 急性升高。

65.　心脏术后低镁血症对患者有何影响？如何处理？

心脏术后可能出现低镁血症，其原因通常为不含镁液体的血液稀释或利尿作用。低镁血症可能表现为新发的心律失常、心室功能障碍或心肌缺血。由于镁离子浓度的检测需时较长，如果怀疑合并低镁血症，可缓慢静脉给予镁剂 1～2 g（>15 分钟）。很多医学中心在撤离体外循环时或停机后常规使用 2～4 g 的镁，以减少室性和房性心律失常的发生率。

66.　心脏手术术中及术后血糖可能如何波动？其目标浓度是多少？

心脏手术术中及术后血糖升高是非常常见的。高龄、合并糖尿病以及冠心病的患者特别容易发生。其升高的程度取决于以下因素：如预充液的选择、低温的程度、肾上腺素等正性肌力药的使用。目前美国胸外科医师协会（STS）指南推荐围手术期血糖水平应该控制在 10 mmol/L 以下；因呼吸机依赖、接受强心药物治疗、机械装置辅助、抗心律失常药物或肾脏替代治疗需在 ICU 停留超过 3 天的患者，血糖应控制在 8.3 mmol/L 以下。

67.　心脏术后低体温对机体有何影响？

低体温对人体的影响有两面性。一方面，低体温能抵御多种原因导致的器官缺血缺氧性损伤；另一方面，低体温在一定程度上抑制器官、组织和细胞的功能。心脏术后低体温对患者总体而言是不利的，可能诱发各类心律失常、导致血管阻力升高、心肌收缩功能下降、血液浓缩、凝血功能障碍和药物代谢延迟。体温过低时，皮质醇的分泌增加促进外周血管收缩导致器官内血流的再分布，外周组织灌注不足;同时也会导致胰岛素分泌不足,出现高糖血症。

68. 心脏术后呼吸功能不全的危险因素有哪些?

开胸、麻醉、手术操作以及体外循环均可导致术后肺功能受损。容易导致术后呼吸功能不全的危险因素包括急诊手术、术前左心室射血分数(LVEF)低、高龄、术前肾功能不全、主动脉阻断时间长、高血糖、近期心肌梗死或既往心脏手术病史、一秒用力呼气容积(FEV_1)低于预测值的 70% 和近期吸烟。

69. 围手术期降低术后呼吸系统并发症的措施有哪些?

降低心脏术后肺部并发症的措施包括:改善患者术前肺功能;选择非心肺转流手术;在计划快通道麻醉时,控制术中阿片类药物和肌松剂的剂量以及给药时机。此外,应遵循预防呼吸机相关性肺炎的策略,包括正规的感控流程、维持气管导管套囊压力、避免胃扩张、半卧位、定期排放呼吸机管路冷凝水、每日中断镇静、充足的营养支持、尽早拔除气管导管和鼻饲管,以及避免不必要的再次插管。术后良好的镇痛也是控制术后肺部并发症的重要举措。

70. 心脏术后发生 ARDS 如何进行呼吸支持?

心脏术后发生急性呼吸窘迫综合征(ARDS)时应进行保护性肺通气策略,包括肺复张、维持吸气相气道峰压小于 $35\ cmH_2O$、限制潮气量小于 6 mL/kg(理想体重)、允许性高碳酸血症,同时应把患者置于俯卧位。需要注意的是,对于合并肺动脉高压的患者,高碳酸血症需慎重,避免增加肺动脉压力导致右心衰。

第六节　心血管手术患者的疼痛管理

71. 心脏手术术后疼痛为什么会产生"夹板固定"现象?

心脏术后疼痛可能诱发膈肌功能障碍相关的呼吸系统并发症,且患者的疼痛也会引起胸腹肌肉的自主活动减少。这种现象通常被称作"夹板固定"。

72. 引发心脏术后疼痛的原因有哪些?

心脏术后疼痛分为急性疼痛和慢性疼痛。急性疼痛最常见的部位为胸部。导致急性疼痛的原因包括胸骨劈开、侧胸切口、术中组织分离牵拉、胸腔引流管的安置、血管插管以及腿部切口等。慢性疼痛常常局限于手臂、肩部或腿部，其原因包括组织破坏后瘢痕形成、肋间神经损伤、肋骨骨折、胸骨感染以及臂丛神经病变等。

73. 心脏术后急性疼痛对机体有何影响？

术后疼痛导致的"夹板"作用可影响患者咳嗽和清除分泌物的能力，也会导致心动过速，高血压、血管收缩、分解代谢增加、免疫反应减弱和血小板激活系统。心脏手术术后发生心肌缺血最常见，其原因除了体外循环导致的肾上腺素、去甲肾上腺素等激素大量释放并持续到术后外，术后疼痛导致的心交感神经兴奋、心肌氧供氧耗失衡也是重要的原因。此外，持续的疼痛影响心理健康；焦虑、抑郁和睡眠不足可能会导致患者在 ICU 发生谵妄。

74. 心脏术后可采用哪些镇痛方式？

心脏术后镇痛的方法包括局部镇痛方法（包括但不局限于局部浸润麻醉、神经阻滞、肋间神经阻滞）、静脉使用阿片类药物、α 肾上腺素受体激动剂或非甾体类抗炎药、鞘内注射以及硬膜外阻滞等。

75. 心脏术后急性疼痛治疗的原则是什么？

目前虽然心脏术后有多种镇痛方式，但各自都存在不良反应，因此目前推荐多模式镇痛。即通过应用区域阻滞技术和镇痛药联合使用来控制术后疼痛，使患者早期活动、早期恢复肠道营养、接受宣教以及减轻围手术期应激反应。

76. 心脏手术中采用鞘内或胸段硬膜外镇痛各有何优缺点？

鞘内及硬膜外镇痛的效果明确，镇痛完全，可显著减轻术后应激反应，降低肺部并发症发生率。胸段硬膜外镇痛可以阻滞心交感神经，降低心率，减少高血压的发生率，因此可降低心肌缺血的发生率。但这两种镇痛方式的缺点在于低血压的发生率增高，当麻醉平面到达上胸部时可导致平均动脉压的降低，从而降低冠脉的灌注压，诱发心肌缺血。同时由于抗凝药物的使用，硬膜外血肿也是需要慎重考虑的并发症。

77. 阿片类药物用于术后镇痛时有何缺点？

阿片类药物是麻醉医生最为熟知且应用最广泛的药物，其镇痛作用可靠。但缺点在于同时影响其他生理功能，如影响垂体和肾上腺髓质激素的释放和活性、影响心血管及胃肠道功能、影响呼吸系统和免疫系统等。阿片类药物用于术后镇痛，有很多为人熟知的不良反应(恶心、呕吐、皮肤瘙痒、尿潴留、呼吸抑制)可能会延缓患者术后恢复。

78. 患者自控镇痛是如何实施的？

患者自控镇痛(PCA)是建立在一个负反馈基础上，将患者之间药代和(或)药效动力学差异降至最小的优化的给药方式。当患者感到疼痛的时候可自行给予麻醉性镇痛药，而疼痛减轻时不需用药。PCA技术成功的要点包括：开始PCA前给负荷量的阿片类药物让患者感到舒适，确保患者理解如何控制镇痛治疗，使用合适的PCA剂量和锁定时间，以及考虑用背景剂量输注。

79. 非甾体类抗炎药用于心脏术后镇痛有何优缺点？

非甾体类抗炎药(NSAIDs)发挥其镇痛作用的主要机制是抑制环氧合酶(COX)和前列腺素类合成，从而阻断外周敏化以及痛觉过敏。当NSAIDs与阿片类药物合用时可减少后者的使用剂量，降低不良反应的发生率。NSAIDs的副作用包括止血功能下降、肾功能障碍、血栓栓塞、胃肠道出血以及延缓骨骼愈合和骨生成。选择性COX-2抑制剂被认为可增加心血管事件的发生率，因此在心脏手术中应用较少。

第七节　快通道心脏手术麻醉及加速康复治疗

80. 什么叫做快通道心脏手术麻醉？有何优势？

过去数十年中，心脏手术后机械通气需要持续到术后第二天。为避免长期带机导致肺部并发症，越来越多的中心行心脏手术的患者到达ICU后3～6小时即拔除气管导管，因此被称为"快通道麻醉"。快通道麻醉的实施可缩短气管内插管时间、减少患者ICU停留时间并减少住院费用。

81. 心脏手术实施快通道麻醉时，可采取哪些措施？

需要使用短效阿片类药物，避免使用大剂量的麻醉镇痛药物，并在合适的时机给予适当剂量术后镇痛镇静药物。术中联合麻醉深度监测。肌松药的选择以及剂量、给药时机在快通道麻醉中至关重要。采用多模式镇痛(如复合神经阻滞和非阿片类镇痛药)减少阿片类药物用量;利用麻醉后恢复室为患者提供术后早期管理。拟行快通道麻醉的患者,麻醉维持通常首选吸入麻醉药。

82. 快通道心脏麻醉患者术后最初几个小时内的治疗目标是什么?

在刚到达 ICU 时,应先保证患者平稳的交接。并维持患者体温正常,保证血红蛋白>70 g/L、$PaCO_2$ $35\sim45$ mmHg、$SpO_2>95\%$,维持平均动脉压 $50\sim70$ mmHg,维持电解质正常以及血糖<10 mmol/L。

83. 心脏手术术后早期拔管的指征是什么?

① 清醒、无残余肌松(抬头$\geqslant5$ s,能咳嗽);② 血流动力学平稳[心脏指数$\geqslant$ 2.2 L/(min・m^2),MAP$\geqslant70$ mmHg],无严重心律失常;③ 分泌物极少,血气分析(pH$\geqslant7.35$,$PaCO_2$ $35\sim45$ mmHg、$PaO_2>90$ mmHg、$SpO_2>95\%$),自主呼吸$\leqslant$ 20 次/分;④ 尿量>0.8 mL/(kg・h),无明显液体过负荷;⑤ 胸腔引流量$<$ 400 mL/2 h;⑥ 体温$>36℃$,无寒战。

84. 心脏手术实施快通道麻醉时在气管拔管后有哪些注意事项?

在气管导管拔除后应严密监测患者呼吸状态,注意观察呼吸频率。拔管后 30分钟需行血气分析。必要时可给予小剂量纳洛酮或唤醒患者。若持续呼吸性酸中毒、低氧血症以及意识水平下降,应及时再次插管。

85. 术后导致长时间机械通气的常见原因是什么?

心脏术后导致长时间机械通气的原因包括肺源性以及非肺源性因素。肺源性的因素包括非心源性肺水肿、肺炎、重度 COPD、ARDS 以及肺栓塞。非肺源性因素包括术后持续出血、神经系统并发症、肾功能不全、胃肠道并发症以及败血症等。

86. 哪些心脏手术患者不适合早期拔管?

患者术前心功能差、合并严重肺部疾病或肥胖患者以及急诊手术、冠状动脉旁路移植术(CABG)联合其他手术或再次手术的患者不适合早期拔管。

（曾　俊　蔡晶晶）

第十六章

参考文献

［1］　Michael A. Gropper. Miller's Anesthesia. 9th ed［M］. Elsevier. Inc，2019.

［2］　Joel A. Kaplan. Kaplan's Cardiac Anesthesia，the Echo Era. 6th ed［M］. Elsevier. Inc，2011.

［3］　Fun-Sun F. Yao. YAO&ARTUSTO's Anesthesiology：Problem Oriented Patient Management. 6th ed［M］. Lippincott Willams & Wilkins，2008.

第十七章

胸科麻醉基础

第一节　呼吸系统生理学和病理生理学

1. 气管有何解剖特点?

气管呈管状结构,成人平均长度 $10\sim13$ cm,直径为 $2.0\sim2.5$ cm。气管虽有"C"形软骨支撑,但仍容易受外来压力影响,通常受压 $50\sim70$ cmH_2O 即可引起气管萎陷,如颈部肿瘤、血肿压迫常引起气管狭窄。气管上端起自环状软骨,向下延伸入胸腔,在胸骨角处分叉为左右主支气管。气管分叉部即所谓隆突。

2. 左右主支气管有何解剖特点? 为何异物容易进入右主支气管?

在成人,右主支气管较左主支气管短、粗而陡直,平均长 $2.5\sim3$ cm,与气管纵轴夹角为 $20°\sim30°$。左主支气管细,长 $4\sim5$ cm,与气管纵轴夹角为 $40°\sim50°$。因右主支气管角度小,插管过深或吸入异物时易入右主支气管。

3. 肺脏有何解剖特点?

肺是有弹性的海绵状器官,形状似圆锥形,位于纵隔两侧。上端称肺尖,下端称肺底。右肺三叶,左肺二叶,外被胸膜,以叶间裂相隔。每叶肺又依支气管和血管的分支,再分为肺段。肺段在解剖构造和功能上,可认为是一独立单位。

4. 什么是肺通气? 如何实现肺通气?

肺通气是肺与外界环境之间的气体交换过程。实现肺通气的器官包括气道、肺泡和胸廓等。气道是沟通肺泡与外界的通道;肺泡是气体与血液进行交换的主要场所;而胸廓的节律性呼吸运动是实现肺通气的动力。

5. 什么是呼吸运动(包括吸气运动和呼气运动)?

呼吸肌收缩、舒张所造成的胸廓扩大和缩小,称为呼吸运动。吸气运动总是主动过程。吸气时,膈肌收缩,从而增大胸腔的上下径;肋间外肌收缩,使肋骨和胸骨上提,肋骨下缘向外翻转,从而增大了胸腔的前后径和左右径,胸廓体积增大,产生胸腔负压。平静呼吸时,呼气是被动的,膈肌和肋间外肌舒张,肺依靠本身的弹性回缩力而复位。

6. 人体有哪些呼吸肌? 分别具有什么作用?

引起呼吸运动的肌肉为呼吸肌。使胸廓扩大产生吸气动作的肌肉为吸气肌,主要有膈肌和肋间外肌;使胸廓缩小产生呼气动作的肌肉为呼气肌,主要有腹壁肌肉和肋间内肌。

7. 呼吸运动时,肺内压如何变化?

肺内压是指肺泡内的压力。当呼吸动作产生时,随胸廓体积变化,可产生一系列压力变化。吸气之初,胸腔容量增加,肺内压下降,低于大气压,空气在此压力驱动下进入肺泡,随着肺内气体逐渐增加,肺内压也逐步升高,至吸气末,肺内压和大气压相等,气流停止。反之,在呼气之初,胸腔容量减小,肺内压升高并超过大气压,肺内气体排出肺外,使肺内气体逐渐减少,肺内压下降至呼气末,肺内压又和大气压相等,重新开始吸气。

8. 正常呼吸运动时,胸膜腔内压如何变化?

胸膜腔内压即壁层胸膜与脏层胸膜间的压力,是由肺的弹性回缩力所致。胸膜腔内压是使肺泡扩张的肺内压和使肺泡缩小的弹性回缩力两种力之和,即胸膜腔内压=肺内压-肺弹性回缩力。正常情况下,肺总是表现出回缩的倾向,胸膜腔内压因而经常为负压。自主呼吸时,吸气是由胸腔负压引起,为负压呼吸。

9. 人工呼吸和机械通气时,胸膜腔内压如何变化?

人工呼吸时是气体被压入肺内,吸气时肺内压比大气压高,胸内压也因此从负值变为正值,呼吸末肺内压逐渐回降至零,为间歇正压呼吸。机械通气时,肺内压和胸腔内压力的增高,是间歇正压呼吸对机体正常生理功能产生影响的基本原因。

10. 什么是跨肺压？

在正常情况下，肺维持膨胀状态。尽管内部的压力（肺内压）是 0，但外部的压力（胸膜腔压力）为足够的负压。使肺膨胀的净压，即气道压（正数）（P_{AW}）与胸膜腔压力（负数）（P_{PL}）的差值被定义为跨肺压（P_{TP}），即：$P_{TP} = P_{AW} - P_{PL}$。很明显，增加 P_{AW} 则增加 P_{TP}，降低 P_{PL} 同样增加 P_{TP}。

11. 什么是肺的顺应性？

顺应性（与弹性相反）表示在一定水平的 P_{TP}（压力，cmH_2O）下所能达到的膨胀程度（容积，L），为 $0.2 \sim 0.3\ L/cmH_2O$。尽管高 P_{TP} 能使肺张开更大，但施加的压力和其导致的容积增加之间的关系像大多数弹性结构一样是曲线型的。

12. 肺疾病的患者肺的顺应性如何变化？

肺顺应性依赖于肺容积，当 FRC 极度高或者低时，顺应性最差。在以肺顺应性降低为特征的肺疾病（例如 ARDS、肺纤维化、肺水肿）中，压力-容积曲线变得平坦且右移。相反，肺气肿患者的弹性组织减少，肺组织总量减少意味着顺应性增加，压力-容积曲线左移，并变得陡峭。

13. 影响肺-胸顺应性的因素有哪些？

① 残气量或功能残气量增加时，如肺气肿或哮喘患者，肺-胸顺应性降低；② 吸气的流速缓慢，则动态肺-胸顺应性增加；③ 肺弹性及扩张程度的变化，如肺组织实变或胸壁畸形肺扩张受限，使肺-胸顺应性降低；④ 全身麻醉后由于肺不张及肺表面活性物质功能下降，肺顺应性逐渐下降；⑤ 俯卧位使顺应性降低 35%；反之，截石位使顺应性增加 8%；⑥ 开腹手术及开胸手术可使顺应性较术前分别降低 18% 和 10%。

14. 什么是气道阻力？

气道阻力指气体流经气道时，由气体分子之间及气流与气道管壁之间的摩擦力所形成的阻力，它占呼吸时非弹性阻力的 90%。正常成人全部气道的平均阻力为 $1 \sim 3\ cmH_2O/(L \cdot s)$，且主要来自大气道。

15. 特殊情况下，气道阻力如何变化？

患阻塞性肺疾病（如 COPD、哮喘）时气道阻力增加，严重哮喘时甚至升高 10

倍。使用内径是 8(或 7)mm 的气管导管时,阻力增加至 5(或 8)$cmH_2O/(L \cdot s)$。无论应用何种导管,当气流为层流时,阻力的增加与导管的长度成正比,与导管直径的 4 次方成反比。

16. 为什么说气流产生的大部分阻力发生在大气道里?

以下两个原因能解释为什么气流产生的大部分阻力(接近 80%)发生在大气道里:第一,虽然支气管分支级数越多管腔越细,但其数量大增,所以其总横断面积也随之显著增大。根据气流速度与横断总面积成反比,横断总面积愈大,气流速度愈慢,而阻力就愈小。第二,大气道较粗,不规则或者分叉,气流常常是湍流,不是层流。层流气道阻力小,湍流气道阻力大。

17. 什么是肺泡通气量和无效腔量?

每次呼吸有 2/3 的通气量到达有血液灌注的肺泡和呼吸细支气管,并参与气体交换,这部分每分通气量被称为肺泡通气量(V_A),约为 5 L/min。因其与肺血流量(即心排血量,5 L/min)接近,所以肺泡总的通气/血流比约为 1。其余 1/3 通气量未参与气体交换,称为无效腔量(V_D)。

18. 影响肺泡无效腔量的因素包括哪些?

① 肺泡血液灌注压不足,如在各种类型循环衰竭引起的低心排血量出现肺循环压下降;② 体位的影响。在侧卧位时,人工通气下,上侧肺的通气较多,而血流分布较少,形成肺泡无效腔量增加;③ 无血液灌注的肺泡通气。在肺栓塞、肺毛细血管收缩和血管广泛性破坏所致肺阻塞性疾病以及胸外科手术时,肺泡无效腔量增加;④ 全麻使肺泡无效腔量增加,所以全麻中应适当增加潮气量,以提供足够的肺泡通气量。

19. 什么是肺总量? 由什么构成? 各代表什么意义?

肺总量指于深吸气后肺内所含的气量,即肺活量加残气量或深吸气量加功能残气量。肺活量是于最大吸气后,作最大努力呼气所能呼出的气量,即深吸气量加补呼气量。深吸气量是指平静呼气末再用力吸气,吸至不能吸为止,所能吸入的最大气体容量。残气量指一次用力呼气后,肺内所残存的气量。功能残气量是指平静呼气后存留在肺内的气量。

20. 什么是功能残气量?

平静呼气后存留在肺内的气体总量称为功能残气量(functional residual capacity, FRC), 正常值为 3～4 L。

21. FRC 的影响因素包括哪些?

FRC 随身高和年龄(肺弹性组织减少)的增加而增大, 女性和肥胖人群则减小。降低 FRC 的因素包括: 卧位, 麻醉, 腹部和胸部手术术后, 肺纤维化, 肺水肿, 肥胖, 腹胀(妊娠、肿瘤、腹水), 胸廓畸形, 肌肉松弛; 增加 FRC 的因素包括: 胸内压增加(PEEP, CPAP), 肺气肿, 哮喘, 高龄。

22. FRC 有什么意义?

在呼吸过程中 FRC 对吸入到肺泡内的气体有缓冲作用, 可使肺泡 O_2 和 CO_2 分压保持相对稳定, 有利于肺泡内气体的弥散。RV 和 FRC 能反映肺泡的膨胀程度, 是目前判断阻塞性肺疾病最可靠的指标。在急性呼吸窘迫综合征(ARDS)时, 肺内存在广泛性、小灶性肺不张, FRC 明显减少, 有学者将 FRC 作为判断 ARDS 病变严重程度及疗效、预后的主要指标。

23. 肺循环压力和体循环压力有什么不同?

肺循环与体循环不同, 肺循环压力比体循环压力低 5～10 倍, 且肺循环血管更短更宽。

24. 肺血管低阻力有何影响?

特别低的肺血管阻力有两方面的重要影响: 第一, 与全身毛细血管的稳定血流相比, 肺毛细血管中的血流是波动性的; 第二, 由于不受高的静水压力影响, 毛细血管壁和肺泡壁足够薄, 使气体交换最佳; 同时限制血浆或者血液渗漏到肺泡中。但肺动脉(或静脉)压突然增加会导致毛细血管断裂, 压力缓慢增加将导致血管重构。

25. 影响肺血管阻力的因素有哪些?

① 肺血流增加使肺动脉压力轻微升高, 但可使肺血管被动扩张以及本无血流的血管床开放, 肺血管阻力反而下降; ② 肺容量的变化, 当肺容量等于功能残气量时肺血管阻力最低。高容量时肺血管受压, 而在低肺容量时肺血管又会失

去周围组织的支撑作用而扭曲、狭窄,均会使肺血管阻力增加;③ 化学介质因素,如低氧、高碳酸血症使肺血管阻力上升,NO 或 CO 均可使肺动脉舒张;④ 慢性肺疾病因缺氧肺血管收缩及结构重塑,导致肺血管阻力增加。

26. 什么是通气与血流比值(V_A/Q)? 正常人 V_A/Q 比是多少?

通气与血流比值(V_A/Q)即分钟通气量与分钟血流量的比值,可表达肺内所有区域的通气与血流的相关性。正常人总的 V_A/Q 比值为 0.8,这是肺的不同区域、高低不等的 V_A/Q 比值的综合结果。

27. 静息时,从肺尖到肺底,V_A/Q 都是 1 吗?

正常条件下,V_A/Q 在肺内的分布是不均匀的。直立位时由于受重力影响,大部分肺血流分布于肺下部区域;同时大部分潮气量也到达肺下部。在肺上部,通气和血流均较少;在肺下部,通气和血流均较多,但肺下部血流按比例仍偏多。因此,V_A/Q 在肺上部偏高,在肺下部偏低。理想的 V_A/Q 为 1,大约出现在第三肋骨水平。高于此水平,V_A/Q 大于 1(无效腔量效应),而低于此水平,V_A/Q 小于 1(分流效应)。

28. 低氧血症的原因有哪些?

低氧血症的原因包括通气不足、V_A/Q 失调、弥散障碍和右向左分流。

29. 高碳酸血症的原因有哪些?

尽管 V_A/Q 失调和分流会导致高碳酸血症,但常见的原因仍是通气不足。高代谢状态(例如发热、恶性高热、甲状腺危象)或者应用能生成 CO_2 的药物(例如使 $NaHCO_3$)时,VCO_2 增加。

30. PaO_2 和 P_AO_2 会完全相等吗?

即使肺组织局部的 V_A/Q 正常(0.5~1),血液也不会完全达到氧饱和。因此,动脉血氧分压(PaO_2)和肺泡氧分压(P_AO_2)不会完全相等,($P_AO_2 - PaO_2$)差值为 3~5 mmHg(0.4~0.7 kPa)是正常的。V_A/Q 失调越严重,P_AO_2 与 PaO_2 的差值就越大。

31. 严重哮喘患者低 V_A/Q 为何呈现双峰图形？

原因可能是水肿(或黏液栓、痉挛)导致气道闭合，其远端的肺泡仍可以通过旁路(如肺泡孔、支气管间交通)通气，否则这些区域将存在分流(无通气但有灌注)。结果导致 V_A/Q 又出现一个高峰，是低 V_A/Q 呈现双峰图形的原因。旁路通气可能是 COPD 不常存在真性分流的部分原因。

32. 肺栓塞通过哪些途径导致 V_A/Q 失调？

肺栓塞通过 3 种途径导致 V_A/Q 失调。第一，血管床闭塞，导致局部极高的 V_A/Q，表现为无效腔增加。第二，闭塞的血管床迫使血液向其他有通气的区域流动，导致这些有通气的区域形成低 V_A/Q 区。第三，如果 P_{PA}(肺动脉压)显著增加，任何分流的倾向都会增加。急性肺动脉栓塞患者的低氧血症主要是由 V_A/Q 变异性增加引起的。

33. 什么叫肺内分流？

肺内分流是指由于不同的原因使肺内血流未经氧合便直接与已氧合的、动脉化的血液相混合，使血氧下降。其性质类似先天性心脏病患者的"右向左分流"，但其发生在肺内，故称为肺内分流，也称静脉血掺杂。正常支气管静脉和心最小静脉的血不经过气体交换，直接进入右心，形成肺内分流，但其量占心排血量的 2% 以下。

34. 如何区分低 V_A/Q 和分流？

当 V_A/Q 为 0 时，就构成分流，但两者有区别。① 解剖基础有区别。低 V_A/Q 区以气道和血管收缩为特征，导致一些区域通气和血流减少、另一些区域增加，如 COPD 和血管疾病。而分流是由局部通气完全终止引起的，常是肺不张或肺实变的结果；② 增加吸入氧浓度可改善低 V_A/Q 导致的低氧血症，尽管低 V_A/Q 区域的肺泡通气很少，却确实存在。但是对分流导致的低氧血症作用很小，增加的氧气无法进入真分流区。

35. 什么叫分流比？有何临床意义？

解剖分流和低 V_A/Q 常常同时存在，其净效应被称为分流比。这种情况下，低 V_A/Q 的区域会对 FiO_2 增加有反应，解剖分流的区域则无反应。因此，分流都会降低 PaO_2。当计算的分流比增加到 25% 时，对增加 FiO_2 的反应变小；当增加到 30% 甚至更高时，反应就变得微乎其微。

36. 什么叫闭合气量和闭合容量?

闭合气量(closing volume,CV)是指肺底部小支气管开始关闭后所呼出的气量。闭合气量加上残气量称为闭合容量(closing capacity,CC)。

37. 了解气道闭合对临床有何指导意义?

早期气道闭合的结果,轻度者使下部肺组织只在吸气时扩张,气道闭合使气体滞留在肺泡内,造成气体在肺内分布不均匀,V_A/Q 失调,影响肺泡与血液内的气体交换,使动脉血氧分压下降。老年人 PaO_2 偏低与此相关。特别当闭合容量超过功能残气量与潮气量之和时,在整个呼吸周期部分气道均将处于闭合状态,使肺泡完全失去功能,后果将非常严重。

38. 如何根据 $FEV_1\%$ 预计值评估 COPD 的严重程度?

美国胸科协会(American Thoracic Society,ATS)的分级方法是:$FEV_1\%>50\%$ 为 Ⅰ 级,$FEV_1\%$ 在 $35\%\sim50\%$ 为 Ⅱ 级,$FEV_1\%<35\%$ 为 Ⅲ 级。许多 Ⅱ 级或 Ⅲ 级 COPD 患者在静息状态下存在 $PaCO_2$ 升高。

39. 开胸手术患者进行呼吸功能三方面评估的最有效检测方法是哪些?

呼吸力学,最有效检测:ppoFEV$_1$,风险增高阈值$<30\%\sim40\%$;肺换气功能,最有效检测:ppoDLCO,风险增高阈值$<30\%\sim40\%$;心肺相互作用,最有效检测:最大耗氧量,风险增高阈值<15 mL/(kg·min)。

40. 何时应考虑对全肺切除患者行 V_A/Q 扫描检查?

术前 $FEV_1\%$ 或 DLCO$<80\%$ 的拟行全肺切除术的患者均应考虑进行 V_A/Q 扫描检查。

41. 什么叫内源性 PEEP?

严重 COPD 患者常在肺泡压力降至大气压水平之前即出现呼气中断。这一不全呼气由多种原因造成,包括气流受限、呼吸功增加和气道阻力增加。这种呼气中断导致呼气末肺容量增高超过 FRC。这种静息状态下肺泡内的呼气末正压(positive end-expiratory pressure,PEEP)被称为自发性 PEEP 或内源性 PEEP。

42. 内源性 PEEP 有何临床意义?

自主呼吸时,只有当胸膜腔内压降至足以抵消内源性 PEEP 的水平以下时才能开始吸气。因此,COPD 患者在呼气负荷增加的基础上可能还会出现吸气负荷增加。机械通气时,内源性 PEEP 变得更加重要。它直接与潮气量成正比,与呼气时间成反比。

43. 对于慢性肺疾病患者,为什么吸入过多氧气会引起高碳酸血症?

主要原因是 Haldane 效应和 HPV 受损。Haldane 效应指充分氧合的血液和缺氧的血液中 CO_2 含量存在差异。增加氧分压(PO_2)能增加与 Hb 结合的 O_2 量,导致 Hb 分子结构发生改变,降低其对 H^+ 的缓冲能力。因此,更多的自由 H^+ 与 HCO^- 结合,释放储存的 CO_2。另外,O_2 升高减弱了 HPV 作用,使通气不足的区域灌注增加,进而减少通气充足区域的灌注,导致 CO_2 排出效率降低。

44. 如何改善 COPD 患者远期生存率并降低右心劳损?

唯一能提高 COPD 患者远期生存率并降低右心张力的治疗方法是增加吸氧浓度。静息状态下 $PaO_2 < 55$ mmHg 以及活动时 $PaO_2 < 44$ mmHg 的 COPD 患者应在家中吸氧。吸氧的目标是维持 PaO_2 在 $60 \sim 65$ mmHg。

45. 肺癌如何进行分型?

肺癌大致分为小细胞肺癌(small-cell lung caner,SCLC)和非小细胞肺癌(non-small-cell lung cancer,NSCLC),其中 $75\% \sim 80\%$ 是 NSCLC。其他较少见且恶性程度较低的肿瘤包括类癌瘤(典型性及非典型性)和腺样囊性癌。

46. 什么叫 Lambert-Eaton 综合征? 与重症肌无力有何区别?

Lambert-Eaton(又称 Eaton-Lambert)肌无力综合征是由于神经末梢释放乙酰胆碱的功能障碍所导致的,是一种罕见的与小细胞肺癌有关的副瘤性神经综合征。通常表现为下肢近端无力和疲劳,运动可能使其暂时得到改善。肌无力综合征可通过肌电图确诊,表现为高频刺激引起异常动作电位的波幅增加。与重症肌无力一样,肌无力综合征患者对非去极化肌松剂极为敏感,但对抗胆碱酯酶拮抗剂的反应较差。

47. 什么叫弥散呼吸？有何临床意义？

弥散呼吸（diffusion respiration）是指无呼吸运动，只有摄氧而不能排出二氧化碳的呼吸状态。弥散呼吸状态下给健康成人吹氧，$PaCO_2$ 即以 3～5 mmHg/min 的速度升高，在 20～30 分钟内就可超过 100 mmHg，并诱致心律失常。

48. 氧解离曲线右移的影响因素有哪些？

影响氧解离曲线右移的因素包括：PH↓，$PaCO_2$↑，温度↑，2,3-DPG↑。

49. 肺的非呼吸功能有哪些？

呼吸是肺的主要功能，但非唯一功能。肺所完成的呼吸以外的功能称为肺的非呼吸功能，包括维持酸碱平衡功能、代谢功能、滤过功能和防御功能等。

第二节　全身麻醉对呼吸功能的影响

50. 全身麻醉对肺功能有何影响？

全身麻醉降低肺容量、导致肺 V_A/Q 比例失调和肺不张形成。正压通气使上肺比下肺通气充分，而下肺因解剖和重力导致血流增加。最终，与自主呼吸相比正压通气时生理无效腔量和 V_A/Q 比例失调都有不同程度的增加。肺不张在麻醉诱导几分钟后就可能出现，主要与患者手术时的体位、吸入氧浓度及氧化亚氮的应用有关。

51. 麻醉药物对上呼吸道开放肌和 FRC 有何影响？

一旦在麻醉药物作用下患者意识丧失，可出现上呼吸道开放肌活性下降，这称之为意识丧失-上呼吸道开放肌功能受损偶联。与丙泊酚相比，氯胺酮麻醉能够消除这一偶联，有利于自主呼吸下保持呼吸道通畅。药物诱导麻醉时能使 FRC 降低约 0.5 L，此与吸气肌张力下降、膈肌向头侧的移位有关。

52. 肺不张分为哪两种类型？各有什么特点？

90% 的麻醉患者会发生肺不张，包括压缩性和吸收性肺不张两种类型。压缩性肺不张的形成源于膈肌活性降低、肺自身和腹腔器官重量的压迫。压缩性肺不张的形成很快，且使用 10～12 cmH_2O 的压力就可使其复张。吸收性肺不张的发生较慢,与小潮气量通气和吸入氧浓度过高直接相关,使其复张需要更大的吸气压力。

53. 麻醉期间预防 FRC 下降和肺不张的方法包括哪些?

① 坐位或头高 30°可减少麻醉降低 FRC 的作用,尤其适用于肥胖患者;② 麻醉诱导时采用 5~10 cmH₂O 持续气道正压通气(CPAP)以减少肺不张;③ 麻醉中行呼吸末正压(PEEP)通气,通常为 10 cmH₂O 压力,最好设定最佳 PEEP 值;④ 合理设置吸入氧浓度,在保证氧合和氧供的条件下下调吸入氧浓度,这是预防吸收性肺不张的重要因素;⑤ 应用肺复张策略,使萎陷的肺泡重新开放。

54. 全麻对 V$_A$/Q 有什么影响?

在全麻时因 FRC 降低、闭合容量增加形成肺不张,导致通气-血流比降低,出现分流。这在肥胖、高龄和并存肺脏疾病的患者中更为显著。同时,缺氧性肺血管收缩(HPV)的代偿机制可被低浓度的吸入麻醉药所抑制。因此,麻醉中的患者无效腔量和肺内分流都有所增加,导致动脉血二氧化碳分压增加和氧分压降低。

55. 过度通气对组织的供氧有何影响?

过度通气可通过降低 PaCO₂ 致氧离曲线左移而减少氧供,并可引起组织血管收缩,进一步减少组织供氧。

56. 术中吸入高浓度氧气有何利弊?

吸入高浓度氧可以增强肺泡巨噬细胞吞噬功能、降低切口感染率和降低术后恶心呕吐率等;但是吸入高浓度氧增加吸收性肺不张的风险,长时间(>24 h)吸入高浓度(>70%)氧存在"氧中毒"的风险。

第三节　手术和体位对呼吸功能的影响

57. 开胸手术对肺顺应性有何影响?

开胸手术压迫肺脏或放置胸廓开张器,可不同程度减少肺-胸顺应性,术终肺-胸顺应性可较术前降低 14%左右。

58. 开胸手术对 V_A/Q 有何影响?

开胸后肺萎陷,肺泡通气面积骤减,但开胸侧肺血流并未相应减少,造成 V_A/Q 降低和肺内分流。麻醉后非开胸侧肺受腹腔内容物、纵隔、重力的影响通气不良,血流灌注相对较多,同样造成 V_A/Q 的降低和肺内分流。肺内分流使动脉血氧分压下降而出现低氧血症。非通气侧肺内分流可达 40%～50%,在单肺通气 20～30 分钟内下降最严重。随着 HPV 的启动,静脉血掺杂逐渐缓解,非通气侧肺内分流减至 20%～25%。

59. 气腹对呼吸生理的影响包括什么?

气腹的影响分为两个方面。第一,高碳酸血症性酸中毒的影响包括心肌收缩力下降、心肌对儿茶酚胺致心律失常作用敏感和全身血管扩张。第二,气腹造成的物理影响也很重要。包括 FRC 和 VC 下降、肺不张、呼吸顺应性下降和气道峰压升高。尽管如此,CO_2 气腹时,分流下降,动脉氧合明显改善。

60. 清醒状态下侧卧位对 V_A/Q 有何影响?

清醒状态下侧卧位时,膈肌较低部位向胸腔弯曲明显,能更有效收缩。同时,胸膜腔压力梯度的改变也使下肺通气比上肺通气好。肺血受重力影响向下肺分布较多。由于上肺通气与血流均下降,下肺通气与血流均增加,因此,双肺的 V_A/Q 变化不大。

61. 全身麻醉下侧卧位对 V_A/Q 有何影响?

全身麻醉后侧卧位时,肺血分布的模式依然是下肺占优势。但肺机械通气的模式则与清醒时相反,上肺通气比下肺通气好。所以,麻醉后侧卧位时上肺通气好但血流不足,V_A/Q 上升;下肺通气不良但血流灌注良好,V_A/Q 下降,通气效能下降,即无效通气增加。

62. 侧卧位检查神经血管损伤的"从头到脚"方案包括哪些?

下侧眼睛;下侧耳郭;颈椎与胸椎成一条线;下侧手臂:臂丛、循环;上侧手臂:臂丛、循环;下侧与上侧的肩胛上神经;上侧腿的坐骨神经;下侧腿:腓神经、循环。

（桑诺尔　马满姣）

参考文献

［1］ Gropper MA，Cohen NH，Eriksson LI，et al. Miller's anesthesia. 9th ed［M］. Churchill Livingstone：Elsevier，2019：354-381.

［2］ 邓小明,姚尚龙,于布为,等.现代麻醉学.第 4 版［M］.北京：人民卫生出版社,2014.

第十八章

胸科基本麻醉技术

第一节　如何阅读胸部 CT 影像

1. 阅读胸部 CT 影像,需要关注哪些基本信息?

　　阅读一份完整的 CT 影像资料,需要关注患者的姓名、性别、年龄,扫描时间和扫描医院名称,还需要关注扫描参数,如层距、窗宽和窗位。

2. 如何计算 CT 扫描时的层厚?

　　将 CT 片子摆正后,在片子的左上角,找到缩写 SP,SP＝Screw pitch,即螺距(层距),计算相邻两张片子的 SP 值相减的绝对值,即为该 CT 扫描时的层厚,用以方便计算气管等的长度。如想知道声门下气管内肿物和声门的距离,数出肿物和声门之间间隔的片子数量,层厚×间隔的片子数量即为肿物和声门之间的距离。同理,可以计算出左右支气管的长度、右上肺开口距隆突之间的距离。

3. 胸科手术麻醉前评估,判读胸部 CT 影像需要关注胸部的哪些内容?

　　胸科手术前麻醉评估离不开 CT 影像的判读,评估主要需要关注肺窗、纵隔窗及增强 CT。肺窗除需了解有无肺大疱、气胸、胸膜粘连等基本知识外,还需识别气管(直径、长度、是否存在狭窄);左右主支气管(直径、长度、是否存在狭窄,主支气管的开口方向)及解剖异常。纵隔窗需关注重要的血管。增强 CT 可清晰显示血管及血供丰富的部位,如果不了解肿物的性质,则需关注增强 CT。

4. 如何测量气管的直径?

　　找到胸部 CT 的肺窗,关注 CT 片子标注的比例尺,用尺子测量气管的前后或左右所占的尺寸,对照比例尺计算出前后径或左右径。对于气管存在狭窄的患者,计算气管内径有助于选择气管插管的型号。同理,可以测量出左右支气管的直径,有利于选择双腔管的型号。

第二节　肺隔离技术和单肺通气

5. 什么是肺隔离技术?

　　肺隔离技术是指插入特殊的气管导管如单腔支气管导管、双腔支气管导管或支气管堵塞导管以能够将左右主支气管完全分隔的方法。肺隔离后双肺可以分别通气或单侧通气,不仅可以防止病肺分泌物或脓血对健肺的污染,还可以让手术侧肺萎陷、减少对手术野的干扰。

6. 肺隔离技术的方法包括哪些?

　　可以通过 3 种方法实现肺隔离:双腔支气管导管、支气管堵塞导管或单腔支气管导管,最常用的是双腔支气管导管。

7. 使用双腔支气管导管有什么优缺点?

　　双腔支气管导管的优点是可以较快放置并很少需要重新定位,容易在左右侧肺间进行单肺通气切换,可以对隔离的肺进行吸痰,易加用持续呼吸道正压;缺点是型号选择比较困难,对困难气道或气管异常患者放置困难,有潜在的喉部损伤和支气管损伤风险,术后需要持续机械通气者需换普通气管导管。

8. 使用支气管堵塞导管有什么优缺点?

　　支气管堵塞导管优点是通常型号选择不是问题,可在气管内导管基础上加用,放置过程允许通气,困难气道和儿童较易放置,可行选择性肺段阻塞,术后撤除堵塞导管即可实现双肺通气,对隔离肺可实施持续呼吸道正压;缺点是放置时间更长,易移位,常需重新定位,定位时常需要支气管镜,由于右上肺解剖因素,右肺隔离不理想,支气管镜无法进入隔离肺,对隔离肺难以进行吸引,难以交替进行双侧肺的单肺通气,不能实施 CPAP。

9. 使用支气管堵塞导管的适应证是什么？

① 无需非通气侧吸引的肺隔离，如食管手术、胸椎手术；② 双腔支气管导管插管困难又必须行肺隔离的患者；③ 手术中需要紧急肺隔离而双腔支气管导管插入困难；④ 长时间胸科或食管手术术后考虑机械通气，术毕不需要再更换单腔气管插管；⑤ 无分泌物、非肺部的胸科手术。

10. 如何选择双腔支气管导管(DLT)的型号？

可以根据成年患者的性别和身高选择 DLT，如女性身高<160 cm，选用 35Fr，身高≥160 cm 选用 37 Fr，身材矮小(<152 cm)的女性，考虑用 32Fr。但是通常该方法不能适用所有患者，建议在选择型号前，仔细阅读患者胸部 CT。通过胸部 CT，测量气管主气道直径、支气管粗细和隆突距离右上肺开口的距离(若插右 DLT)，熟知各个型号 DLT 的支气管端外径，为患者选择合适的型号。

11. 如何进行双腔支气管导管插管？

放置双腔支气管导管有两种常用的技术。第一种是盲插法：喉镜暴露声门后，DLT 的支气管斜口向上插入声门，当支气管套囊通过声带后，拔除插管导芯，置入左侧 DLT 将导管逆时针旋转 90°，置入右侧 DLT 将导管顺时针旋转 90°，推进导管至预计深度。第二种是支气管镜引导下的直视技术，指当 DLT 通过声带后，在软质纤维支气管镜的明视导引下，将导管支气管腔的前端置入支气管内的适当位置。

12. 使用右侧 DLT 的适应证是什么？

① 左主支气管入口的解剖学异常：如外部或管腔内部肿瘤压迫、胸段降主动脉瘤；② 手术部位涉及左主支气管：如左肺移植、左侧气管支气管破裂、左全肺切除和左侧袖状切除术。

13. 如何通过听诊法进行双腔支气管导管的定位？

第一步确定气管导管的位置，主气管内套囊充气，双肺通气时听诊可闻及双肺呼吸音；若双肺呼吸音不一致、气道阻力大，表明 DLT 插入过深，可后退 2～3 cm 后重新听诊。第二步确定支气管导管位置，将支气管套囊充气，钳闭气管腔接口后通气。听诊支气管侧单肺通气呼吸音清；行双肺通气，听诊双肺呼吸音对称。第三步确定隔离效果，分别钳夹气管腔与支气管腔接口，听诊通气侧单肺呼吸音同时间通气侧胸廓起伏以确定隔离效果。

14. 如何通过纤维支气管镜法进行左 DLT 的定位？

在气管腔内置入纤维支气管镜确认双腔支气管导管的支气管腔进入了左支气管内，蓝色的支气管套囊的应位于左主支气管内、气管隆突下约 5 mm 处，蓝色套囊充气后没有疝入隆突部位。应将纤维支气管镜经支气管腔检查导管前端的开口并确定安全界限，必须要看到左上叶和左下叶支气管的开口，避免导管进入左下叶支气管而阻塞了左上叶支气管。

15. 如何通过纤维支气管镜法进行右 DLT 的定位？

DLT 的支气管腔进入了右支气管内，蓝色的支气管套囊的应位于右主支气管内、气管隆突下约 5 mm 处，蓝色套囊充气后没有疝入隆突部位。还需要将支气管腔上的侧孔对位右上肺开口。支气管镜进入右上叶后可显示 3 个孔腔（尖顶段、前段和后段），这是气管支气管树上唯一具有 3 个孔腔结构的位置。在仰卧位患者，右上叶支气管的起点常位于右支气管主干侧壁上，位于隆突 3～4 点钟的位置。

16. 用纤维支气管镜检查左侧双腔管位置良好的标准包括什么？

① 当纤维支气管镜通过气管管腔后可见支气管套囊的边缘在左主支气管入口周围。在气管隆突上方可见一白线标志；② 可见右肺上叶支气管和右中间支气管，及右肺上叶 3 个分支开口的清晰图像：尖段、前段和后段；③ 左侧双腔支气管导管位置理想时，纤维支气管镜通过导管的支气管腔后可见支气管分叉（左下叶与左上叶）的清晰视图。

17. 如果左 DLT 进入右侧支气管，一般如何调整？

遇到这种情况后先将套囊放气，导管后退至距离门齿 20 cm 处，将头右转 90°同时将双腔支气管导管逆时针旋转 90°再向下推进导管入左侧支气管。在头转向右侧送管过程中可以轻压气管位置，利用杠杆原理将导管送入目标左支气管。另一种方法是夹闭主气管通气，控制呼吸后后退导管，见到双侧胸廓起伏后将患者头向右侧旋转，导管同时逆时针旋转推进易使左侧双腔支气管导管进入左支气管。

18. 如果左 DLT 进入右侧支气管，使用纤支镜如何处理？

在将患者头部转向右侧方法不能奏效的情况下再考虑使用纤维支气管镜引导

插管。将纤支镜放入支气管腔,退管至气管隆突上,调整纤支镜使其进入左主支气管 4 cm 左右后,顺管。纤支镜进入主管再次检查左 DLT 位置和深度。

19. 使用 DLT 最常见的问题和并发症是什么?

使用双腔支气管导管最常见的问题和并发症是位置不当、气道损伤(气管以及气管支气管破裂)和通气侧或下侧肺的张力性气胸。

20. DLT 位置不当的常见原因是什么? 如何处理?

双腔支气管导管的位置不当将使非通气侧肺无法萎陷,通气侧肺正压通气时导致气体陷闭,或发生部分萎陷,引起低氧血症。造成位置不当的常见原因是由于支气管套囊的过度充气、支气管处的手术操作以及变动体位或头颈部的伸展造成支气管套囊移动。纤维支气管镜检查是诊断和纠正术中双腔支气管导管位置不当的推荐方法。

21. DLT 气道损伤的常见原因是什么? 有何表现? 如何处理?

气道损伤以及气管或支气管膜性部分破裂是使用双腔支气管导管的潜在并发症。当双腔支气管导管型号过大或过小,或导管向远端移位造成双腔支气管导管主干进入支气管时,可造成气道撕裂伤或破裂。使用双腔支气管导管中如发生气道损伤,可表现为意外的漏气、皮下气肿、气道大量出血流入双腔支气管导管管腔,以及气管套囊或支气管套囊部分疝入术野(外科医师可以发现)等。如果出现上述任一情况,均应进行支气管镜检查并手术修补。

22. 怎样进行支气管堵塞导管的插管和定位?

先置入单腔气管插管。在放入气管导管后,检查支气管堵塞导管,套囊放气,通气回路接口连接回路,气管插管接口连接单腔气管导管;通过支气管镜接口放入纤维支气管镜,在纤支镜直视下调整支气管堵塞管套囊的方向和深度,直至支气管堵塞管的套囊位于支气管内,将套囊充气;确认套囊位置合适,用导管固定夹锁定支气管堵塞管在连接口处,拔出纤维支气管镜,改变体位后应重新用纤支镜检查套囊位置并准确定位。

23. 与支气管堵塞导管相关的并发症有哪些?

因解剖异常导致无法进行肺隔离或支气管内密闭欠佳;在右上肺叶切除术时,

支气管阻塞导管被缝线缝住,拔管后因无法撤出支气管阻塞导管而需要再次手术探查;与双腔支气管导管相比,使用支气管阻塞导管移位的发生率更高,有导致通气不能、低氧甚至心搏骤停的风险。

24. 需行单肺通气(one lung ventilation, OLV)伴有困难气道的患者如何进行气道管理?

一个方法是清醒纤维支气管镜经口插入单腔支气管导管,对于通气不困难的患者,可在全麻诱导后利用纤维支气管镜或可视喉镜完成气管插管。一旦单腔支气管导管就位,就可置入支气管阻塞导管。如果患者需要单肺通气而不能经口插管时,则可经鼻清醒插管(单腔支气管导管),气道建立后再置入支气管阻塞导管。另一个方法就是先插入单腔支气管导管,然后在麻醉诱导后使用交换导管将单腔支气管导管换成双腔支气管导管。

25. 对气管切开患者实施 OLV 的替代方法有哪些?

① 先置入单腔支气管导管,再经单腔支气管导管管腔内或管腔外置入单独的支气管阻塞导管;② 经带套囊的气管插管置入单独的支气管阻塞导管;③ 将气管切开套管更换为专门为气管切开患者设计的短双腔支气管导管,如 Naruke DLT;④ 通过气管切开口置入一小号的双腔支气管导管;⑤ 如有可能,经口直接插入标准的双腔支气管导管或支气管阻塞导管(对于因呼吸衰竭或术后并发症而需要长期机械通气的患者,可以考虑使用)。

26. 理想的肺隔离,需要了解"ABCs","ABCs"指什么?

A:解剖(anatomy):了解气管和支气管的解剖。B:支气管镜检查(bronchoscopy):如有可能,尽可能使用纤维支气管镜定位双腔支气管导管或支气管阻塞导管。C:胸部影像学检查(chest imaging):通常通过阅片,可以确定下呼吸道的解剖异常情况,这为患者制定最优化的肺隔离方案产生重要影响。

27. 采用肺隔离技术,气道损伤的危险因素有哪些?

医源性气道创伤在用双腔支气管导管的患者中发生率为 $0.05\%\sim0.2\%$。体形小、女性、食管手术、既往放疗史是主要的创伤危险因素。

28. 采用肺隔离技术,如何避免气道损伤?

① 在气管插管前麻醉医生必须自己查看胸部 X 片或 CT 片。若其提示双腔

支气管导管支气管内放置困难,这些患者应避免使用双腔支气管导管;② 肺隔离患者术中应避免吸入 N_2O;③ 选用适宜尺寸的导管:尺寸太小或太大的都可能引起对气管黏膜的机械性损伤;④ 支气管套囊或堵塞导管的套囊尽可能用最低的充气容量,并尽可能缩短肺隔离的时间;⑤ 如果气道阻力增加必须用纤支镜检查。

29. 什么是单肺通气? 单肺通气期间呼吸管理需要注意哪些问题?

单肺通气(one lung ventilation, OLV)是使手术区域肺萎陷,不仅有利于明确病变范围,还有利于减轻非切除部分肺的机械性损伤。单肺通气的呼吸管理主要注意两个问题:一是未经通气的去氧合血流分流(即肺内分流)引起的动脉血氧分压下降;二是非通气侧肺萎陷及通气侧肺正压通气所致的肺损伤。

30. 单肺通气期间低氧血症风险增加的相关因素有哪些?

① 术前 V_A/Q 扫描时发现术侧肺高通气或高灌注;② 双肺通气时,尤其是在术中侧卧位时,PaO_2 较低;③ 右侧开胸手术;④ 术前肺功能测定异常(FEV_1 或 FVC)或限制性肺疾病;⑤ 仰卧位单肺通气。

31. 单肺通气时低氧血症的原因是什么?

单肺通气时低氧血症最主要的原因是肺隔离的机械因素即 DLT 或支气管堵塞导管位置不当。其次单肺麻醉期间,有两个主要因素导致氧合作用受损:① 无通气肺持续存在的血流;② 通气侧肺发生肺不张,导致局部分流和低 V_A/Q。另外,心排量降低会加剧低氧血症的发生和严重程度。

32. 单肺通气时的低氧血症如何处理?

(1)氧饱和度严重或突然下降:重新双肺通气;(2)氧饱和度逐渐下降:① 确保吸入氧浓度为 1.0;② 应用纤维支气管镜检查双腔支气管导管或支气管阻塞导管的位置;③ 确保最佳心排血量;④ 对通气侧肺应用补偿手法;⑤ 对通气侧肺应用 PEEP(5 cmH_2O)通气;⑥ 对非通气侧肺应用 CPAP(1~2 cmH_2O)通气;⑦ 对非通气侧肺行间歇性再膨胀;⑧ 对非通气侧肺行部分通气技术:氧气吹入法或高频通气;⑨ 肺叶塌陷;⑩ 肺血流的机械限制。

33. 单肺通气时,在不纠正分钟通气量的情况下,PETCO₂ 监测如何变化?

单肺通气开始时,由于分钟通气量都转移到下侧肺,因而该侧肺的 PETCO₂

通常会短暂下降。随着非通气侧肺的萎陷和肺血管收缩,下侧肺的灌注分数出现增加,继而使 PETCO$_2$ 出现上升。如果不改变分钟通气参数,那么将出现 PaCO$_2$ 和 PETCO$_2$ 上升及两者之间梯度增加。如 PETCO$_2$ 出现严重或者持续性降低,则表明通气侧肺与未通气侧肺之间血流灌注分配不均,这可能是单肺通气期间出现低氧的一个早期预警信号。

34. 单肺通气时影响 V$_A$/Q 的因素包括哪些?

单肺后肺萎陷,肺泡通气面积骤减,但非通气侧肺血流并未相应减少,造成非通气侧肺通气不足而血流灌注良好的情况,V$_A$/Q 降低造成肺内分流。麻醉后通气侧肺受腹腔内容物、纵隔、重力的影响通气不良,血流灌注相对较多,同样造成 V$_A$/Q 的降低而造成肺内分流。肺内分流时动脉血氧分压下降出现低氧血症。

35. 什么是低氧性肺血管收缩?

低氧性肺血管收缩(hypoxic pulmonary vasoconstriction,HPV)是指肺泡氧分压下降后,机体自身肺血管收缩、肺血管阻力增加的一种保护性代偿反应。

36. 单肺通气时,HPV 是如何减少肺内分流的?

HPV 表现为肺泡低氧区域肺血管收缩致使肺动脉阻力升高、血流减少,使得血液流向通气良好的区域。HPV 可使 V$_A$/Q 失调减轻,肺内分流减少。因此,单肺通气时,HPV 在减少萎陷肺血流中起了重要作用。

37. 影响 HPV 的疾病因素有哪些?

影响肺血管的因素,如充血性心力衰竭、二尖瓣疾患、急慢性肺损伤等均可影响 HPV。

38. 影响 HPV 的药物有哪些?

钙离子通道阻断药、硝酸盐类、硝普钠、β$_2$ 受体激动药如支气管扩张药、一氧化氮(NO)与吸入麻醉药均可抑制 HPV。HPV 受到抑制后低氧血症的表现更为明显。虽然所有的吸入麻醉药均能抑制 HPV、增加肺内分流,但与恩氟烷和氟烷相比,异氟烷、地氟烷、七氟烷对 HPV 的抑制作用弱,临床在≤1 MAC 时,其作用与静脉麻醉药相似。静脉麻醉药与阿片类麻醉镇痛药对 HPV 无明显影响。

39. 单肺通气时,机械通气通气模式和参数需要兼顾哪些因素?

单肺通气时机械通气的通气模式设定应个性化,其参数设定要兼顾:① 维持足够的通气量,使得 PaO_2 和 $PaCO_2$ 接近于生理状态;② 避免大的潮气量、高气道压对肺造成损伤;③ 尽可能缩短非生理的单肺通气时间,避免长时间非通气侧肺萎陷,必要时间隔 1 小时膨肺 1 次。

40. 如何在单肺通气机械通气设定呼吸参数?

潮气量:建议设定 5~6 mL/kg,维持气道峰压值 $<35\ cmH_2O$,气道平台压 $<25\ cmH_2O$;PEEP:建议设定 $5\ cmH_2O$,慢性阻塞性肺疾病患者不另加 PEEP;呼吸频率:建议设定 12 次/分,保持正常 $PaCO_2$,单肺通气期间 $PETCO_2$ 通常将增加 1~3 mmHg;模式:容量或压力控制模式,但是建议具有肺损伤风险的患者(如肺大疱、全肺切除术和肺移植术后)进行压力控制通气。

第三节　胸科手术的体位和手术切口

41. 胸部手术常见的手术体位是什么,相应手术切口部位在哪?

① 侧卧位;取侧卧位,行后外侧开胸术(第 5 或第 6 肋间隙)。胸腔镜手术,做三个切口,第一个切口选在腋中线至腋后线的第 7 或第 8 肋间,待明确病变部位后再确定另两个切口位置,切口间距 10~15 cm,呈三角形;单孔胸腔镜经肋间入路,一般选择第 5 肋间作切口;② 仰卧位:适用于前纵隔病变手术和双侧胸内病变二期手术,可仰卧位行经胸骨开胸术;③ 半侧卧位:仰卧之后将一侧背部垫高 30°~45°,适用于前纵隔手术。

42. 开胸手术涉及的感觉传入神经包括哪些?

开胸后疼痛感觉传入的多个来源:① 切口位置的肋间神经(通常 T4~T6);② 胸腔引流位置的肋间神经(通常为 T7~T8);③ 膈肌穹顶的膈神经(膈神经,C3~C5);④ 纵隔胸膜的迷走神经;⑤ 同侧肩部的臂丛。

43. 双侧肺手术,左右肺手术顺序如何选择?

由于术侧肺的机械损伤,在单肺通气后术侧肺的气体交换将会短暂性受损。缺氧性肺血管收缩的补偿作用在复张第一个萎陷肺后也发生延迟。因此,双肺均行手术时，建议先做气体交换好的一侧肺，以减少单肺通气期间氧饱和度降低的倾向。对大多数患者来说，这意味着首先行右侧肺的手术。

44. 食管手术常见的手术体位是什么？ 相应手术切口部位在哪里？

根据手术入路选择：① 剖腹术和右开胸"ivor lewis"：仰卧位改侧卧位，两个切口，上腹正中切口和右侧第 5 或第 6 肋间隙；② 经膈"orringer"：仰卧位，两个切口，上腹正中切口和左颈部切口；③ 左胸腹联合切口：取侧卧位，一个切口，左开胸延至左上腹；④ 经颈胸腹：侧卧位改仰卧位，"三切口"，右开胸、剖腹和左颈部；⑤ 胸腔镜手术＋剖腹术或腹腔镜手术：侧卧位改仰卧位，一个或两个切口＋腔镜入口＋颈部切口。

（桑诺尔　马满姣）

参考文献

［1］ Gropper MA，Cohen NH，Eriksson LI，et al. Miller's anesthesia. 9th ed［M］. Churchill Livingstone：Elsevier，2019：1648-1685.
［2］ 邓小明，姚尚龙，于布为，等. 现代麻醉学. 第 4 版［M］. 北京：人民卫生出版社，2014：1258-1276.

第十八章

第十九章

常见胸科手术的麻醉

第一节　术前评估与术前准备

1. 胸科手术如何进行术前评估？

术前评估以患者病史、体格检查、实验室检查与特殊检查为依据，对患者主要器官功能、体能情况及手术风险进行评估，了解患者对于手术、麻醉的耐受力，为制定麻醉方案提供依据。

2. 胸科手术术前评估的重点在哪些方面？

胸科手术患者的术后并发症主要为呼吸系统并发症（如肺部感染、肺不张、呼吸衰竭等）和心血管系统并发症（如心律失常、心肌缺血等），因此术前评估的重点为呼吸系统及心血管系统，其余术前评估与其他手术相似。

3. 如何进行胸科患者呼吸系统的术前评估？

主要通过患者呼吸系统疾病的症状（如咳嗽、咳痰、咯血、呼吸困难等）、体格检查（如一般情况、插管难度、呼吸频率与幅度等）、特殊检查（如肺功能测定、气管镜检查等）三方面进行综合评估。

4. 胸科手术呼吸功能的评估包括哪些方面？

呼吸功能的评估包括呼吸力学、肺换气功能、心肺功能储备三个方面的综合评估。

5. 肺癌患者的术前评估要注意什么事项?

　　阻塞性肺炎、肺脓肿、气管支气管扭曲、上腔静脉综合征、喉返神经或膈神经麻痹、Pancoast 综合征提示有肿块压迫。高钙血症、低钠血症、Lambert-Eaton 综合征、Cushing 综合征提示有代谢异常。注意有无脑、骨骼、肝和肾上腺的转移。还要注意药物治疗的影响,比如化疗药物博来霉素、丝裂霉素的肺毒性、阿霉素的心脏毒性、顺铂的肾毒性。

6. 不同手术切除范围对肺功能指标的要求是什么?

　　全肺切除需 MVV%$>$50%、$FEV_1>$2 L;肺叶切除 MVV%$>$40%、$FEV_1>$1.0 L;楔形或肺段切除 MVV%$>$40%、$FEV_1>$0.6 L。

7. 哪些因素影响单肺通气时的通气/血流比值?

　　主要包括体位、全身麻醉、开胸、低氧性肺血管收缩(HPV)及心排血量减少等因素。

8. 如何减少单肺通气时低氧血症的发生?

　　准确定位双腔支气管导管或支气管阻塞导管;保持气道通畅,及时清除分泌物、血液、组织碎屑等;术中通气侧肺使用保护性通气策略;进行有效的液体控制、保持血流动力学状态稳定;在非必要情况下尽量缩短单肺通气的时间等。

9. 何谓保护性通气策略?

　　保护性通气策略是指在实施机械通气时,既考虑患者氧合功能的改善和二氧化碳的排出,同时又注意防止机械通气负面作用的通气策略。可采用小潮气量(一般 5～6 mL/kg)、低气道压通气,加用适当 PEEP 防止肺萎陷,肺泡复张策略等保护肺免遭机械通气的损伤(如容量伤、气压伤)。

10. 胸科手术,围手术期肺保护术前准备的具体措施包括哪些?

　　术前进行呼吸功能锻炼,良好积极的心态、正确的呼吸方法、体能训练、术前戒烟、减轻肺部疾病,采用有利于 V_A/Q 趋于正常的措施(如祛痰、平喘、抗感染等治疗)。

11. 胸科手术,围手术期肺保护在麻醉用药选择方面需要注意什么问题?

选用对 HPV 干扰较少的麻醉方法和药物:全身麻醉可采用全凭静脉麻醉或静吸复合麻醉,吸入麻醉尽可能采用对低氧性肺血管收缩(HPV)干扰较小的异氟烷、七氟烷或地氟烷,避免高浓度吸入,可以采用全身麻醉联合硬膜外阻滞或椎旁阻滞的方法。

12. 预测开胸术后呼吸并发症最有效的单个呼吸力学指标是什么?

术后 FEV_1 预测值(predicted postoperative FEV_1, $ppoFEV_1\%$)是预测术后呼吸系统并发症的有效指标。$ppoFEV_1\%$=术前 $FEV_1\%$×(1-功能肺组织切除量百分比/100)。目前认为 $ppoFEV_1\%$ 高于 40% 则患者术后呼吸系统并发症低。$ppoFEV_1\%$ 低于 40% 的患者发生严重呼吸系统并发症的风险增加,$ppoFEV_1$ 低于 30% 患者存在高风险。

13. 能有效反映患者心肺功能的简易试验有哪些?

爬楼梯试验、6 分钟步行试验及运动血氧饱和度试验是反映患者运动耐量的简易试验。能不间断爬两层楼梯是考虑行肺切除术评估的最低要求。6 分钟步行低于 400 m,患者发生并发症和死亡的风险较高。患者运动期间血氧饱和度降低 4% 提示存在高风险。

14. 术前有必要行动脉血气分析吗?

对于 $FEV_1\%$<60% 的患者需行血气分析,此外对于配合欠佳的患者,肺功能检查误差较大,术前行动脉血气分析也很必要。总的来说,血气分析提示高碳酸血症($PaCO_2$>45 mmHg),术后呼吸系统并发症和死亡的危险性增加,手术需谨慎。

15. 呼吸力学中哪些指标提示剖胸手术风险较大?

一般认为,肺活量占预计值的百分率<50%,MVV 占预计值百分率<50%,FEV_1<1 L 或占预计值百分率<50%,提示剖胸手术风险较大。

16. 何种情况下需先处理心脏问题,再择期行胸科手术?

当患者处于心脏疾病活动期时应先处理心脏问题。心脏疾病活动期包括:不稳定性冠状动脉综合征、失代偿心力衰竭、严重心律失常及严重瓣膜病。

17. 胸科手术的患者如何行呼吸系统的麻醉前准备？

急性呼吸系统感染治愈至少 2 周；鼓励戒烟；腹式呼吸锻炼，增加体能训练；治疗原有的呼吸系统疾病。

18. 胸科手术患者术前为什么要戒烟？

吸烟延长了组织低氧血症的时间，伤口组织的氧分压与伤口愈合和抗感染能力有关。如果停止吸烟超过 12 小时，血液中碳氧血红蛋白明显降低。胸科手术患者术前戒烟超过 4 周可降低术后肺部并发症和伤口延迟愈合的风险。术前尽可能早戒烟，即使术前几天短暂戒烟也是有益的。

19. COPD 患者的术前治疗包括那些方面？

COPD 患者术前如合并有肺不张、支气管痉挛、呼吸道感染和肺水肿需在术前评估和治疗，治疗包括理疗、扩张支气管治疗和抗感染。

20. 冠心病患者行胸科手术前要做哪些准备？

急性冠脉综合征患者需先处理冠脉问题；无明显症状患者只需加强监护，无需特殊治疗；冠状动脉旁路移植术或冠脉介入术后患者需根据术式、支架类型、持续时间所用药物等具体而定；一般开胸手术前停用氯吡格雷 5～7 天，阿司匹林可继续应用；急症手术大量出血可输注血小板及凝血因子 Ⅶ 并于术后严密监测心肌缺血。

21. 哪些普通胸科手术需要放置中心静脉导管？

全肺切除术、复杂胸科手术如食道癌手术或再次开胸手术患者常需放置中心静脉导管，但对于较小的肺切除术不需常规放置。

22. 胸科手术期间增加术中并发症的原因有哪些？

低氧血症，因单肺通气期间肺内分流导致；突发严重低血压，因手术挤压心脏或大血管所致；通气压力或容积的突然变化，支气管导管或堵塞导管移位或漏气；心律失常，因心脏的直接机械刺激；支气管痉挛，气道的直接刺激，气道反应性疾病发生率高；大出血，手术导致大血管出血或胸膜炎症；低体温，一侧胸腔开放使热量丢失。

23. 胸科手术心律失常发生率增高相关的因素有哪些?

　　心律失常是肺切除术后的一种常见并发症,在所有心律失常中,60%~70%为心房颤动。与心律失常风险增加的有关因素为:肺切除的范围(全肺切除术,60%;肺叶切除术,40%;不切除肺的开胸手术,30%)、心包内剥离、术中失血量以及患者年龄。

24. 胸科手术患者围手术期发病与死亡的主要原因是什么?

　　胸科手术围手术期发病与死亡的主要原因是呼吸系统并发症。主要的呼吸系统并发症包括肺不张、肺炎和呼吸衰竭,发病率为 15%~20%,死亡率为3%~4%。

25. 胸科手术心脏并发症发生率如何?

　　胸科手术心脏并发症,如心律失常和心肌缺血的发生率为10%~15%。

26. 为什么开胸手术增加房性心律失常的风险?

　　开胸手术后早期两种因素的相互作用可导致房性心律失常:由永久性(肺切除)或暂时性(肺不张、缺氧)原因导致的肺血管床的血流阻力增加,并伴右心张力增加;交感神经兴奋性和氧耗量增加,术后第二天随着患者活动增加时达到高峰。

第二节　肺切除术的麻醉管理

27. 肺隔离技术的适应证有哪些?

　　肺隔离的绝对适应证包括:防止患侧肺脓、血污染健侧肺;支气管胸膜瘘、支气管胸膜皮肤瘘等病变妨碍健侧肺的通气;巨大的单侧肺大疱或囊肿在正压通气时有破裂的风险造成张力性气胸;行单侧支气管肺泡灌洗的患者。肺隔离的相对适应证是指为方便手术操作而采用肺隔离措施,包括全肺切除、肺叶切除、肺楔形解除、支气管手术、食管手术及降主动脉重建术、心脏的微创手术等。

28. 为什么大多数胸科手术中采用左侧双腔支气管导管?

　　右侧主支气管较短,右上叶支气管开口与隆突间的距离有较大的个体差异,大部分在 1.5~2 cm,因此右侧双腔管的准确定位较困难,使用右侧支气管导管时可能发生右上肺通气不良,而左主支气管较长(2.5～5 cm),因此大部分手术都可以选择左侧双腔支气管导管。

29. 常用双腔支气管导管有哪些规格?

目前以双腔支气管导管的周长与相同周长单腔管的尺寸表示双腔支气管导管的规格,以 French size(F)表示,目前常用的六个型号从小到大依次为 F26、F28、F35、F37、F39 和 F41。

30. 如何初步确定双腔支气管导管的置管深度?

成年人双腔支气管导管适宜插管深度约为距门齿 12 cm＋(身高/10)cm,一般身高 170 cm 的成人患者导管尖端距离门齿 29 cm,身高每增减 10 cm,插管深度增减 1 cm。亚洲人矮小者较多,身高不是预测插管深度的良好指标。

31. 哪些因素可导致术中双腔支气管导管位置不当?

支气管套囊的过度充气,支气管部位的手术操作、放置患者体位期间或之后头颈部的拉伸均可导致双腔支气管导管位置不当。

32. 部分通气法包括哪些替代方案?

非通气侧肺间断小潮气量正压通气;选择性充氧从而使术侧远离手术部位的肺段复张。将纤维支气管镜在直视下伸入远离手术部位的肺段。通过纤维支气管镜的吸引器接头以 5 L/min 的流量供氧;将阻塞导管以适当的位置置入同侧肺叶支气管,仅使手术区域的肺叶选择性地塌陷。

33. 肺切除术适用于哪些疾病?

肺切除术是治疗肺内或支气管疾病的重要外科手段,常应用于肺部肿瘤、药物难以治愈的感染性疾病(如肺结核、肺脓肿)、支气管扩张、肺大疱等疾病的治疗。

34. 肺切除术具体可分为哪些切除方式?

肺切除术根据不同病情可分为:全肺切除术和部分肺切除(包括肺叶切除、肺段切除或楔形切除)。

35. 什么叫肺段切除术？

肺段切除术是对肺动脉、肺静脉、支气管和特定段肺实质的解剖性肺切除术。

36. 什么是肺楔形切除术？

是指距边缘 1.5～2 cm 非解剖性切除肺实质，可以通过胸腔镜手术完成，常用于组织学不明的肺病变诊断，或对来自远处原发性肿瘤肺部转移灶的姑息治疗。

37. 肺切除术一般选择何种麻醉方式？

肺切除术目前大部分实施气管内插管全身麻醉，全麻方式可选择有：全凭静脉麻醉、静吸复合麻醉、静脉或静吸全麻联合硬膜外阻滞或椎旁阻滞麻醉等。目前也有一些医院采用不插管保留自主呼吸的麻醉行胸腔镜肺切除术，这对麻醉医生和外科医生的技术要求更高。

38. 吸入麻醉药对支气管有什么影响？

所有的挥发性吸入麻醉药都具有支气管扩张作用。氟烷的支气管扩张作用最强，恩氟烷、异氟烷、七氟烷的支气管作用几乎相同。离体肺模型揭示地氟烷在 1 MAC 时扩张支气管，而在 2 MAC 时增加气道阻力。因此，具有气道高反应疾病的患者在临床麻醉中，避免使用高浓度地氟烷。

39. 肺切除术中如何进行呼吸功能的维护？

首先保持对气道的控制：改变体位或手术牵拉后可能造成双腔支气管导管移位，需注意随时调整；其次采用个体化的肺保护性通气模式；第三适时气道内吸引保持气道通畅；最后及时纠正低氧血症。

40. 肺切除术中如何实行保护性通气模式？

术中尽量避免使用纯氧通气；术中单肺通气潮气量选择 4～6 mL/kg，呼吸频率 12～14 次/分，气道峰压＜35 cmH$_2$O；必要时通气侧使用呼气末正压通气（PEEP 5 cmH$_2$O），非通气侧使用持续气道正压（CPAP 1～3 cmH$_2$O）；每 30～60 分钟实施肺泡复张策略。

41. 如何使手术侧肺萎陷好？

双腔气管导管位置好是重要因素；在单肺通气前通过纯氧通气使手术侧肺彻

底去氮也有助于手术侧肺萎陷；在打开手术侧胸腔时短暂停止通气，然后再健侧通气。

42. 肺叶袖状切除术的麻醉有哪些注意事项？

肺叶袖状切除需要使用对侧的双腔气管导管进行肺隔离。靠近气管隆突的切除术可能需应用高频喷射通气。肺叶袖状切除术如涉及血管重建，必需肝素化。肝素化后 24 小时内不应操作硬膜外导管。应建立大口径静脉导管通路应对肺动脉成形术时可能发生不可控的大出血。

43. 肺手术术中何种情况下需加深麻醉深度？

因肺门周围神经丰富，探查操作时心血管反应较大，麻醉过浅时刺激气管易引起强烈的膈肌抽动，此时需适当加深麻醉。另外，在处理肺血管时避免吸痰，必须吸痰时应提醒外科医生同时加深麻醉。

44. 围手术期肺切除术的容量管理原则是什么？

在围手术期首个 24 小时中液体保持正平衡，不要超过 20 mL/kg；对普通成年患者，围手术期首个 24 小时中晶体液不要超过 3 L；肺切除术中不需要因第三间隙丢失而补充液体；尿量＞0.5 mL/(kg·h)时不需要补液；如果术后需要增加组织灌注，更可取的方法是应用有创监测以及血管活性药物，而不是给予过多液体。

45. 肺切除术后急性肺损伤的独立危险因素包括哪些？

肺切除术后有 4 项急性肺损伤的独立危险因素，包括：全肺切除术；围手术期输液过多；术中通气压力指数高（综合气道压力和时间）；术前酗酒。右全肺切除术与左侧相比，急性肺损伤的发生率更高。这可能与右全肺切除术后肺动脉压力大于左全肺有关。

46. 如何评价行肺叶切除手术患者能否在手术室拔管？

如果 ppoFEV$_1$＞40％，手术结束时处于警醒、温暖以及舒适状态，则可在手术室内拔管。如果 ppoFEV$_1$＞30％，且运动耐量以及肺换气功能超过风险增加阈值，则可以考虑在手术室拔管。该亚组患者中不能满足心肺功能和肺换气功能最低标准者，应该考虑术后分步骤渐进脱机。ppoFEV$_1$ 为 20％～30％的患者，预计心肺功能以及肺换气功能良好，如果采用胸段硬膜外镇痛或在 VATS 下进行手术,可考虑早期拔管。

47. 全肺切除术麻醉管理要点有哪些?

　　要放置大口径的静脉导管便于输注血制品;有创血压实时监测动脉血压,并可监测动脉血气;放置中心静脉导管,便于指导容量管理和给予血管活性药;限制性液体输注策略,某些情况下可能需强心或升压药维持血流动力学稳定;术中较低的潮气量(4～6 mL/kg),限制气道峰压(<35 cmH$_2$O)和平台压(<25 cmH$_2$O)。

第三节　食管手术的麻醉管理

48. 食管的三处生理性狭窄的位置在哪里?

　　分别位于颈部环状软骨水平、邻近左侧支气管水平与穿过膈肌水平。

49. 食管外科学将食管人为分为哪三段?

　　食管外科学将食管人为分为颈段食管(环状软骨至进胸水平,C6～T1),胸段食管(胸廓内食管部分,T1～T10)和腹段食管(膈肌水平以下)三段。

50. 食管手术的常见适应证有哪些?

　　常见适应证包括食管肿瘤,胃食管反流和动力障碍(失弛缓症)等。

51. 影响食管手术患者预后的主要并发症有哪些?

　　影响食管手术预后的主要并发症为呼吸系统并发症和吻合口瘘。

52. 怎样的麻醉管理能降低食管手术患者术后肺部并发症的发生率?

　　食管病变患者术前较易发生反流误吸导致肺部感染、继发性哮喘等肺部疾病;另外术中实施较长时间单肺通气与手术操作造成的机械性损伤易导致术后肺部并发症的发生。麻醉诱导及拔管时避免反流误吸,术中注意气道与肺保护,术后进行有效的多模式镇痛,这些麻醉管理可减少食管手术术后肺部并发症。

53. 怎样的麻醉管理能降低食管手术患者术后吻合口瘘的发生率?

　　食管手术吻合口瘘的原因多与手术相关,少数为胃肠缺血,因此对于麻醉方面而言,重要的是维持术中血流动力学平稳,保证胃肠道的血液灌注。

54. 食管手术术前访视应重点关注哪些问题?

食管手术术前主要关注三个方面:营养状况(如食管梗阻、疾病消耗、低血容量)、食管反流误吸和肺功能(慢性误吸导致肺纤维化)等情况。另外,食管恶性肿瘤患者常有吸烟史和饮酒史,因此要评估是否存在 COPD、冠心病及肝脏疾病。

55. 食管手术主要监测哪些参数?

监测项目的选择主要是根据患者病情、手术范围、手术方式以及手术中发生意外的可能性大小决定,常规监测应包括心电图、血压(含有创动脉血压)、脉搏血氧饱和度、呼气末二氧化碳、体温和中心静脉压(右侧颈内静脉通路)。

56. 食管手术麻醉诱导应注意什么问题?

食管手术麻醉时最需关注的是误吸的可能性,术前可给予胃动力药、抗酸剂或抗胆碱药物,可使用快速顺序诱导麻醉或清醒插管。另外,食管患者长期摄入减少及术前禁饮禁食导致血容量不足,诱导过程中需注意容量的补充及监测,对合并严重心血管疾病患者可选择有创动脉血压监测下诱导。

57. 食管手术过程中哪些情况下会出现血流动力学变化?

食管毗邻纵隔内心脏大血管,游离食管时可能发生心脏及大血管的压迫导致低血压;手术时间长、创伤大,可能会大量失血导致容量不足也会导致低血压;纵隔牵拉引起严重迷走神经反射也会出现血流动力学波动。建议准备中心静脉通路及大口径、多条外周静脉通路并行有创动脉血压监测,必要时行中心静脉压力监测及心排量监测,注意维持术中血流动力学平稳,避免长时间低血压。

58. 食管手术麻醉恢复期应注意哪些问题?

因存在误吸风险,术毕至患者完全清醒、吞咽和咳嗽反射完全恢复、可以完全配合时方能拔管;对于不能短时间拔管患者可能需要将双腔管更换成单腔管;手术时间长、液体出入量大,术后咽喉部组织容易发生水肿使气道变窄,应注意可能存在的插管困难;另外手术创伤大,应注意要有良好的术后镇痛,可选择连续静脉自控镇痛、连续硬膜外自控镇痛、肋间神经阻滞等多种方式。

第四节 纵隔手术的麻醉管理

59. 什么是纵隔?

纵隔是两侧纵隔胸膜之间所有器官的总称,主要包括心包、心脏及出入心脏的大血管、气管、食管、胸导管、神经、胸腺和淋巴结等。

60. 纵隔有几个分区?

现常用纵隔的四分法分区即以胸骨角平面为界,将纵隔分为上、下纵隔;下纵隔又以心包的前后分为三部:心包前面与胸骨之间为前纵隔,心包及大血管为中纵隔,心包后面与脊柱之间为后纵隔。

61. 有哪些常见的纵隔疾病?

纵隔病变除了创伤以外主要为肿瘤。常见的有神经源性肿瘤、畸胎瘤、皮样囊肿、胸腺瘤、纵隔囊肿、胸骨后甲状腺肿、淋巴源性肿瘤、食管肿瘤、支气管肿瘤等。

62. 纵隔肿瘤都需要手术处理吗?

大多数纵隔肿瘤为良性肿瘤,但纵隔肿瘤的逐渐增大可能发生周围的重要脏器(气管、支气管、心、肺、血管等)的压迫症状可危及生命,也有部分肿瘤可能发生恶变(胸腺瘤、畸胎瘤等),故纵隔肿瘤一经诊断,都应早期切除。

63. 全身麻醉加重外源性胸内气道受压的机制是什么?

首先,全身麻醉时肺容积减少,气管支气管的直径随容量减小而减小;其次,全身麻醉时支气管平滑肌松弛,使大气道更容易受压;第三,肌肉松弛消除了自主通气期间膈肌向尾侧的运动,导致吸气时使气道扩张、可降低胸腔内气道的外来压迫的跨胸膜压消失。

64. 纵隔肿瘤导致气管、支气管受压的麻醉处理?

须关注麻醉过程中发生致死性气道梗阻的风险。若受压部位位于气管导管远端气管分叉处,则全身麻醉自主呼吸消失后可能导致梗阻加剧,故远端气道未受控制之前禁用肌松药,必须使用肌松时可选择双腔支气管插管保证非受压一侧支气管通畅,若双侧支气管受压则不宜全身麻醉。气管受压可导致气道完全梗阻者,可选择在患者最舒适的体位下行纤支镜引导下清醒插管,导管需通过气管最狭窄部位。

65.　纵隔肿瘤导致心脏、大血管受压的麻醉处理?

应采取最佳体位使心脏受压最轻,并尽快手术解除压迫,若评估认为诱导后无法保证呼吸循环功能者需备体外循环。麻醉恢复期避免剧烈呛咳导致肿瘤切除缝合处或缝扎处缝线脱落出血。肺及大血管受压者,拔管时需做好再插管及气管切开的准备。

66.　所有纵隔肿瘤和不确定气道患者的全身麻醉管理原则是什么?

术前确定患者的最佳体位;如果可行,在清醒时获得超过狭窄处的安全气道;诱导时备好硬式支气管镜,并有外科医师在场;如果有可能,保留自主呼吸直至确认气道安全完成气管插管操作;对于不能保证诱导后呼吸循环稳定者,可在体外循环下手术;术后监测气道受累情况,排除气管软化后才能拔出气管导管。

67.　神经源性肿瘤的麻醉要点是什么?

多发生在后纵隔的交感神经链或肋间神经上,手术范围大、出血多,需建立足够的静脉通路。此外,儿童可能合并其他畸形(如脊柱侧弯、先心病、气道异常等)术前检查及麻醉中需注意。

68.　胸腺瘤的麻醉要点是什么?

多发生在前纵隔,30%～40%合并重症肌无力。术前应明确重症肌无力的分型及症状,如有症状术前应使用抗胆碱酯酶药物或加用糖皮质激素控制。该类患者需注意其体内胆碱酯酶及激素水平,监测下滴注肌松药,拔管前需充分评估呼吸功能及气道保护性反射,待完全恢复后方可拔管。

69.　重症肌无力(MG)分几型?

MG以临床表现按 Osserman 分为 5 型:Ⅰ型:单纯眼肌型;Ⅱa 型:轻度全身型(呼吸肌、延髓肌不受累);Ⅱb 型:中度全身型(呼吸肌不受累,延髓肌受累,有吞咽障碍、饮水呛咳和口腔清除反应障碍);Ⅲ型:急性爆发型:起病急,数月后延髓肌受累,6 个月内出现呼吸肌麻痹;Ⅳ型:迟发性全身肌无力型;Ⅴ型:肌无力伴肌萎缩型。

70. 畸胎类瘤和囊肿的麻醉要点是什么?

常见于儿童和年轻患者,易发生恶变,常选择手术治疗。畸胎瘤可穿破进入肺组织或支气管,导致肺部感染,麻醉时主要注意气道控制及肿瘤对周围组织的压迫情况。

71. 胸骨后甲状腺的麻醉要点是什么?

关注巨大胸骨后甲状腺可能压迫气管导致气道阻塞,麻醉管理的重点是气道管理,麻醉恢复期则排除气管软化后才能拔管。拔管前可先气囊放气后观察,拔管时可在气管导管内先置入较细的气管引导管,一旦拔除气管导管后如有问题则直接再次插管;也可在拔管时经纤支镜观察,如无气管软化则拔除气管导管。

72. 纵隔肿瘤全身麻醉诱导时最可怕的并发症是什么?

前或上纵隔肿瘤麻醉诱导时最可怕的并发症是呼吸道阻塞。患者如有仰卧位时呼吸困难或咳嗽病史,则提示患者麻醉诱导时可能发生气道阻塞。

73. 上腔静脉综合征的麻醉风险是什么?

上腔静脉综合征是上腔静脉受机械压迫所产生的综合征,支气管肿瘤、淋巴瘤和纵隔肿瘤是常见的病因。上腔静脉综合征处理的关键是呼吸和循环管理。上腔静脉综合征可导致患者上半身浅表静脉怒张、头颈和上肢水肿,这可造成通气和气管插管困难,必要时清醒气管插管。麻醉诱导前需建立有创血压监测,颈内静脉用于监测及必要时可作为引流减轻脑水肿,股静脉或下肢静脉作为补液通道。术中出血可能较多,应充分备血。

第五节　气管和隆突手术的麻醉管理

74. 气管、支气管和隆突手术的麻醉要点是什么?

气管、支气管和隆突部位手术(不含气管切开术)的麻醉处理中,控制呼吸道、维持良好的气体交换和术野暴露是气管手术麻醉的重点。

75. 气管、隆突手术术前评估的重点是什么？

主要对患者的全身情况、呼吸困难程度及与体位的关系作详细评估。确认患者心肺功能情况、运动耐力、仰卧位呼吸能力及用力呼吸时是否存在呼吸困难加重等，重点需明确气管狭窄的部位、性质、范围、程度和可能突发的气道梗阻。

76. 术前存在气管狭窄的临床表现有哪些？

一般而言，气管腔直径狭窄至 1 cm 时，可出现特殊的喘鸣音，<1 cm 时则呈明显的呼吸困难，<0.5 cm 时活动受限，并出现典型的"三凹征"。

77. 气道狭窄需要哪些检查确诊？

判断气道狭窄可由 X 线片，CT 扫描、磁共振、螺旋 CT 结合计算机三维重建技术等手段。一些甚至是气管镜到达不了的狭窄远端也能判断。而支气管镜检查通过肉眼直视可明确气管狭窄的长度、直径和肿物与气管壁的特点，是诊断气道病变的"金标准"。

78. 气管手术术前准备的重点有哪些？

重点在于手术各阶段的通气方案和应急准备。完善术前器械的准备，确认各种型号的气管导管、可供手术台上使用的灭菌导管、通气延长管和接口。此外，需备有两套呼吸管路、各型支气管镜。对于急性气道严重梗阻者，拟在体外循环下实施手术者还应准备紧急体外循环设备，耳鼻喉科医生在场做好紧急气管切开的准备等。

79. 术中危及生命的气道受压有何解决方法？

重新改变患者体位或者使用硬质支气管镜并向阻塞远端通气。即使硬质支气管镜只能到达一侧主支气管，也能用于维持抢救过程中的氧合。一旦恢复足够的氧合，可以应用硬质支气管镜放置气管交换导管，在支气管镜撤出后，通过它进行气管插管。硬质支气管镜在保证气道安全方面的另一项技术是在一细硬质支气管镜上先放置一个气管导管，然后利用支气管镜将气管导管送至阻塞气道的远端。

80. 气管手术的麻醉管理关键是什么？

麻醉手术过程中采取各种手段尽早地控制气道和维持有效通气是气管手术麻醉的关键。例如：病变位置较高者可在局麻下行气管切开，于狭窄部位以下建立通气;瘤体较小、气管狭窄处>1 cm 可在纤支镜引导下置入细直径气管导管;麻醉后气道情况无法判断者可局麻下暴露股动静脉然后麻醉用药,一旦呼吸困难加剧立即建立体外循环等。切忌盲目插管、避免肿瘤出血、脱落加重气道梗阻。

81. 气管手术术中低氧血症的预防和处理原则是什么?

术中可能需要间断呼吸停止,可吸入纯氧增加耐缺氧时间;密切关注氧饱和度,一旦下降至 90% 立即通知术者恢复通气;血液及分泌液可能阻塞远端气道需术者及时吸引;调整好气管导管的位置;可临时结扎非通气侧肺动脉改善氧合;可尝试高频喷射通气等。

82. 在气管切除期间如何实现充足氧合与二氧化碳排出?

方法有:标准的经口气管插管;切除区域远端的气管或支气管插入消毒的单腔气管导管;通过一小口径气管导管插管跨狭窄区的高频喷射通气。其他方法包括高频正压通气和使用 ECMO。

83. 胸科手术期间 ECMO 的潜在适应证包括哪些?

严重气道阻塞;急性气道丢失;隆突全肺切除;严重肺气肿行肺减容术;急性呼吸窘迫综合征行开胸和胸膜剥脱术;全肺切除术后气管食管瘘修补术;全肺切除术后食管切除术;对侧全肺切除术后肺段切除术;单肺移植术后开胸手术;对侧支气管胸膜瘘行开胸术;严重胸部创伤的抢救性治疗。

84. 气管手术麻醉恢复期如何进行气道管理?

应注意以下几点:① 尽量保证患者颈部前屈,减小吻合口张力;② 完全逆转肌松药作用;③ 苏醒避免躁动、呛咳导致吻合口裂开。

第六节　电视胸腔镜下胸科手术的麻醉管理

85. 电视胸腔镜手术与传统开胸手术比较,其优势在哪里?

与传统开胸手术比较,电视胸腔镜手术(video-assisted thoracoscopic surgery,VATS)手术创伤明显减小,可以改善术后肺功能,减轻术后疼痛,减少住院时间,早期活动,早期恢复,迅速恢复工作和日常生活;对于合并其他系统疾病的患者,可能无法承受开胸手术但可以耐受 VATS,因此很多危重症患者得到了手术治疗。

86. VATS 的基本手术过程是怎样的?

患者通常侧卧位,术侧肺萎陷后经侧胸皮肤切口插入 Trocar,经 Trocar 放入手术器械及胸腔镜。也可能选择胸腔内充入 CO_2 气体增加非通气侧萎陷,以改善 VATS 的术野条件。一般充气压<10 mmHg,流量控制在 $1\sim2$ L/min。

87. VATS 的并发症?

分为术中并发症和术后并发症。术中常见的有:双腔支气管导管所致的插管损伤和位置不当、单肺通气不能纠正的严重低氧血症、复张性肺水肿、血流动力学不稳定等。术后有漏气、"肺下垂综合征"、感染、失血、肿瘤种植、慢性疼痛、心律失常等。

88. VATS 术前评估与术中管理的要点是什么?

开胸手术的术前评估与术中管理原则 VATS 同样适用,对于麻醉医生而言,有效的肺隔离和良好的术侧肺萎陷是 VATS 的基础,最终目标是提供满足手术条件的麻醉环境又能够在单肺通气中改善氧合及血流动力学、更早地拔管和理想的术后镇痛。

89. VATS 的麻醉方法有哪些?

根据手术种类和范围、患者的病情、患者的精神状态和外科医生的技术水平不同,胸腔镜手术可选择局部麻醉、区域神经阻滞或单肺通气的全身麻醉。

90. 非气管插管胸腔镜手术是否可行?

非气管插管胸科麻醉涵盖各种无需进行气管插管的麻醉方式,包括喉罩下全身麻醉、胸段硬膜外麻醉、肋间神经阻滞局部麻醉、椎旁阻滞局部麻醉等。这并不是新技术,但避免了气管插管可能带来的潜在风险,减少了患者麻醉创伤,对患者术后快速康复具有明显的效果。这种非气管插管麻醉条件下实施的胸腔镜手术,对麻醉医师和外科医生的技术要求较高。

91. 胸腔镜手术的术后镇痛方法有哪些?

目前没有一种镇痛技术可以阻断所有的疼痛传入。胸科手术的镇痛方法有静脉镇痛(阿片类药物为主)、神经阻滞(包括肋间神经阻滞、硬膜外阻滞、椎旁阻滞、胸壁神经阻滞、切口浸润等)。非甾体类消炎镇痛药、右美托咪定、氯胺酮等本身有一定的镇痛作用且能减少术后阿片类药物的使用量。

第七节　机器人辅助胸科手术的麻醉管理

92. 机器人手术系统有哪些部分组成?

机器人手术系统由手术医师操控台、体内机器手、带有 4 个可移动臂的床旁系统和高清成像系统四部分组成。外科医生坐在操控台旁,通过观察高清监视器内的三维图像,操纵操控杆控制床旁系统的体内机器手手术。

93. 机器人辅助胸科手术相对于胸腔镜辅助手术有哪些优势?

优势有以下几点:机器人体内机器手系统可 7 个水平方向和两个轴向的垂直运动,内腕系统支持了完全模拟人手的旋转,极大地解决了单纯胸腔镜的直器械"筷子"操作劣势;机器人能将一些较大、较粗糙的动作在操纵区内作精细化处理;操纵系统可以过滤手术医生手部颤抖对手术产生的不利影响,从而提高手术的安全性和准确性。

94. 机器人辅助下胸科手术麻醉有何特殊性?

机器人辅助胸科手术的麻醉原则与 VATS 相同,但存在气道解剖异常或严重肺功能受损、无法实施肺隔离、单肺通气者应列为禁忌;该手术属于精细操作手术时间较长,更应谨慎对待气道与肺保护;由于手术系统庞大,需选择便于麻醉与监护的位置,同时与手术团队有效沟通不可欠缺。

95. 机器人辅助下可开展哪些胸科手术?

机器人辅助胸腔镜手术可开展胸腺切除术、纵膈肿块摘除术、食管手术、肺叶切除术、肺段切除术等手术。但相较于胸腔镜手术,机器人辅助手术通常会导致手术时间延长和手术费用增加。

96. 机器人辅助胸腺手术需注意哪些事项?

手术采用全身麻醉的方式,多采用左侧的支气管插管。一侧胸廓抬高 30°,上侧的手臂尽量离开躯体;最好备配有创血压监测;术野持续吹入 CO_2 可能可以抑制静脉回流,有可能发生严重低血压。

97. 为什么机器人手术需维持足够的神经肌肉阻滞?

机器人手术过程中患者需要保持静止不动,在麻醉不够充分或神经肌肉阻滞不足的情况下,强烈的手术刺激可能会导致患者体动,这可能造成患者严重损伤。

98. 机器人辅助肺叶切除术有哪些麻醉注意事项?

多采用左侧支气管插管的全身麻醉方式;头部和下肢降低,胸腔最高位;要求术野肺绝对萎陷;有创血压监测;限制性液体输注策略;多模式的术后镇痛。

99. 机器人辅助胸科手术有哪些麻醉注意事项?

必须预先制定和练习快速紧急(<60 秒)撤除机器人的流程;肺隔离的定位必须在机器人就位前确认;可能需要延长麻醉管道、监护导线和动静脉通路; CO_2 人工气胸可能累及静脉回流和血流动力学稳定;注意保证在机器人就位后手术床不会移动;手术时间延长可能导致体位相关神经损伤的风险增加;建议采取限制性输液策略。

（成　浩　金　迪）

参考文献

［1］ 邓小明,姚尚龙,于布为,等. 现代麻醉学. 第 5 版［M］. 北京:人民卫生出版社,2020.
［2］ Michael A. Gropper 著. 邓小明,黄宇光,李文志,译. 米勒麻醉学. 第 9 版［M］. 北京:北京大学医学出版社,2021.

第二十章

常见胸科诊断性操作的麻醉

第一节　气管支气管镜检查的麻醉

1. 什么是支气管镜检查？

　　支气管镜检查是将细长的支气管镜经口或鼻置入患者的下呼吸道,即经过声门进入气管和支气管以及更远端,直接观察气管和支气管的病变,并根据病变进行相应的检查和治疗。支气管镜检查包括经支气管镜病灶活检、支气管黏膜活检、经支气管镜透壁肺活检(TBLB)及经支气管镜针吸活检(TBNA)。

2. 支气管镜有哪几种类型？

　　支气管镜分为硬质支气管镜和软质支气管镜(又称可弯曲支气管镜)。软质支气管镜又分为纤维支气管镜和电子支气管镜。

3. 如何进行支气管镜检查的术前评估？

　　术前结合患者临床症状和体征,根据病史、体格检查和实验室检查重点评估:①是否存在困难气道;②是否有导致围手术期严重呼吸系统事件的情况;③依据改良心脏风险指数评估患者围手术期心血管事件发生率;④是否禁食禁饮,有胃肠道潴留、反流或梗阻等可能导致反流误吸的情况。

4. 气管支气管镜检查术前用药的原则是什么？

　　术前用药的目的在于缓解焦虑、提高痛阈、减少分泌与抑制反射。常用的药物有阿片类药、镇静药及抗胆碱能药。术前用药需考虑患者一般情况、支气管镜类型以及麻醉方式,避免呼吸抑制,避免分泌物黏稠不易排出。因其对呼吸系统的影响,目前较少应用。

5. 支气管镜检查的麻醉方式如何选择?

麻醉方式有表面麻醉和镇静和(或)麻醉,镇静和(或)麻醉深度可分为 4 级:轻度镇静、中度镇静、深度镇静和全身麻醉。根据患者个体差异、操作部位、操作刺激强度等原因,选择不同的麻醉方式。表面麻醉仅适用于患者耐受能力强且操作简单的支气管镜检查;表面麻醉基础上给予适量镇静及镇痛药物,适用于治疗操作技术要求高、耐受性差的患者。全身麻醉适用于操作复杂或操作时间长的患者,操作损伤风险高或需要精细定位的操作可考虑加用肌松药。

6. 支气管镜检查镇静和(或)麻醉的禁忌证是什么?

禁忌证有:① 有严重肝肾功能障碍和凝血功能障碍及饱胃或胃肠道梗阻伴有胃内容物潴留;② 未得到适当控制的可能威胁生命的循环系统与呼吸系统疾病(如急性冠状动脉综合征、未控制的严重高血压、严重心律失常、严重心力衰竭、新近发生的急性心肌梗死以及哮喘急性发作等);③ ASA 分级 V 级;④ 无陪同或监护人;⑤ 有镇静和(或)麻醉药物过敏者。

7. 支气管镜检查的麻醉药物如何选择?

支气管镜检查选择起效迅速、代谢时间短、苏醒快、不良反应少的镇静、镇痛及静脉麻醉药物。目前主张镇静镇痛药物联合使用,减轻疼痛、减少焦虑,降低支气管镜检查的应激反应,提高患者耐受程度,减少药物使用剂量,从而减少呼吸系统及循环系统不良事件的发生率。

8. 支气管镜检查镇静和(或)麻醉中呼吸管理方式有哪些?

常用的呼吸管理方式有鼻导管给氧、面罩通气、高频喷射通气、喉罩通气、气管导管通气。总体可分为给氧、辅助呼吸和控制呼吸三种方式,根据支气管镜检查方案选择适当的呼吸管理方式,维持有效的通气氧合。

9. 支气管镜镇静和(或)麻醉检查的注意事项有哪些?

① 轻中度/深度镇静需要充分的表面麻醉;② 监测指标有:ECG、BP、PETCO$_2$、SpO$_2$ 及呼吸频率和(或)节律等;③ 气道内电灼或激光治疗宜选用全凭

静脉麻醉及专用抗激光导管,严密监测吸入和呼出氧浓度,在保证患者氧饱和度的情况下,需全程控制氧浓度在可接受的最低范围(如果可<30%),避免气道内燃烧;④ 硬质支气管镜检查需行血气分析确定无二氧化碳潴留、通气充足,必要时使用高频常频叠加喷射通气技术。

10. 硬质支气管镜的通气方法有哪些?

硬质支气管镜的通气方式有自主呼吸、暂停呼吸氧合〔有和(或)无氧气吸入〕、通过可通气的支气管镜进行正压通气。自主呼吸主要用于异物取出;暂停呼吸氧合维持时间短,需要充分的预充氧;正压通气是硬质支气管镜的主要通气方式,包括间断正压通气、喷射通气和高频喷射等形式。

11. 支气管镜检查的并发症有哪些?

支气管镜检查的并发症主要有低氧血症、喉痉挛、(支)气管痉挛、反流误吸、心律失常、心搏骤停、出血、气道灼伤、气胸等。

第二节 支气管肺灌洗的麻醉

12. 支气管肺灌洗术的原理是什么?

支气管肺灌洗是全麻下利用支气管镜通过双腔支气管导管向一侧肺灌输生理盐水并随即吸出、收集肺泡表面有效液体、检查其细胞成分和可溶性物质的一种方法。

13. 什么是肺泡蛋白沉积症?

肺泡蛋白沉积症是一种因富磷脂使 PAS 染色(糖原染色)阳性蛋白样物质积聚于肺泡腔和细支气管腔而引起的一种慢性肺部疾病。病因未明,可能与免疫功能障碍(如胸腺萎缩、免疫缺损、淋巴细胞减少等)有关。支气管肺灌洗术是治疗肺泡蛋白沉积症的有效方法。

14. 支气管肺灌洗术方法有哪些?

支气管肺灌洗术有两种方法:双腔气管插管下全肺灌洗和经纤维支气管镜分段肺泡灌洗。临床用于诊断多种肺部疾病,如肺泡炎、肺纤维化、石棉肺、肺癌、肺囊虫病、肺泡蛋白沉积症等的临床诊断、鉴别诊断，以及研究肺部疾病的病因、发病机制、评价疗效和预后等。

15. 应选择何种支气管肺泡灌洗液？灌洗量是多少？

支气管肺灌洗液选择无菌等渗生理盐水，预热至 37℃，过冷或过热会导致支气管痉挛和咳嗽。灌洗量视患者的耐受程度和回收程度而定。纤维支气管镜灌洗经吸引管推注或滴注生理盐水至肺段或亚段，单次注入 25～50 mL，总量 100～250 mL，不应超过 300 mL。全肺灌洗单次灌入量为 1 000 mL，通常每次灌洗总量 10 000～15 000 mL。

16. 支气管肺灌洗两侧肺可以同时进行吗？

双肺病变时通常灌洗病变较重的一侧，病变程度相同时先灌洗左肺。一侧肺灌洗结束，需要使用纤维支气管镜检查并仔细吸引残余液体，恢复通气。如果对侧肺也需要灌洗，至少需要进行 1 小时的双肺通气以恢复灌洗侧肺的功能，在此期间进行动脉血气分析。如果肺泡-动脉血氧梯度持续时间长，应终止灌洗，使用静脉-静脉- ECMO（静脉-静脉-体外膜肺氧合）改善氧合，择期再进行对侧肺灌洗。

17. 支气管肺灌洗并发渗漏的临床表现是什么？如何处理？

灌洗时引流液中出现气泡、灌洗液量与引流液量显著差异、通气肺出现水泡音伴 SpO_2 下降、气道压力急剧升高、肺顺应性迅速降低均提示液体流至对侧肺出现渗漏，应立即改变患者体位，彻底吸引双肺并通气。渗漏不多的患者通过处理后 SpO_2 可以迅速回升，重新调整双腔支气管导管位置、保证良好肺隔离后继续灌洗。如果渗漏严重经引流、吸引、通气处理后仍不能改善则停止灌洗，改单腔气管插管通气，并给予 PEEP 通气支持。

18. 全肺灌洗中如何维持氧合？

① 通气侧给予纯氧，灌洗侧肺间歇施行加压通气，可迅速改善动脉氧合、防止或减轻低氧血症，可使肺泡充分膨胀，加速肺泡表面活性物质（PS）合成；② 通气侧肺加用 NO 或使用 ECMO；③ 围灌洗期应注意：灌洗应快进快出，尽量缩短引流时间；术毕排净残留灌洗液，更换气管导管后给予 4～22 小时通气支持。

19. 支气管肺灌洗术的全身麻醉管理要点有哪些?

支气管肺灌洗术全身麻醉管理的要点包括:① 保持适当的麻醉深度、充分肌松,减少支气管痉挛和呛咳;② 严格控制灌洗量及速度;③ 监测 PaO_2、SpO_2、气道压力及肺顺应性;④ 避免低氧血症,灌洗液流出后肺血流量迅速增加使 V/Q<0.8,出现严重低氧血症时需暂停灌洗。

第三节　纵隔镜检查的麻醉

20. 纵隔镜检查的适应证有哪些?

① 纵隔增宽、纵隔肿块或纵隔病变性质不明确者;② 临床诊断为肺癌但无病理诊断者;③ 诊断明确的肺癌患者,经 CT 检查提示纵隔淋巴结转移者,术前应先做纵隔镜检查,了解转移淋巴结侵犯纵隔及周围器官的程度或范围,估计手术切除的可能性;④ 颈纵隔镜(SCM)检查对右侧纵隔淋巴结容易探查活检,对于左侧气管旁淋巴结,特别是主动脉弓前淋巴结,颈纵隔镜不能探查到,在这种情况下应作扩大纵隔镜(ECM)。

21. 纵隔镜检查的禁忌证有哪些?

禁忌证包括:不能耐受全身麻醉;上腔静脉综合征;以往曾行纵隔放射治疗,胸骨正中切开或气管切开术;主动脉弓动脉瘤。

22. 纵隔病变患者临床表现是什么?

纵隔病变部分患者常无临床表现,仅在常规胸 X 线片发现的纵隔肿块可能无症状;气道受压患者常伴有呼吸困难,平卧后加重或者无法平卧,干咳或者喘鸣提示病变累及气道;上腔静脉受阻,面部肿胀发绀;肌无力提示可能合并胸腺瘤或者肌无力综合征。

23. 纵隔镜检查患者术前麻醉评估的要点是什么?

① 根据患者病史、体格检查和实验室检查综合评估患者能否耐受;② 纵隔肿瘤可压迫气管,使得气管位置偏移、结构变异,CT、MRI 等检查可准确地显示气管受压位置及受压层面、最狭窄处管腔的直径、纵隔肿瘤大小、性质、位置等;③ 气道评估包括患者的头颈活动度、甲颏间距、张口度等,了解患者是否有呼吸困难、有

无特殊体位,如存在体位性症状,需明确患者在何种体位可减轻或消除相关症状。

24. 气道受压患者纵隔镜检查需要注意哪些问题?

① 术前存在气道受压、狭窄和移位的患者,麻醉诱导前充分评估控制气道和气管插管的难度;② 依据气管狭窄的位置及严重程度,需合理选择气道管理手段,包括面罩、气管导管、喉罩、气管切开、体外循环、体外膜肺氧合等;③ 因手术创伤、局部水肿、炎性反应可导致术后气道周围水肿加剧气道受压,术后早期呼吸困难症状加重,可给予糖皮质激素治疗减轻黏膜水肿。

25. 纵隔镜的麻醉方式有哪些? 如何选择?

纵隔镜麻醉方式有局部麻醉和全身麻醉。通常选用全身麻醉,局部麻醉下可完成前纵隔肿瘤的纵隔镜检查,但仍可导致大出血、气胸、喉返神经损伤、空气栓塞、脑缺血等并发症。如果患者伴随呼吸道梗阻或者肌无力综合征,应选用清醒气管插管或者保留自主呼吸气管插管。

26. 纵隔镜检查麻醉期间如何监测?

常规监测心电图、血压、左手接脉搏血氧饱和度、右手桡动脉有创血压监测。纵隔镜检查可能压迫无名动脉,脑侧支循环差的患者(通常不可能预测到是哪些患者)无名动脉受压,发生脑血管缺血的风险较高,必须监测右侧手臂脉搏或者右侧桡动脉置管测压。术中严密观察可能引起的症状和体征,如潜在的气道阻塞、上腔静脉压迫、脑循环障碍等。

27. 纵隔镜检查的并发症有哪些?

纵隔镜检查的并发症发生率低(2%~8%),常见的是气道阻塞、压迫无名动脉、气胸、神经损伤(喉返神经或膈神经)、食管损伤、乳糜胸以及空气栓塞,最严重的是大出血,需要紧急开胸处理。

28. 纵隔镜检查并发气胸的临床表现是什么?

纵隔镜检查术中发生气胸表现为吸气压力峰值增加,气管移位,呼吸音遥远,低血压及发绀。纵隔镜检查术后,所有患者必须行胸 X 线片或胸部 CT 排除气胸。

29. 纵隔镜检查麻醉恢复期需要注意什么?

① 术前存在呼吸道梗阻的患者要严格把握拔管指征,警惕拔管后呼吸道梗阻;② 出现声音嘶哑、失声、呼吸困难或窒息,怀疑存在喉返神经损伤,在患者自主呼吸时可以直视检查声带的变化。如果声带不动或处于中线位置,则应警惕术后喉梗阻,要注意避免误吸与呼吸困难。

(阎文军　李　婷)

参考文献

［1］ Michael A. Gropper 著.邓小明,黄宇光,李文志,译.米勒麻醉学.第 9 版［M］.北京:北京大学医学出版社,2021.

［2］ 邓小明,姚尚龙,于布为,等.现代麻醉学.第 5 版［M］.北京:人民卫生出版社,2020.

［3］ 刘长庭.纤维支气管镜诊断治疗学.第 2 版［M］.北京:北京大学医学出版社,2009.

［4］ 邓小明,王月兰,冯艺,等.(支)气管镜诊疗镇静和(或)麻醉专家共识(2020 版)［J］.国际麻醉学与复苏杂志,2021,42(8):785‐794.

第二十一章

胸科其他疾病手术的麻醉

第一节　支气管扩张手术的麻醉管理

1. 什么是支气管扩张？

支气管扩张是各种病因引起的反复发生的化脓性感染导致中小支气管反复损伤和（或）阻塞，致使支气管壁结构破坏引起支气管异常和持久性扩张。临床表现为慢性咳嗽、大量咳痰和（或）间断咯血、伴或不伴气促和呼吸衰竭等轻重不等的症状。

2. 支气管扩张的病因是什么？

支气管扩张的病因：既往下呼吸道感染史、免疫功能缺陷、遗传因素、气道阻塞和反复误吸、其他肺部疾病、其他系统疾病。

3. 支气管扩张患者咯血的机制是什么？

扩张后支气管的柱状上皮化生为鳞状上皮，支气管内膜失去纤毛上皮的清除功能，管壁的弹力纤维和平滑肌受损破坏，支气管软骨亦破坏而纤维化，支气管成为无弹性而扩大的纤维管腔。管壁有新生血管形成，破裂后发生咯血甚至大咯血。

4. 支气管扩张有哪些手术适应证？

手术适应证为：① 病变相对集中，而综合、规范的药物及非药物治疗长达 1 年仍难以控制症状者；② 严重或频繁地急性加重，影响生活和工作者；③ 复发性难治性咯血，大咯血危及生命或经药物、介入治疗无效者；④ 肿瘤远端阻塞所致的支气管扩张;⑤ 局限性病灶,受损的肺叶段可能是败血症的来源之一,不切除可能导致肺组织进一步破坏。手术治疗主要是支扩病变局限时行肺叶或肺段切除术,全肺切除应慎重考虑。

5. 支气管扩张如何术前评估与准备?

① 需通过病史、运动耐量、影像学检查、肺功能和(或)肺弥散功能检查、支气管舒张试验以及基础血气分析、常规实验室检查等全面了解患者呼吸和循环等系统功能,评估麻醉手术风险;② 术前查阅 CT 等影像学检查评估是否存在肺部炎症、气管或支气管的偏移及可能突发的气道梗阻;③ 术前需控制肺部感染,雾化吸入、结合体位引流促进排痰,控制痰量在 50 mL/24 h 以下。

6. 支气管扩张患者术中如何实施肺隔离技术?

肺隔离的工具有 3 种:双腔气管导管、支气管阻塞导管和支气管导管。支气管扩张患者围麻醉期中可能出现呼吸道梗阻、肺不张、血液和分泌物向健侧肺的扩散,首选双腔气管导管行肺隔离,方便术中良好吸引。支气管阻塞导管仅用于双腔支气管导管插管困难的患者,但患侧分泌物不易吸引,容易移位,在抽瘪阻塞导管套囊的瞬间,存在分泌物进入健侧肺的风险。支气管导管不易清理患侧分泌物,目前临床上很少使用。

7. 气管扩张围麻醉期有哪些注意事项?

① 采用快速顺序诱导,避免插管期呛咳,痰液堵塞气道;② 肺隔离选择双腔气管插管,便于健侧肺与患侧肺分开控制呼吸、隔绝污染和痰液吸引;③ 术中及时充分吸引呼吸道分泌物,吸痰管应两肺分开使用,以避免交叉感染,分泌物黏稠不易吸引时可经气管插管反复注入少量生理盐水,痰液稀释后再吸引。

第二节 大咯血手术的麻醉管理

8. 什么是大咯血?

大咯血是指一次咯血量超过 100 mL 或 24 小时咯血量超过 500 mL,但这一出血量往往难以准确估计,因此大咯血定义为任何危及生命的咯血量以及可能导致气道阻塞和窒息的任何咯血量。

9. 大咯血的病因是什么？

大咯血病因复杂，呼吸系统疾病及全身各系统疾病均可导致大咯血。大咯血多见于感染、肿瘤、自身免疫病、心血管疾病、医源性、创伤及血液系统疾病。

10. 咯血的发生机制是什么？

咯血的发生机制有：血管通透性增加、血管壁侵蚀破坏、肺血管内压力增加、凝血功能障碍、机械性损伤。

11. 咯血量如何分级？

① 24 小时内小于 100 mL 为少量咯血；② 24 小时内 100～500 mL 为中等量咯血；③ 咯血大于 500 mL（或 1 次咯血量 100 mL 以上）为大量咯血。

12. 咯血如何治疗？

对于少量咯血的患者，推荐适当口服止血及抗菌药物治疗；若咯血进一步加重，可给予垂体后叶素或酚妥拉明；大量咯血患者经内科治疗无效，首选支气管动脉栓塞术，辅助止血药物治疗；有介入禁忌的患者，可行支气管镜下止血或外科手术治疗。

13. 大咯血的急诊处理原则是什么？

急诊大咯血患者常并发低血容量休克；呼吸道易被血液或凝血块堵塞，低氧血症，有急性窒息的危险；出血部位不明确。急诊处理原则是确保气道通畅及隔离出血源，处理需要采取 4 个连续步骤：肺隔离、复苏、诊断和针对性治疗。

14. 隔离出血源的方法有哪些？

① 纤维支气管镜引导下行选择性单侧气管内插管，保证健侧肺通气的情况下再处理患侧肺；② 气管插管后，在纤维支气管镜下明确出血来源，置入 Fogarty 球囊填塞气道；③ 通过双腔气管插管将肺通气和气道疏通分开操作；④ 在纤维支气管镜引导下局部喷洒生理盐水、稀释的肾上腺素等止血；⑤ 在支气管镜下直接看到出血点时，可采用激光、电刀、氩气刀或冷冻技术进行止血；⑥ 如疑诊为 TIF（气管-无名动脉瘘），应立即采取手术治疗。

15. 大咯血窒息如何紧急处理？

大咯血保持气道通畅的措施，首先是要鼓励患者通过咳嗽自我清除积血。如患者咳嗽反射不能有效清除气道积血、缓解窒息并出现进行性呼吸困难或低氧血症，则应立即行气管插管。可考虑使用带大侧孔的大号(8～8.5 mm)气管插管导管以便于通过插入支气管镜进行介入诊疗。必要时可直接使用硬质支气管镜进行处理。

16. 大咯血有哪些手术适应证？

急诊肺切除治疗大咯血的手术适应证：① 每小时出血量＞200 mL 或 24 小时出血量＞600 mL 的患者；② 出血部位基本明确，肺切除术可迅速有效控制出血；③ 心肺功能和全身状况能耐受手术；④ 以往曾施行支气管动脉栓塞术者；⑤ 出现失血性休克或呼吸衰竭先兆，及时有效的手术可减少并发症发生率和病死率。

17. 对大咯血患者实施肺隔离的最佳方法是什么？

肺隔离的基本方法共有 3 种：双腔支气管导管、支气管导管和支气管阻塞导管。对大咯血患者首选双腔气管导管，通过双腔管可将肺通气和气道吸引分开操作，能够迅速并安全地完成肺隔离，保护健侧肺，给予有效通气支持。双腔气管导管插管困难时，可使用纤维支气管镜引导支气管导管或支气管阻塞导管保证健侧肺通气的情况下再处理患侧肺。支气管导管临床较少使用。

18. 大咯血的麻醉要点有哪些？

① 迅速做好紧急插管准备、供氧与吸引装置，一般采用快速序贯诱导，使用双腔支气管导管插管，注意气道内吸引分泌物，保持气道通畅；② 麻醉维持宜选择静脉麻醉，反复气道吸引不影响麻醉深度，建立可靠的静脉通路维持循环血容量；③ 术中要反复吸引分泌物，分泌物和血液较多时，容易凝结成块不易吸出，用淡肝素液溶解；④ 如果术前出血多，术毕宜更换单腔气管导管，用粗管径纤维支气管镜检查并清理气道残余血凝块，以促进患者康复。

第三节　肺大疱手术的麻醉管理

19. 什么是肺大疱？

肺大疱(bullae)是指肺泡结构组织缺失造成的肺实质内的充气薄壁区域。肺大疱有先天性和后天性两种。先天性多见青少年体型瘦长者，后天性多见于老年患者,常伴慢性阻塞性肺疾病和肺气肿。

20. 肺大疱切除的手术指征是什么?

肺大疱手术指征为:① 不合并气胸的单纯肺大疱,往往不需要进行治疗,复发性的肺大疱合并复发性气胸需要采取治疗措施;② 肺大疱并发血气胸需要进行治疗;③ 反复发作的肺大疱;④ 双侧肺大疱同时破裂。如果老年患者无法耐受手术治疗,在发生气胸时可以采取胸腔注射药物,或胸腔闭式引流等保守治疗方式。

21. 肺大疱患者术前需行胸腔闭式引流吗?

肺大疱破裂已发生气胸者,术前应行胸腔闭式引流。术前未破裂患者无需预防性行胸腔闭式引流,围手术期谨防肺大疱破裂。一旦发现脉搏血氧饱和度下降和(或)严重血压下降要考虑到肺大疱破裂的可能,应立刻行胸腔闭式引流,紧急情况下脱开气管导管减压,然后再重新通气。

22. 肺大疱切除术患者的麻醉要点是什么?

① 麻醉诱导力求平稳,肌松充分,面罩加压吸氧时手法轻柔,避免过高正压通气;② 患者已存在气胸者,应立即行胸腔闭式引流以改善呼吸功能,并选择呼吸功能最佳时施行手术;③ 维持足够麻醉深度与肌松,防止支气管痉挛或呛咳使胸内压增加导致肺大疱破裂;④ 术中通气使用小潮气量、高频率、无呼气末正压通气,保持气道通畅及充足的呼气时间。

23. 肺大疱切除术麻醉药物怎样选择?

麻醉诱导和维持宜选用短效的麻醉药和肌松药便于术后尽快拔管,肌松药选用有拮抗药物的短效药物,常用的吸入麻醉(七氟烷或地氟烷)和静脉麻醉药都可作为麻醉诱导和维持药物。氧化亚氮有扩大闭合体腔容量的作用,肺大疱患者麻醉中不宜使用。

第四节　支气管胸膜瘘手术的麻醉管理

24. 什么是支气管胸膜瘘?

支气管胸膜瘘是肺泡、各级支气管与胸膜间形成的异常通道,根据瘘的位置不同可分为中央型和周围型。瘘口位于段或以上支气管为中央型支气管胸膜瘘,位于段以下支气管为周围型支气管胸膜瘘。

25. 支气管胸膜瘘口大小如何分型?

根据瘘口大小,临床常分为大瘘口和小瘘口。瘘口直径≥0.5 cm 称为大瘘口,大瘘口常为中央型,愈合较困难,常需外科治疗;瘘口<0.5 cm 称为小瘘口,小瘘口可为中央型或周围型。

26. 支气管胸膜瘘的发生原因是什么?

发生支气管胸膜瘘的原因有:① 肺脓肿、肺大疱、肺囊肿或肺实质破裂入胸膜腔;② 支气管肺癌或慢性炎症性疾病侵蚀支气管;③ 肺切除术后支气管残端缝线裂开。在行全肺切除术患者中支气管胸膜瘘的发生率为 2%～11%,死亡率为 5%～70%。

27. 支气管胸膜瘘有何临床表现?

支气管胸膜瘘主要是胸膜腔脓液经支气管瘘口进入呼吸道,引起频发咳嗽、咳脓性痰,其程度除了与瘘口的大小和胸膜腔脓液量的多少有关外,还受体位改变的影响。凡促使脓液经瘘口流入支气管的体位均可导致症状加重,脓液外排可使发热等全身性感染症状相应减轻。当瘘口很小(数毫米)时,主要症状是咳嗽或呼吸急促;当瘘口较大时,胸腔积液中有大量脓痰,可导致痰液甚至胸腔内积液大量通过瘘管反流至气管支气管,造成窒息而死亡。

28. 支气管胸膜瘘的诊断依据是什么?

在全肺切除术后的患者,主要依靠突发呼吸困难、皮下气肿、气管向健侧移位以及连续性胸 X 线片检查显示液平的下降来诊断支气管胸膜瘘。肺叶切除的患者若存在持续漏气、脓液引流物及脓痰即可诊断。当瘘发生在胸腔引流管拔除后时,其诊断主要依据发热、脓痰和胸 X 线片显示新的液-气平面。

29. 支气管胸膜瘘麻醉的难点是什么?

支气管胸膜瘘麻醉的难点包括:① 肺隔离技术保护健侧肺;② 避免患侧肺正压通气发生张力性气胸;③ 气体从瘘口泄漏导致通气不足。

30. 支气管胸膜瘘如何实现肺隔离？

支气管胸膜瘘肺隔离的方法取决于瘘管的类型和疾病紧急程度。病情稳定的周围型支气管胸膜瘘,可以使用支气管封堵导管;大的中央型瘘管,紧急情况下最快速可靠的肺隔离和通气方法是双腔气管插管,最安全的方法是使用纤维支气管镜引导双腔气管导管清醒气管插管,保持自主呼吸防止张力性气胸。全肺切除术后发生的瘘,必须在纤维支气管镜引导下进行双腔气管导管或单腔气管导管插管。

31. 支气管胸膜瘘的麻醉处理要点？

① 必须保证胸腔闭式引流在胸腔位置良好,在诱导前持续吸引保证胸腔尽量排空;② 诱导前采取头高位、患侧卧位,尽量减少胸腔内容物污染气管、支气管和肺部的风险;③ 支气管胸膜瘘的气道管理原则是在正压通气或改变体位前完成肺隔离,诱导和插管时保留自主呼吸,直到完成肺隔离,避免正压通气时因通气泄漏导致的通气不足。

32. 支气管胸膜瘘手术的通气策略是什么？

① 双肺通气:小潮气量、快呼吸频率通气简单易操作,但瘘管过多时可能造成潮气量泄漏过多;② 分侧肺通气:可实现健侧肺常规通气,患侧肺使用不同模式呼吸机,选择持续气道正压通气(CPAP)或者瘘口高频通气,优化不同肺顺应下的气体交换和肺复张,但需要管理两台呼吸机;③ 高频喷射通气:多发支气管胸膜瘘患者可以选择高频喷射通气,低气道峰压下进行充分气体交换,减少瘘口涌气。

第五节　气管食管瘘手术的麻醉管理

33. 什么是气管食管瘘？有哪些分型？

气管食管瘘(tracheoesophageal fistula,TEF)是由于各种原因导致的气管、食管之间形成异常通道,食物通过该通道进入气管引起的一类疾病。根据疾病病因可分为先天性或后天性,并可分为气管-食管瘘和支气管-食管瘘。

34. 什么是先天性气管食管瘘？

先天性气管食管瘘由先天性胚胎发育异常导致气管与食管间由瘘道相连通,约半数患者伴有其他先天性畸形,如心血管、泌尿生殖系统和肺发育不全。大多数为散发性,仅少数有家族史。

35. 后天性气管食管瘘的常见病因是什么?

后天性气管食管瘘多见于:晚期食管癌、食管异物、气管切开损伤气管后壁、胸外伤、器械损伤(食管镜手术)、食管腐蚀伤。成人的气管食管瘘多为恶性,良性的比较少见。

36. 气管食管瘘的临床表现是什么?

① 先天性气管食管瘘临床表现取决于畸形病变的解剖位置和严重程度,主要为进食后有明显的咳嗽、窒息,反复呼吸道感染,伴有气管狭窄患者可表现为呼吸困难;② 后天性气管食管瘘 $50\%\sim70\%$ 由肿瘤引起。主要表现为频繁的进食后呛咳、咽喉分泌物反流、呕吐、发热、呼吸困难、长期反复下呼吸道及肺部感染、咯血、发热等,若肿瘤患者伴有这种表现,应考虑恶性气管食管瘘的可能。

37. 气管食管瘘的诊断要点是什么?

① 临床症状:如果患者出现饮水或进食时剧烈呛咳、反流或反复性下呼吸道感染,发热、消瘦以及营养不良,高度怀疑气管食管瘘;② 影像学检查:可通过支气管碘油造影、食管碘油(钡)造影、经内镜(纤维支气管镜、胃镜等)CT 检查发现瘘管可以确诊;从胃管注入亚甲蓝溶液,经气管吸痰吸出蓝色液体,或经纤维支气管镜检查发现气管后壁有蓝色液体渗出可以确诊。

38. 气管食管瘘(TEF)的治疗方法有哪些?

临床上常用的治疗方法有:① 保守治疗:积极治疗原发病,加强营养支持,适用于瘘口较小的 TEF;② 人工支架植入术:用于短期内无法耐受手术修补的 TEF 患者;③ 外科手术修补:外科手术修补缝合瘘口是气管食管瘘的首选治疗方法。常用的手术方式有单纯缝合修补、材料修补及切除并重建气管或食管等,根据瘘口的位置和大小、病变部位以及患者身体状况来选择手术方式。

39. 气管食管瘘患者全身麻醉诱导方式有哪些?

可以选择清醒插管或镇静镇痛保留自主呼吸情况下插管,减少胃扩张,在瘘口被隔离之前避免正压通气。也可以选择静脉快速序贯诱导下插管,缩短面罩通气时间,尽可能降低吸气压。目标是在最低吸气压力下保证适当的气体交换,即能使肺膨胀、避免肺不张的同时尽可能减少气体经瘘管分流。

40. 气管食管瘘患者气管插管(ETT)的特点是什么？

气管插管的目标是将 ETT 尖端放置在瘘口远端、气管隆突近端，可使用纤维支气管镜定位(其中 11％的病例可能需要将气管插管前端放置于气管隆突以下)。气管插管到位后可给予肌松药物，并维持正常通气。手术期间由于手术操作和体位的变化，要时刻保证 ETT 固定在适当的位置。

41. TEF 修补术的并发症有哪些？

① 早期吻合口瘘，发生率高达 15％，需要立即行手术探查或保守治疗；② 食管失蠕动；③ 胃食管反流、食管吻合口狭窄；④ 气管软化和声带麻痹。

第六节　肺减容手术的麻醉管理

42. 什么是肺减容术？

肺减容术是通过切除极度膨胀的被破坏了的肺组织，减轻肺病变组织对正常组织的压迫，减少肺容积，重建小气道弹力，降低呼吸道阻力，恢复膈肌运动功能，从而调整肺通气/血流比值、增加静脉回流而改善呼吸和右心功能，提高患者的生活质量。

43. 肺减容手术术前需要作哪些准备？

术前准备的重点在于控制呼吸道感染、平喘、化痰、止咳、加强呼吸功能锻炼。对于巨型肺大疱破裂引发的张力性气胸，术前应行胸腔闭式引流以改善呼吸和循环。术前除常规检查外，必须行肺灌注扫描，了解通气/血流不匹配的靶区以确定肺减容的范围。

44. 肺减容手术术前肺康复治疗有哪些？

肺康复治疗可以缓解或控制呼吸疾病的急性症状或并发症，增加体力和耐力，主要方法有：① 呼吸训练；② 6 分钟步行试验；③ 四肢肌力增强训练；④ 骑自行车和踏板训练，锻炼期间可吸氧 6～8 L/min；⑤ 上下楼梯。

45. 肺减容术的手术适应证是什么？

① 严重的慢性阻塞性肺疾病；② 终末期肺气肿严重影响患者生活质量、内科治疗无效者；③ 胸 X 线片显示肺过度膨胀，并有膈面变平或者膈面呈相反状态者；④ CT 显示肺气肿质地重度不均匀，但无直径大于 5 cm 的孤立性肺大疱。

46. 肺减容术的手术禁忌证有哪些？

① 高死亡风险的患者：FEV_1 低于 20%、二氧化碳弥散能力小于 20%、高分辨率 CT 显示肺气肿均匀分布且通气不足的患者（$PCO_2 > 48$ mmHg）；② 高并发症风险的患者：出现支气管扩张，有反复支气管感染病史并伴痰量增多，严重的胸膜粘连，肺动脉高压（收缩期肺动脉压力 >60 mmHg），病理性肥胖（BMI >30 kg/m^2），或严重的胸壁畸形的患者。

47. 肺减容手术的麻醉管理要点是什么？

麻醉要点：① 避免应用诱发支气管痉挛的麻醉药物，插管前给氧时应避免气道压力过高；② 小潮气量，低吸气峰压，适当延长呼吸时间；③ 维持足够的麻醉深度与肌松，严格掌握拔管时机，在麻醉较深时行气道吸引，防止支气管痉挛和呛咳导致肺大疱破裂；④ 拔管后早期给予患者高流量吸氧，随患者呼吸功能的改善而降低吸氧流量；⑤ 完善的术后镇痛。

第七节　膈疝手术的麻醉管理

48. 什么是膈疝？

膈疝是指腹腔脏器通过膈肌的先天性或后天性缺陷异位移动到胸腔内的疾病状态。可分为创伤性膈疝与非创伤性膈疝，非创伤性膈疝又可分为先天性与后天性两类。非创伤性膈疝中最常见者为食管裂孔疝、胸腹裂孔疝、胸骨旁疝和膈缺如等。

49. 什么是创伤性膈疝？

创伤性膈疝是由外伤致膈肌破裂，腹腔脏器疝入胸腔，常合并胸腹腔脏器损伤或严重的呼吸循环障碍，是胸外科急重症。创伤性膈疝的发病率占胸外伤 0.8%～2.5%，胸腹联合伤的 4.5%。

50. 什么是食管裂孔疝?

食管裂孔疝是指腹腔内脏器(主要是胃)通过膈食管裂孔进入胸腔所致的疾病。食管裂孔疝是膈疝中最常见者,达 90% 以上。形成食管裂孔疝的病因尚有争议,少数发病于幼年的患者有先天性发育障碍的因素,但近年来多认为后天性因素是主要的,与肥胖及慢性腹内压力升高有关。

51. 什么是先天性膈疝?

先天性膈疝(congenital diaphragmatic hernia,CDH)是指胚胎时期因膈肌发育停顿所致膈肌缺损,在胸腹腔压力差的作用下,腹腔内游动度较大脏器疝入胸腔引起的一种先天性疾病,是小儿外科危重病症之一。CDH 出现缺氧、发绀和呼吸困难症状越早,病情越重,预后也越差。出生后 6 小时内出现缺氧、发绀和呼吸困难症状者称为重症 CDH,其肺发育不良较重,病死率达 60% 以上。

52. 膈疝的临床表现有哪些?

临床症状取决于疝入胸内的腹腔脏器容量、脏器功能障碍的程度和胸内压力增加引起的呼吸循环功能障碍的程度。主要分为两大类:① 腹腔内脏器疝入胸内引起的功能变化:胃酸反流到食管引起食管黏膜炎症或食管溃疡,胃肠道梗阻出现腹痛、腹胀、呕血等,严重时发生脏器坏死、穿孔、休克状态;② 胸内脏器受压引起呼吸循环功能障碍:腹腔脏器疝入胸内致肺受压、心脏推向健侧,轻者出现胸闷、气急;重者出现呼吸困难、心率加快和嘴唇发绀。

53. 先天性膈疝(CHD)患儿发生低氧血症的原因是什么?

CDH 患儿双侧大气道及血管分叉畸形,无法单纯用同侧及对侧肺叶受压解释,目前关于这些畸形及肺和血管联合发育不全的机制尚未明确。肺血管发育不全的严重程度与 CDH 死亡率相关。气道发育不全导致出生时肺泡总数减少,同时合并低肺顺应性以及通气和气体交换面积减少,因此氧合作用受损。肺血管发育不全导致肺动脉高压,引发肺动脉导管的右向左分流,进而造成低氧血症。

54. 先天性膈疝(CHD)的手术时机是什么?

根据 CHD 病情选择手术时机:① 延期手术:伴有严重的肺发育不良及持续性肺动脉高压,紧急手术不能改善患者心肺功能,通过内科治疗改善氧合并纠正代谢性酸中毒,降低肺动脉压力,待基本情况有所好转,肺功能获得最大限度改善时手术,可提高生存率;② 限期手术:出生 6 小时后出现危重症状心肺受压加重,经初步治疗后尽早手术;③ 急诊手术:疝内容物嵌顿绞窄的患儿应尽早手术,以防绞窄肠管坏死。

55. 重症先天性膈疝的术前准备有哪些?

① 监测心率和氧饱和度,将动脉血氧饱和度维持在 80%～95% 即可;② 出现呼吸困难或缺氧症状立即气管插管,避免面罩通气,插管后氧饱和度应维持在 70% 以上;③ 放置胃管持续或间断减压减轻消化道胀气对肺的压迫;④ 插管前氧饱和度维持在 80%～95% 的患儿,提高血压至较高水平没有必要,插管前氧饱和度低于 80% 时应升高血压;⑤ 清醒患儿应当在插管前给予镇静或麻醉,避免动脉压和颅内压增高。

56. 先天性膈疝患者(CDH)的通气策略是什么?

通气治疗的目标是维持插管前氧饱和度在 80%～95%,插管后氧饱和度也应维持在 70% 以上,动脉 CO_2 分压($PaCO_2$)可维持在 45～60 mmHg(允许性高碳酸血症)。常规选择压力控制呼吸,峰压值稳定在 25 cmH_2O 或更小,呼气末正压(PEEP)定在 2～5 cmH_2O,并随时调节呼吸频率以使 $PaCO_2$ 维持在 45～60 mmHg。

57. 为何先天性膈疝(CDH)易发生肺高压危象?

由于肺小动脉中层平滑肌增生,发育不全的肺血管阻力显著增加、血流量减少。低氧血症、酸中毒、吸入氧浓度(FiO_2)降低或肺血容量突然发生改变可使病情进一步加重,促使肺血管收缩产生循环危象。

58. 先天性膈疝(CDH)患者肺动脉高压如何治疗?

① 在重症监护病房中继续维持全身麻醉,阻断自主神经支配的心血管反应;② 减少气管内吸痰等操作避免一过性低氧血症和 FiO_2 降低;③ 小潮气量和高频通气模式进行过度通气,使 pH 值维持在 7.55～7.60 之间。呼吸性碱中毒是扩张肺血管最有效的治疗措施;④ 限制性液体输注;⑤ 如果上述治疗措施无效则考虑使用血管扩张药物;⑥ 药物治疗失败可考虑使用体外膜肺氧合(ECMO)进行支持治疗。

59. 体外膜肺氧合(ECMO)在CDH麻醉管理中有什么意义?

有研究指出,尽管短期内ECMO治疗有效,但并不能改善远期存活率、减少严重并发症。很多医疗中心目前仅将ECMO作为给予正性肌力药物和通气治疗后仍呈持续性低氧血症患儿的补救治疗措施。

60. 先天性膈疝(CDH)患者麻醉可以使用氧化亚氮吗?

不可以。因为很多患儿术中需要提高吸入氧浓度通气,氧化亚氮会使胸腔内肠管扩张、压迫有功能的肺组织,从而进一步影响肺功能,因此应避免使用氧化亚氮。此外肠管胀气会增加关腹的难度,且增高腹内压,压迫下腔静脉,从而导致低血压。

61. 先天性膈疝(CDH)的手术禁忌证有哪些?

① 合并严重畸形如先天性心脏病循环不稳定,难以耐受麻醉;② 严重肺部发育不良或合并其他肺部疾患,呼吸机难以支持;③ 合并先天性乳糜胸;④ 胸腹腔因各种原因存在严重粘连,难以分离暴露膈肌者;⑤ 患儿生命体征尚未平稳,一般情况较差,难以耐受麻醉及手术。

62. 先天性膈疝(CDH)的麻醉管理原则是什么?

① 麻醉前尽可能调节患者心肺功能到最佳状态;② 麻醉诱导与维持力求平稳,保持适度的肌肉松弛,术前放置胃管胃肠减压,必要时可环状软骨处加压减少反流;③ 采用适度增加通气频率,允许性高碳酸血症的通气策略,术中增加血气测量次数指导呼吸管理方案的调整;④ 建立中心静脉通路。注意患者术中及术后保暖,常规监测体温。

63. 先天性膈疝(CDH)的手术相关并发症有哪些?

术中内脏损伤、肝静脉损伤、肾上腺损伤、术后气胸、疝囊囊肿、术后乳糜胸或乳糜腹、胃食管反流、肠梗阻、膈疝术后复发。

64. 创伤性膈疝术前有哪些准备?

术前积极完善X线、胸腹部CT、ECG、血尿常规等检查。严重胸腹联合伤的患者应积极做好手术前准备,纠正休克,处理张力性气胸,胃肠减压,一般情况好转后进行剖胸或剖腹探查。

65. 创伤性膈疝的麻醉管理要点是什么?

① 术前充分吸引胃肠道内容物,准备好抢救药物;② 15°～30°头高脚低位摆放体位,尽量减少疝内容物对胸腔内压的影响;③ 禁用面罩加压给氧,避免正压通气加重疝内容物对心脏大血管的挤压,使用小潮气量快频率通气;④ 在腹腔内容物还纳前,可以使用高频通气,维持气道低压水平,腹腔内容物还纳后可增加潮气量,逐渐调整呼吸参数,缓慢膨肺,术中可使用糖皮质激素及肺泡表面活性物质,以免发生复张性肺水肿。

66. 创伤性膈疝患者如果出现心跳骤停能否胸外按压?

膈疝患者一旦发生呼吸心跳骤停,不可做胸外按压,否则会进一步压迫心肺导致回心血量不足,缺血缺氧加重。可将手术台头高位 20°～30°,迅速开胸,回纳疝内容物,直接心脏按压或可挽救患者生命。

第八节　创伤气道手术的麻醉管理

67. 如何对创伤患者作初级评估?

快速评估对创伤患者至关重要,初级评估包括气道、呼吸、循环、功能障碍、暴露。① 评估气道是否通畅,是否存在气道梗阻,评估是否存在困难气道;② 评估呼吸频率、幅度、听诊双肺,若存在严重呼吸困难,紧急处理气道保证氧合;③ 观察患者脉搏、血压、毛细血管充盈和末梢温度,纠正低血容量性休克、维持循环稳定;④ 通过 GCS(格拉斯哥昏迷指数)评估患者意识,观察瞳孔反应;⑤ 全面检查伤情,注意体温保护。

68. 创伤低氧血症的原因是什么?

① 气道阻塞:面部、下颌骨或颈部直接损伤;鼻咽、鼻窦、口腔或上呼吸道出血;创伤性脑损伤等所致的继发性意识障碍;胃内容物、血液或异物的误吸;口咽通气道或气管插管应用不当;② 通气不足:继发性脑或者高位颈椎损伤、休克等导致的呼吸抑制;气管或支气管直接损伤;气胸或血胸、胸壁损伤、肺挫伤;误吸;颈椎损伤;继发于烟雾或毒性气体的吸入所致的支气管痉挛。

69. 气道梗阻有哪些临床表现？

气道梗阻的发生既可呈现为急剧突发，也可表现为隐匿渐进。依据程度，可将气道梗阻分为轻度和重度两类。轻度通常意识清楚且能够自主通气，但可能会出现一定程度的呼吸窘迫，呼吸音粗糙和呛咳。重度可突发呼吸困难，表现为呼吸急促费力，可伴有喉鸣、喘鸣、肋间-胸骨-锁骨上窝凹陷（三凹征）等症状和体征，并迅即出现发绀及晕厥。

70. 创伤引起的气道损伤的机制是什么？

① 气管断裂：颈部过伸对未受保护的气道的直接打击；胸部或颈部穿透性损伤；气管支气管壁被气管导管或气管造口套侵蚀；② 胸部钝性创伤所引起的气管和支气管损伤的发病机制：胸部受压时骤然用力屏气，气管和主支气管内压力骤增引发破裂；胸部前后方向挤压使两肺移向侧方，气管分叉处强力牵拉导致主支气管起始部破裂；减速和旋转产生的剪切力作用于肺门附近主支气管，产生破裂。

71. 创伤性气道损伤的临床表现是什么？

创伤性气管或支气管破裂的临床表现主要取决于支气管断裂的类型：① Ⅰ型为支气管断端开放于胸膜腔内，临床表现以张力性气胸为主，有呼吸困难、发绀、咯血等；② Ⅱ型为支气管断端位于纵隔内而不与胸膜腔相通，临床表现为纵隔、颈部及上胸部广泛皮下气肿；③ Ⅲ型为支气管断端依赖周围袖状组织维持通气，暂时无表现，但以后易肺不张，肺部感染。

72. 创伤性气道的辅助检查有哪些？

辅助检查有 X 线、CT、纤维支气管镜。主支气管断裂早期的主要 X 线改变是大量气胸、皮下及纵隔、颈深部气肿、胸上部肋骨骨折、主支气管截断或不连续、萎陷肺坠落征象与肺浮动征。气管 CT 断层检查可发现气管断裂的直接征象。纤维支气管镜检查可明确气管支气管断裂及狭窄的部位、程度等，对于早期或晚期病例都有诊断价值，阴性的检查结果可以排除支气管破裂的存在。

73. 创伤性气道检查有哪些麻醉注意事项？

① 根据术前详细、全面的病史及检查，明确气管断裂伤口的位置及对插管的影响；② 麻醉诱导应尽可能采用清醒气管插管或者镇静镇痛保留自主呼吸下气管插管，减少或避免面罩加压供氧，有可能存在气胸或不能排除气管受损时，禁忌使

用氧化亚氮;③ 首选纤维支气管镜/气管插管软镜引导下气管插管,导管应越过断口,达到损伤的气管或支气管远端;④ 涉及到隆突或双侧主支气管的复杂损伤,应在体外循环下才能安全地进行修复。

74. 创伤性气道损伤的拔除气管导管标准是什么?

损伤成功修复,满足以下标准时可以考虑拔管:① 血流动力学稳定,出血完全停止,凝血正常;② 呼吸驱动和储备能力充分,包括神经肌肉功能完全恢复;③ 精神状态可以接受。患者平静合作、舒适,能遵循指令活动;④ 气道通畅。警惕损伤部位的水肿在拔管后阻塞气道,要确定套囊放气时气管内导管周围有气体漏出。必须持续氧饱和度监测,并且术后至少吸入湿化氧气24小时。

(阎文军　李　婷)

参考文献

[1] Michael A. Gropper 著.邓小明,黄宇光,李文志,译.米勒麻醉学.第9版[M].北京:北京大学医学出版社,2021.

[2] 邓小明,姚尚龙,于布为,等.现代麻醉学.第5版[M].北京:人民卫生出版社,2020.

[3] Fu-Sun F. Yao 著.王天龙,李民,冯艺,等,译.姚氏麻醉学:问题为中心的病例讨论.第8版[M].北京:北京大学医学出版社,2018.

[4] 刘长庭.纤维支气管镜诊断治疗学.第2版[M].北京:北京大学医学出版社,2009.

[5] Hendrik C. Dienemann, Hans Hoffmann, Frank C. Detterbeck 著.姜格宁,周雷,周晓,译.胸外科手术学[M].上海:上海科学技术出版社,2016.

[6] 中国医师协会整合医学分会呼吸专业委员会.大咯血诊疗规范[J/CD].中华肺部疾病杂志(电子版),2019,12(1):1-8.

[7] 支气管扩张症专家共识撰写协作组,中华医学会呼吸病学分会感染学组.中国成人支气管扩张症诊断与治疗[J].中华结核和呼吸杂志,2021,44(4):311-321.

[8] 中华医学会小儿外科学分会内镜外科学组,心胸外科学组.先天性膈疝修补术专家共识及腔镜手术操作指南(2017版)[J].中华小儿外科杂志,2018,39(1):1-8.

第二十二章

小儿胸科手术的麻醉

第一节　小儿单肺通气的解剖学及生理学特征

1. 小儿的气道解剖与成人比较有何特点?

　　小儿喉部呈漏斗状,喉腔较窄,声门裂相对狭窄,软骨柔软,黏膜娇嫩且富含血管及淋巴组织,轻微炎症即可引起喉头狭窄。气管、支气管较成人狭窄,软骨柔软,缺乏弹力组织,支撑作用薄弱;左主支气管细长,由气管侧方伸出,而右主支气管短粗,似气管直接延伸,异物相对较易坠入右主支气管。婴儿支气管壁缺乏弹力组织,软骨柔弱,细支气管无软骨,呼气时受压,可导致气体滞留,影响气体交换。

2. 小儿胸廓发育有什么特点?

　　婴幼儿胸廓短、呈桶状;肋骨水平位,肋间肌欠发达,胸壁柔软,吸气时胸廓扩张受限。因胸部呼吸肌不发达,主要靠膈呼吸,而膈呈横位且位置较高,胸腔较小而肺相对较大,呼吸时胸廓活动范围小,肺不能充分扩张,影响通气和换气。膈肌和肋间肌中耐疲劳的肌纤维数量少,新生儿只有25%,13个月时亦只有40%,容易引起呼吸衰竭。

3. 正常小儿呼吸系统的生理特点?

　　① 呼吸频率快,呼吸中枢调节能力差,易出现呼吸节律不齐。婴幼儿为腹式呼吸,呼吸肌易疲劳;学龄儿童则为胸腹式呼吸;② 肺活量小,50～70 mL/kg;③ 年龄越小潮气量越小;④ 由于呼吸频率较快,每分钟通气量若按体表面积计算与成人相近;⑤ 小儿肺脏小,肺泡毛细血管总面积与总容量均较成人小,故气体弥

第二十二章

散量亦小;⑥ 小儿气道阻力大于成人,在呼吸道梗阻时尤为明显,气管管径随发育而增大,阻力随年龄增大递减。

4. 单肺手术期间,哪些因素可以影响患者的通气/血流比值(V/Q)?

　　侧卧位患侧肺的压迫引起健侧肺膨胀不全;单肺通气导致手术侧肺萎陷;吸入麻醉药和血管扩张药的影响等都可以引起 V/Q 比值失调。其中,与成年人相比,侧卧位对 V/Q 比值的影响不同。成年患者手术时患侧肺在上,重力引起流体压力梯度使得患侧肺的血流向健侧肺转移,以维持 V/Q 的匹配。然而患儿则不同,单侧肺疾病时健侧肺在上可以改善氧合。

5. 为什么侧卧位对 V/Q 比值、小儿与成人有差异?

　　① 儿童胸廓软,易被压缩不能支撑下侧肺,健侧肺在潮气呼吸下就有气道闭合;② 成人侧卧位时,由于重力作用,流体压力梯度使患肺血流向健肺转移,维持 V/Q 的匹配,由于膈肌的机械优势,这种压力梯度会维持不变,而儿童这种压力梯度减小,降低了患侧膈肌的功能优势;③ 婴幼儿体型小也减小了健肺、患肺间的流体压力梯度。患肺灌注相对增加,健肺灌注相对减少,造成 V/Q 比值失衡;④ 婴幼儿氧需大,功能残气量小更易导致缺氧。

第二节　　小儿肺隔离技术

6. 小儿开胸手术气管导管都有哪些选择?

　　目前小儿单肺通气技术主要有 4 种:单腔支气管导管通气、双腔支气管导管通气、Univent 管通气和支气管内阻塞器通气。

7. 单腔支气管导管怎样实现单肺通气,适用于什么样的手术患儿?

　　单腔支气管导管通气是将单腔支气管导管插入健侧支气管,由于导管前端有侧孔,在右侧时,侧孔可以供右上叶支气管通气。由于其有左侧插管不易成功、右侧插管可能堵塞右上叶开口、非通气侧无法吸引及通气和易导致低氧血症的缺点,目前在临床上只应用于小儿急救例如小儿单侧肺出血、张力性气胸和新生儿单肺通气。对于较简单的手术,也可以将单腔管置入主气道,开胸后由术者在术野以纱布压肺进行手术操作。

8. 双腔支气管导管通气适用于什么样的手术患儿?

　　双腔支气管导管通气是单肺通气的经典方法。操作简单,方法与成人无异,效果确切,方便吸引术侧肺的分泌物,实施术侧肺持续正压,根据手术需要可以提供快速双肺通气。但对于小儿而言,双腔管外径较大,限制了其应用。双腔管最小号为 26F,仅适用于 8~10 岁以上,体重为 30~35 kg 的小儿。

9. Univent 导管的置入如何操作?

　　Univent 导管是单腔双囊导管,其在侧壁内置一根可活动的空心支气管阻塞管,前端有一气囊,可用于阻塞支气管,并进行吸引和吹氧。需要纤支镜引导安放,插管时先将阻塞管置于患侧支气管以达到隔离目的,单腔管则留在主气道。其优点是易于安放,方便从单肺通气转换为双肺通气。

10. Univent 导管在小儿应用中有何注意事项?

　　由于阻塞管和导管一体,Univent 导管的外径显著大于同型号的单腔管,在选择 Univent 导管时应该注意导管的型号。由于管腔小,导管较硬,常有不相匹配的高气道阻力。另外,导管套囊采用高压、低容量套囊,因此正常充气可发生黏膜损伤。也有报道外科医生因刺破套囊、阻塞器远端被钉舱夹住切除、张力性气胸和肺不张的发生。

11. 支气管阻塞器的应用方法及常见问题有哪些?

　　支气管阻塞器是单独的一支阻塞管,前端有一气囊,可在插入单腔管或喉罩后经腔内置入支气管。由于需要在纤支镜定位下应用,在管腔狭窄、同时置入纤支镜和阻塞器有困难的时候,可以于插管前经气管导管外安放。存在的问题是阻塞器球囊易脱出进入气管影响双肺通气,影响术侧肺萎陷、污染健侧肺。

第三节　常见小儿胸科手术麻醉

12. 对于胸科手术患儿的术前评估,询问病史时应该关注哪些方面?

　　详细询问病史,主要集中在可能影响术中管理的之前未诊断或伴随情况方面。了解患儿生长发育情况,注意患儿是否有发绀、呼吸困难、哮鸣、咳嗽等症状。同时要特别注意影响手术的急、慢性病情。视诊胸廓是否对称,听诊是否存在哮鸣音、啰音,仰卧位、坐位呼吸音是否消失。动脉血气有无高碳酸血症和低氧血症。观察患儿有否保持良好气道条件的体位,注意实施麻醉诱导时保持此体位。

13. 手术前应做哪些术前检查?

通过气管镜检查了解气管支气管大小、是否受压、闭锁,这对于纤支镜、气管导管和支气管阻塞器的选择非常重要。影像学方面,胸部 X 线及 CT 检查尤为重要,下气道和肺组织的压迫可造成哮喘、肺不张、阻塞性肺气肿和反复发作的肺炎,并且可以了解病变范围及气管条件等。

14. 小儿胸科手术中常规需要哪些监测?

小儿胸科手术需要采用全身麻醉,常开放两条静脉通路,以防术中应急之用。麻醉中监测有创动脉血压、心电图、呼气末二氧化碳、压力-容量曲线,中心静脉压可以不作为常规监测。如需中心静脉监测建议穿刺手术侧颈内静脉,以防止健侧气胸发生。加强术中血流动力学监测,每 30 分钟做一次血气分析,纠正水、电解质和酸碱平衡紊乱。

15. 单肺通气中如何有效地治疗低氧血症?

可以通过纤支镜核查阻塞器位置、吸引呼吸道分泌物和血液、提高吸入氧浓度、降低人工气胸 CO_2 压力和中断手术、恢复患侧肺通气等方法提高氧分压。

16. 什么是气管食管瘘(TEF)和先天性食管闭锁(EA)?

气管食管瘘(tracheoesophageal fistula,TEF)指食管与气管通过瘘管相通,食管闭锁(esophageal atresia,EA)指先天胚胎发育异常导致出现食管不连续不通畅。两种疾病常常相伴发生。

17. 气管食管瘘和(或)食管闭锁(TEF/EA)可分为哪几种不同类型?

根据经典的 Gross 分型,TEF 可分为 5 种类型。A 型为单纯的 EA 不合并气管病变,占病例数 8%。B 型存在 EA,近端食管盲端以瘘口与气管相连,发生率小于 1%。最常见的为 C 型表现为 EA,远端食管以瘘口与气管相连,占病例数 75%～80%。D 型较少见,存在两个瘘口分别将食管的近端和远端与气管相连,发生率为 2%。E 型即通常所说的 H 型食管气管瘘,不合并 EA,完整的食管通过瘘管与气管相通,发生率 4%。

18. 气管食管瘘和(或)食管闭锁(TEF/EA)的病理生理学特征是什么?

　　TEF 会导致两个问题,一是本应吸入的气体通过瘘管分流入胃进而引发通气不足及胃胀气,二是酸性胃内容物通过瘘管反流入气管引发吸入性肺炎的风险持续存在。EA 时,闭锁的食管分为近端和远端两部分,近端食管终止于盲端,口腔分泌物容易在下咽部聚积,从而导致患儿出现流涎、咳嗽及饲喂过程中发绀等症状。

19. 气管食管瘘和(或)食管闭锁(TEF/EA)患儿还可能合并其他什么疾病吗?

　　50％的 TEF/EA 患儿合并其他严重畸形,即通常所说的 VACTERL 畸形。V＝脊柱畸形;A＝肛门畸形;C＝心脏畸形,包括室间隔缺损,房间隔缺损,法洛四联症,右位主动脉弓,动脉导管未闭;TE＝气管食管瘘;R＝肾发育异常;L＝肢体畸形。一位拟诊为 VACTERL 畸形的患者往往存在上述 3 种或 3 种以上的畸形。在 TEF 患者中近 1/3 患者合并一种 VACTERL 畸形,另 1/5 患者合并两种VACTERL 畸形。

20. 气管食管瘘和(或)食管闭锁(TEF/EA)患儿麻醉主要有哪些问题?

　　① 吸入性肺炎的评估;② 空气经胃管直接进入胃,导致胃过度膨胀;③ 因瘘管太大而不能进行机械通气;④ 合并其他疾病,特别是动脉导管未闭(分流)和其他先天性心脏病;⑤ 需要术后重症监护。

21. 气管食管瘘和(或)食管闭锁(TEF/EA)手术前应该完成哪些实验室检查?

　　首先考虑是否存在肺部疾病并评估其严重程度,可行胸部及腹部 X 线平片检查。其次由于严重的心脏畸形能够显著影响存活率且会对麻醉管理产生直接的影响,因此超声心动图的检查非常必要。拍摄脊柱 X 线平片排除脊柱畸形,肾 B 超检查排除肾异常,尤其是肾积水情况。此外,还应检查全血细胞计数、动脉血气、血电解质,交叉配血准备一个单位以上的压积红细胞。

22. 气管食管瘘和(或)食管闭锁(TEF/EA)患儿麻醉诱导前后作何准备,进行哪些监护?

　　麻醉诱导前至少建立一条外周静脉通路,麻醉后再建立一条通路,如术后需要全胃肠外营养可直接行中心静脉穿刺置管。除常规心电监测、血氧饱和度监测、呼吸末二氧化碳浓度及直肠温度监测外,应行有创动脉压监测便于监测血气及血流动力学变化。在腋窝放置听诊器以便在手术牵拉或体位改变导致气管插管意外移位时可及时听取呼吸音。另外在胃部放置另一个听诊器以评估气管食管瘘口是否存在通气。

23. 气管食管瘘(TEF)患儿的麻醉诱导该如何进行?

清醒插管较常用,但清醒插管可给患儿带来明显的不适感,应在应用少量镇静镇痛药及充分的表麻下进行。另外可以选择吸入麻醉诱导后保留自主呼吸的方式,如需辅助呼吸注意膨肺时动作要轻,达到改善肺不张的效果即可。无论采用上述哪种方法,应使用最低气道压,尽可能减少胃扩张。静脉快速序贯诱导下插管(尽量缩短面罩通气的时间)也是一种可行的方法,但是必须注意应尽量降低吸气压。

24. 气管食管瘘患儿插管时如何放置气管导管位置?

气管插管目标是将 ETT 尖端放置在瘘口的远端、气管隆突的近端。操作时先将气管导管斜面朝前插入右主支气管内,再缓慢退管直至左侧呼吸音刚好与右侧呼吸音对称为止。此时位置比较合适,这能保证气管导管尖端越过瘘管的开口,避免胃过度膨胀。在瘘管结扎和胃造口术完成前保留患儿自主呼吸并适当辅助通气。

25. 如果气管食管瘘瘘口位于隆突附近,气管插管的位置难以正确放置怎么办?

可使用纤维支气管镜进行引导可提高精确的放置位置。如果不能使用纤维支气管镜,且新生儿有胃造瘘管,可通过将胃造瘘管末端置于水封下来确定放置位置。通气时气泡的存在表明有气体通过瘘口,这反过来又确定了靠近瘘口的管尖的位置。在这种情况下,气管插管应在支气管内放置后撤回,直到起泡,然后继续推进,直到起泡消退。插入胃造瘘管的二氧化碳测量仪可以通过监测呼末二氧化碳波形来产生同样的结果。

26. 气管食管瘘患儿气道管理应注意什么问题?

整个手术中要注意维持气管导管在一个合适的位置,尤其是体位变动后,一定再次确认导管位置,即使插管深度只有 $1\sim2$ mm 的变化也有可能导致双肺通气、单肺通气或瘘管通气等不同结果。

27. 气管食管瘘患儿何时拔管?

　　一些外科医生希望手术室内拔管,但存在一定风险。许多 TEF 患儿在瘘管水平存在气管软骨缺陷,因而易出现气管软化,术后即刻拔管可导致气道梗阻需要立即再次插管。约有 30% 的拔管患儿术后需要重新插管来清除分泌物。如果患儿带管行机械通气,须注意限制吸气压力以避免瘘管修补处再次裂开。

28. 气管食管瘘可供选择的镇痛方案有哪些?

　　如果手术后保留气管插管(见于绝大多数患者)则可使用麻醉性镇痛药物。芬太尼 $10\sim20\ \mu g/kg$ 加肌松药物可使血流动力学保持稳定,且能够满足手术后镇痛的要求。对于有经验的操作者,可放置硬膜外导管。从骶尾部置入的硬膜外导管可能会移位到胸段,因此使用硬膜外镇痛之前需行 X 线检查确定导管的位置。

29. 气管食管瘘修补术的早期并发症和晚期并发症分别有哪些?

　　早期吻合口瘘的发生率高达 15%,需要立即行手术探查或保守治疗。食管失蠕动和胃食管反流较为常见,食管末端神经分布异常或修复手术中迷走神经损伤均可导致食管失蠕动。食管吻合口狭窄可能需要反复扩张。还有报道显示手术后可能出现明显的气管软化和声带麻痹。

30. 先天性膈疝有哪些体征?

　　先天性膈疝(congenital diaphragmatic hernia,CDH)因呼吸困难和舟状腹(腹腔内容物缺失所致)常常于出生第一天即被发现。特有体征还包括桶状胸、胸腔内听到肠鸣音以及心音向右侧移位。

31. 哪些鉴别诊断会出现与先天性膈疝类似的症状和体征?

　　关于新生儿发绀和呼吸窘迫的鉴别诊断很多,包括呼吸窘迫综合征、脓毒血症、胎粪误吸、新生儿持续肺动脉高压、发绀型先天性心脏病、低血糖、鼻后孔闭锁以及气道异常等。

32. 怎样明确先天性膈疝的诊断?

　　除了相应的症状体征之外,应行胸部 X 线检查来证实胸腔内有否积气的肠袢。膈疝侧的肺可被压缩至肺门,纵隔向对侧胸腔移位。如果对诊断仍有疑问,可经鼻胃管注入不透 X 线的造影剂以显示胸腔内胃和小肠的形状。

33. 先天性膈疝的发病率是多少？如何分类？

CDH 的发病率为 1∶2 500～1∶3 000。85％病变发生在左侧。CDH 中 90％为后外侧疝（Bochdalek 疝），其他类型包括前内侧疝、食管裂孔疝以及腹腔脏器膨出。

34. 先天性膈疝患儿发生低氧血症的原因是什么？

CDH 患儿双侧大气道及血管分支畸形，目前关于这些畸形以及肺和血管联合发育不全的机制尚未明确。气道发育不全导致出生时肺泡总数减少，同时合并低肺顺应性以及通气和气体交换面积减少，因此氧合作用受损。肺血管发育不全导致肺动脉高压，引发通过肺动脉导管的右向左分流，进而造成低氧血症。

35. CDH 患儿通常还会合并哪些遗传性疾病？

CDH 患儿并发其他先天性疾病的发病率：心血管系统为 13％～23％；如房间隔缺损，室间隔缺损，主动脉缩窄和法洛四联症。中枢神经系统为 28％；如脊柱裂，脑积水和无脑儿。胃肠系统为 20％；如肠旋转不良和闭锁。泌尿生殖系统为 15％；如尿道下裂。

36. 手术前应怎样改善患儿的呼吸症状？

手术前应立即采取的治疗措施包括气管插管以及放置口胃管进行胃肠减压、容许性高碳酸血症、体外膜肺氧合、高频通气及吸入一氧化氮。使用保护性肺通气策略进行通气，目的是在尝试外科修补术前先使患儿病情处于稳定。

37. 诊断明确后是否应该行急诊手术修补 CDH？

目前已经明确的是，与肺动脉高压和肺发育不全的影响相比，疝入胸腔的脏器压迫肺对心肺系统的干扰较轻微。所以目前的共识是推迟手术并通过内科治疗达到稳定。内科治疗的目标为使用尽可能侵入性小的通气方式改善氧合并纠正代谢性酸中毒。

38. 一氧化氮（NO）在 CDH 的治疗中有何作用？

内源性 NO 是内皮细胞产生的血管舒张因子，它可导致平滑肌舒张和血管扩张。吸入性 NO 可以选择性地扩张肺血管，其接触血红蛋白后可立即失活，故对体循环没有影响。一般地说，罹患顽固性肺动脉高压以及肺发育不全的大部分患者均对 NO 没有明显反应。尽管如此,由于 NO 治疗确实对一些患者有效且其低剂量使用时毒性作用较小,因此常被用于 CDH 患儿常规通气治疗以外的辅助治疗。

39. 体外膜肺氧合(ECMO)在 CDH 麻醉管理中有何意义?

尽管在短期内 ECMO 治疗有效,但其与改善远期存活率、减少严重后遗症方面尚未明确有明显关系。因此,很多医疗中心目前仅将 ECMO 作为给予正性肌力药物和通气治疗后仍呈持续性低氧血症患儿的补救治疗措施。

40. 术中麻醉管理需要注意哪些问题?

采用避免面罩正压通气的清醒插管,避免胃过度扩张和膈疝越过中线;置入动脉导管严密监测血压并密切观察术野;建立足够的静脉通路,以保证循环血容量的稳定;给予充分的镇痛和肌松减轻应激反应;谨慎进行机械通气及氧合以防止肺动脉压突然增高(维持 $PaCO_2 < 40$ mmHg,$PaO_2 > 100$ mmHg);肺复张前避免使用可能抑制心肌的吸入麻醉药;加强气压伤可能导致同侧或对侧气胸的认识。

41. 麻醉期间可以使用氧化亚氮吗?

因为很多患儿术中需要高吸入氧浓度通气,而氧化亚氮会使胸腔内肠管扩张、压迫有功能的肺组织,从而进一步影响肺功能,因此应避免使用氧化亚氮。此外,肠道胀气会增加关腹的难度,且增高腹内压,压迫下腔静脉,从而导致低血压。

42. 低体温对先天性膈疝患儿的危害更大吗?

新生儿由于体表面积与体重比值较高、皮下脂肪少且对寒冷刺激寒战产热能力发育不全等原因更易丢失热量。而低体温对 CDH 患儿的危害尤其大,这是因为低体温时 PVR 升高,这将启动氧运输能力下降、酸中毒加重、PVR 进一步增高的恶性循环。

43. 先天性膈疝手术后可以在手术室拔除气管导管吗?

因为手术后仍存在不同程度的肺功能障碍,CDH 不能在手术间里拔管。手术后应保留气管插管,患儿转入儿科 ICU 进一步诊治。

44. 小儿纵膈肿瘤有哪些体征?

纵膈肿瘤常常会使患儿重要器官的受压,出现哮鸣、呼吸困难、面颈部暗红、颈部水肿等症状体征。常见的有气管受压、上腔静脉受压、心脏受压和纵隔移位。

45. 气管受压应怎样进行麻醉管理?

无论气管受压症状严重与否,术前都应行影像学检查明确压迫部位及程度。应选择清醒插管,导管前端越过受压部位,确保呼吸通畅后再进行麻醉。有经验的麻醉医生也可以谨慎采用保留自主呼吸的全麻方式。术前采取强迫体位者,应在该体位下或者患儿能耐受的体位下进行插管。麻醉后变换体位可能会引起循环、呼吸明显改变或压迫症状加重,此时应立即恢复原体位,并在该体位下进行手术。

46. 纵隔手术术中应重点关注什么问题?

麻醉前充分评估重要器官的受压情况,制定合适的麻醉方案;麻醉诱导时防止呛咳、激动,避免使充血或水肿加重;麻醉后体位变化及术中的操作可能导致对大血管或心脏的压迫加重,引起血压下降、心律失常等,应提醒术者立即松解压迫或牵拉;粘连重者会增加出血风险,术中应严密关注术野,加强监测。

(荆　娜　王　团)

参考文献

[1] Fun-Sun F. Yao 著. 王天龙,李民,冯艺,等译. Yao & Artusio 麻醉学:问题为中心的病例讨论. 第 7 版[M]. 北京: 北京大学医学出版社,2014: 533 - 548.

[2] Ronald D. Miller 著. 邓小明,曾因明,黄宇光,译. 米勒麻醉学. 第 8 版[M]. 北京: 北京大学医学出版社,2021.

[3] Keszler M. Mechanical ventilation strategies[J]. Semin Fetal Neonatal Med,2017,22(4): 267 - 274.

[4] Edelman B, Selvaraj BJ, Joshi M, et al. Anesthesia Practice: Review of Perioperative Management of H-Type Tracheoesophageal Fistula[J]. Anesthesiol Res Pract. 2019 Nov 3;2019: 8621801.

第二十三章

肺移植手术的麻醉

第一节　受体和供体

1. 肺移植受体的选择标准是什么?

　　肺移植受体选择标准为：① 终末期肺部疾病,预期寿命<2～3 年；② 其他系统无严重合并症；③ 无免疫抑制剂的禁忌证和肺外感染；④ 稳定的社会心理状态；⑤ 戒烟 6 个月以上；⑥ 无明显肥胖症；⑦ 年龄,单肺移植<65 岁,双肺移植<60 岁。

2. 肺移植最常见的适应证有哪些?

　　肺移植最常见的适应证包括严重肺气肿、α_1 抗胰蛋白酶缺乏、肺囊性纤维化、肺纤维化及肺动脉高压。

3. 肺移植的绝对禁忌证是什么?

　　绝对禁忌证包括：① 其他器官主要是心脏和肾脏存在明显的功能不全；② HIV 或者乙型或丙型肝炎病毒感染；③ 恶性肿瘤；④ 肺内或肺外感染活动期。

4. 肺移植的相对禁忌证是什么?

　　相对禁忌证包括：① 既往胸部手术史；② 手术近期大量服用类固醇药物；③ 伴左心室失代偿或冠脉疾病。

5. 肺移植供体的选择标准是什么？

肺移植供体选择标准为：① 年龄<55 岁，排除实质性肺疾病，肺大小相配；② 既往无长期吸烟史，无心脏和肺手术史；③ 供肺有足够的氧合能力；④ 乙型肝炎病毒阴性，HIV 血清学阴性，ABO 血型相配；⑤ 纤维支气管镜检查阴性。

6. 供体肺最佳缺血时间为多久？

供体肺最佳缺血时间应少于 4 h，因此手术时间非常关键，一旦有合适的器官，就应该尽快进行手术。

7. 如何进行供体肺保护？

在获取供肺时麻醉医师的工作包括：建立良好的肺通气、清理气道分泌物、采用保护性肺通气、避免机械性肺损伤；维持供体循环功能的稳定；在肺动脉顺行灌注时继续行人工呼吸，维持 FiO_2 在 50%、V_T 10 mL/kg、PEEP 5 cmH_2O 以下，灌注直至双肺完全发白，术者在距离隆突上 5 cm 处上气管钳，麻醉医师配合术者使获取的肺处于中度膨胀状态下。

第二节　肺移植患者的术前准备

8. 肺移植术患者术前常伴有哪些病理及生理改变？

肺移植术患者术前常伴有低氧血症、高碳酸血症、肺动脉高压（PAH）和右心功能不全等，对麻醉管理，特别是围手术期呼吸和循环功能维护提出了挑战。

9. 肺移植术前治疗通常包括哪些？

肺移植患者的肺脏功能很差，经常需要接受各种治疗，包括氧疗、吸入性气管扩张剂、糖皮质激素、血管扩张剂、防治呼吸道感染、体位引流增加排痰等，围手术期也应该继续这些治疗。

10. 肺移植的外科术式有哪些？

肺移植的外科术式包括单肺移植、完全双肺移植或双肺序贯移植，以及心、肺联合移植。

11. 肺移植患者应如何进行麻醉前用药？

终末期呼吸衰竭患者呼吸与循环功能很差，一般入手术室前免用镇静、镇痛；也免用抗胆碱能药物以防患者口干、舌燥等不适。如患者有严重肺动脉高压，焦虑可进一步增加肺动脉压使右心功能恶化，心理疏导无效时可在监护下应用小剂量镇静药，如咪达唑仑 0.25～1.0 mg。有高二氧化碳血症的患者，麻醉前用药应更加慎重。支气管扩张药应持续应用至手术时。预防性应用抗生素。

第三节　肺移植的麻醉管理

12. 肺移植术中的常用监测项目有哪些？

肺移植术中的常用监测项目包括：心电图、脉搏血氧饱和度、无创血压、有创动脉压、呼气末二氧化碳分压、中心静脉压、肺动脉压力、心排血量、混合静脉血氧饱和度（SvO_2）、体温、尿量、脑电双频谱（BIS）、脑氧饱和度（$rScO_2$）、血气分析、经食管超声心动图（TEE）及纤维支气管镜对气道及吻合口的检查等。

13. 经食管超声心动图在肺移植术中有何作用？

经食管超声心动图（TEE）可评估心脏功能和结构；肺动脉阻断时，监测右心室功能；也可在移植后观察肺静脉与左心房的吻合是否恰当；另外还可评估移植后肺血流、发现气栓等，在肺移植术中具有重要意义。

14. 肺移植手术应如何选择麻醉方式？

肺移植患者在术后几小时或几天的时间里需要留置气管导管，较适合静吸复合麻醉。

15. 全身麻醉药物应如何选择？

肺移植受体容易合并慢性血容量丢失，因而在麻醉诱导后容易发生低血压，应选择对血流动力学影响最轻的麻醉药物及用量进行诱导。肌肉松弛药可以用不引起组胺释放的药物如维库溴铵、顺式阿曲库铵。N_2O 可以引起大疱性肺气肿、肺动脉高压，以及术中低氧血症等，因此避免应用。

16. 气管插管应如何选择?

对于单肺或双肺序贯移植的手术,双肺隔离是手术必需的步骤,此时最好采用双腔支气管内插管技术。双腔支气管内插管有利于排出分泌物和手术肺内气体的排空。手术结束后,进行支气管镜检查评估,决定是否能将双腔支气管插管换成单腔气管插管。

17. 肺移植术中如何科学实施单肺通气策略?

单肺通气策略:① 潮气量 $4\sim6$ mL/kg(理想体重);② 根据不同发病机制,调整 PEEP 为 $3\sim10$ cmH$_2$O;③ 视情况逐渐调节 FiO$_2$,维持 SpO$_2$92%$\sim$96%;④ 维持最小的气道峰压和平台压;⑤ 根据 SpO$_2$、PETCO$_2$、动脉血气分析及血流动力学参数变化,个性化调整通气参数。

18. 患肺肺动脉阻断前的麻醉管理策略是什么?

此时管理要点主要是防止低氧血症、高碳酸血症,维持血流动力学稳定。根据 CVP、每搏量变异度(SVV)等指标,在容量监测指导下补充适量的晶体液和胶体液,密切监测肺动脉压等血流动力学指标。建议在肺动脉开放前给予甲泼尼龙和巴利西单抗。免疫抑制剂和抗生素可参照专科建议使用。

19. 患肺肺动脉阻断时的病理生理改变是什么?

肺动脉的阻断进一步增加右心室压力,导致肺动脉压急剧上升,肺血流和每搏量骤减。

20. 肺动脉阻断时有何临床表现? 处理原则是什么?

肺动脉阻断时,可有 3 种情况:① 肺动脉压力仅轻度增高,循环功能稳定,无明显低氧血症,则外科手术可继续;② 肺动脉压明显升高,但在药物治疗下尚能维持血流动力学稳定,可以避免应用体外循环;③ 肺动脉压力过度增高、右心室扩张且运动功能减退,或在第二种情况下治疗效果不佳,呈现动脉血压下降、肺动脉压严重升高(接近甚至超过动脉压)、CO 下降、SvO$_2$ 下降、rScO$_2$ 下降,则应在体外循环支持下完成手术。

21. 肺动脉阻断后的麻醉管理策略是什么?

术中肺动脉阻断前应试夹闭 $5\sim10$ 分钟,以判断右心功能及血流动力学的可能变化。管理重点在于，既要保证右心室的收缩功能，又要避免液体超负荷导致的右心室扩张。在容量管理上，应注意液体量的限制，必要时可选择升压药和正性肌力药物。

22. 用于治疗肺动脉高压、增强右心功能的药物包括哪些？

包括扩血管药物如静脉滴注前列腺素 E_1（PGE_1）或吸入 NO 或伊洛前列素、和（或）正性肌力药（如米力农、多巴酚丁胺、肾上腺素、去甲肾上腺素等）。

23. 吸入一氧化氮在肺移植手术中有什么优点？

吸入一氧化氮除了可以直接扩张肺血管，降低肺动脉压而不影响体循环压力，还具有免疫调节以及抗微生物活性的优点，可减少血小板的聚集和黏附，降低手术以及外伤的炎性反应，阻碍微生物的生长，能够减少受体的肺损伤。

24. 在机械通气和单肺通气时，改善气体交换和心血管功能的措施有哪些？

改善气体交换和心血管功能的措施包括：① 如果存在限制性肺疾患，用 PEEP 并降低潮气量到 6 mL/kg；② 增加吸气气流速率（I∶E>1∶3），降低呼吸频率（6～10 次/分）；③ 允许性高碳酸血症，可允许 $PaCO_2$ 高到临床可接受范围内；④ 用压力控制模式通气；⑤ 用全凭静脉麻醉；⑥ 雾化吸入前列环素，无效时再吸入 NO。如采用上述措施仍不能改善患者的血气状况和心血管功能时，则提示需要体外循环支持。

25. 心肺转流在肺移植手术中的适应证有哪些？

单肺或双肺序贯移植可以在没有心肺转流下进行，尽管如此，对于存在肺动脉高压而不能耐受单肺动脉阻断的患者，应采用完全心肺转流。适应证包括肺动脉阻断后动脉血氧饱和度低于 90%，应用血管扩张药和（或）强心药后心脏指数仍低于 3.0 L/(min·m²) 或收缩压小于 90 mmHg。另外，TEE 检查存在心脏瓣膜反流、先天性卵圆孔未闭或房间隔缺损时，应建立体外循环。

26. 移植肺肺动脉开放后有哪些病理生理改变？

移植肺肺动脉开放后，肺动脉压骤降，移植肺可因血流灌注急剧增加而导致急性损伤。同时由于肺血管阻力的迅速降低，右心后负荷下降，使得左心室前负荷增加，极易导致左心室衰竭。

27. 移植肺肺动脉开放后的麻醉管理策略是什么?

处理原则:① 开放前静脉注射甲泼尼龙 500 mg(单肺、双肺移植相同),以预防移植肺缺血再灌注损伤;② 对移植肺开放时血容量暂时相对不足的低血压建议采用血管活性药物;③ 移植肺开放后,液体补充优选白蛋白,必要时可给予新鲜冰冻血浆,尽量减少同种异体输血。

28. 如何防治移植肺缺血再灌注损伤?

在再灌注前,持续用冰块来保持肺脏冷却。开放肺动脉前静脉注射甲强龙。当移植肺恢复血供时,确定缝合处没有出血后可以开始通气。开始通气时应采取低压力、小潮气量手动通气。再灌注时可能出现低血压,但并不严重,高钾血症也不常见。肺的再灌注损伤主要表现为肺水肿,可给予 $5\sim10$ cmH$_2$O 的 PEEP 治疗。可用支气管镜检查吻合处是否有出血和分泌物,如有,及时处理,有助于促进通气功能。

29. 移植肺开放后,应如何进行肺保护性通气策略?

在满足充分氧合前提下,为有效防止移植肺的缺血再灌注损伤,建议采用低浓度氧、高 PEEP 和低潮气量的肺保护性通气策略:① 潮气量 $4\sim6$ mL/kg(理想体重);② PEEP $5\sim10$ cmH$_2$O,并遵循个体化原则;③ 气道峰压<30 cmH$_2$O;④ 手法或呼吸机肺复张;⑤ 在 PaO$_2\geq70$ mmHg 的前提下,尽可能降低 FiO$_2$;⑥ 维持 PETCO$_2$ 在正常范围或可接受的高碳酸血症;⑦ 保持气管内无分泌物。

30. 在移植肺刚开始工作的短时间内一般血气分析中 PaO$_2$ 和 PaCO$_2$,均可明显改善,但在开放后 $1\sim1.5$ 小时后可出现 PaO$_2$ 下降、PaCO$_2$ 升高,此时应如何处理?

这主要与缺血再灌注损伤有关,单肺移植时与剩余肺的肺功能有一定的关系。因此,此时主要处理好缺氧与高氧损伤的问题,在避免缺氧的前提下尽可能降低吸入氧浓度,警惕移植肺失功能(多种因素所致)和超排异反应。

31. 移植肺失功能有哪些表现?

移植肺失功能表现为移植肺顺应性明显降低,肉眼观察肺僵硬、肺组织吸呼起伏小,氧分压显著下降,伴有或不伴有高碳酸血症。

32. 移植肺失功能应如何处理?

如为双肺移植后应立刻 ECMO 辅助循环支持,使肺处于休息状态(低浓度氧气吸入、小潮气量、低频率、5 cmH$_2$O 的 PEEP),并加强循环功能的调控,等待移植肺功能的恢复。

33. 肺气肿患者单肺移植后如何实施通气策略?

为肺气肿患者施行了单肺移植,因为术后双肺的顺应性不同,可能需要双肺分肺通气:对移植的肺需要正常的通气频率和潮气量,而对自身的肺则需要低潮气量以防止自身 PEEP 的产生。此时需要两台呼吸机,分肺通气,以防病肺过度膨胀后压迫新移植的肺。

第四节　术后管理和并发症

34. 术后早期如何管理?

术后早期管理的重点在于,通气支持及脱机、液体与血流动力学管理、免疫抑制治疗、早期急性排异反应监控及感染防治等。

35. 肺移植术后的保护性肺通气策略是什么?

肺移植术后的保护性肺通气策略:① 潮气量 6～8 mL/kg(理想体重);② 气道峰压≤35 cmH$_2$O;③ PEEP 5～10 cmH$_2$O(不超过 12.5 cmH$_2$O);④ 尽可能降低 FiO$_2$。COPD 或肺气肿患者接受单肺移植后,不建议使用较高的 PEEP,一般应<5 cmH$_2$O。

36. 术后拔除气管导管指征是什么?

患者清醒,胸膜腔引流不多时,如心功能稳定、呼吸功能恢复、血气分析和胸片结果正常,应及早停止机械通气,拔除气管导管。鼓励患者深吸气、咳嗽并开始胸部理疗和离床活动。

37. 术后早期出现肺水肿应如何处理?

限制液体输入,维持较低的 CVP,维持胶体渗透压、利尿和吸氧。

38. 肺移植术后有哪些并发症?

术后早期,呼吸道的机械并发症和心脏并发症是导致死亡的主要原因,晚期并发症主要为慢性排斥反应和由于移植后的治疗不当所致。

39. 急性排斥反应有何临床表现?

临床表现为呼吸困难、疲劳、干咳、低氧血症;胸 X 线片显示浸润及 FEV_1 至少下降 10%;组织学特征为血管周围单核细胞浸润,可能伴有淋巴细胞性支气管炎或细支气管炎,需通过活组织镜检证实。

40. 急性排斥反应如何治疗?

治疗包括使用大剂量皮质醇类药物、CD3 单克隆抗体(OKT3)、环孢素和环磷酰胺。

41. 慢性排斥反应的临床表现有哪些?

慢性排斥反应的表现多为闭塞性细支气管炎(obliterative bronchiolitis,OB),发生率在长期存活的患者为 25%。组织学表现为呼吸性细支气管进行性黏膜下层瘢痕形成,导致 FEV_1 下降和活动时呼吸困难加重。

42. 慢性排斥反应如何治疗?

治疗包括使用抗淋巴细胞药物配以皮质醇类药物。持续闭塞性细支气管炎(OB)是再次肺移植的指征,再次移植后不会加快发生 OB。

43. 肺移植术后疼痛有何危害?

肺移植术后疼痛剧烈,可加重机体应激反应,妨碍主动咳嗽及呼吸运动,易导致肺泡不张,增加术后肺部并发症风险,并增加慢性疼痛的发生率。

44. 肺移植术后疼痛管理策略是什么?

建议采用多模式镇痛,方法包括:PCIA、肋间神经阻滞或椎旁神经阻滞等。为获得更佳的舒适性,仍需要辅助非甾体类抗炎药物或小剂量阿片类药物来完善镇痛。是否使用 PCEA,目前临床意见不一。但如果使用 PCEA,不推荐术前放置导管。

(荆　娜　王　团)

参考文献

［1］ Ardehali A，Hughes K，Sadeghi A，et al. Inhaled nitric oxide for pulmonary hypertension after heart transplantation［J］. Transplantation. 2001，27；72(4)：638 - 641.

［2］ De Perrot M，Chaparro C，McRae K，et al. Twenty-year experience of lung transplantation at a single center：Influence of recipient diagnosis on long-term survival ［J］. J Thorac Cardiovasc Surg，2004，127(5)：1493 - 1501.

第二十四章

超声在胸科麻醉的应用

第一节　肺超声

1. 肺部超声原理是什么？

超声进入人体后，同一密度的组织吸收超声波能量，使声波衰减消失；而两种声阻抗不同的组织，会使部分超声反射回探头，反射的程度取决于阻抗差异大小，正常肺部充满气体，胸膜-肺界面的巨大声阻抗差异会造成明显反射。任何肺部疾病都会导致肺部水气比例改变，从而导致阻抗变化，呈现出不同的影像及伪像。

2. 肺超声可选择哪些探头？

超声在组织中的衰减程度与超声频率有关，高频穿透力弱而分辨率高，低频穿透力强分辨率弱。因此，观察浅表肺组织如胸膜线或进行浅表部位神经阻滞时，可使用高频线阵探头；而检查深部肺组织或肥胖人群，可应用低频凸阵探头。

3. 肺超声探头如何使用？

探头于肺部常用执笔式，以掌根尺侧及小指为支点固定于患者胸廓以增加稳定性。Mark 点对应图像一侧标识定位方向。探头可垂直于肋骨放置观察到蝙蝠征等图像，水平放置则可观察到不被肋骨打断的胸膜线。探头取像时可应用滑（探头贴紧皮肤滑行）、摇（以探头胸壁接触点为支点左右晃动观察切面整体）、倾（以探头胸壁接触点为支点前后晃动观察不同切面）、转（以探头胸壁接触点为支点，沿超声中轴线转动）。

4. 肺超声的常用扫描区域有哪些?

肺部超声检查通常从双侧前胸部开始,由上到下,从胸骨旁线至腋中线,后胸部从椎旁线至腋中线。检查时可嘱患者吸气、呼气以充分显示肺部病变。常用检查区域:① 锁骨中线第 2~4 肋间,对应双上肺;② 腋前线第 4、5 肋间,对应左肺舌叶/右肺中叶及舌叶一部分;③ 腋中线肺膈交界处观察肋膈角;④ 腋后线与膈膜交界处的肺后基底段观察肺重力依赖区。

5. 什么是胸膜滑动征?

胸膜与肺泡气体交界处的巨大声阻抗差异可在两者间形成强回声反射,从而可观察到一条完整的线性高回声影。它是正常胸腔内唯一能被检测到的组织影。人体呼吸时,肺泡气体随着呼吸运动同步改变,从而产生规律性变化的动态图像,称为胸膜滑动征。当存在胸膜粘连或气胸等异常时,可见胸膜滑动减弱或消失。

6. 什么是蝙蝠征?

探头垂直于肋骨放置时,骨皮质声阻抗较高,显示为高回声明亮线性结构;超声难以通过骨皮质,其后方骨骺骨及其余组织均表现为无法呈像的黑色区域,形似蝙蝠翅;未被两侧肋骨皮质遮挡的中间部分,可观察到高回声胸膜线,形同蝙蝠背,因此被称为蝙蝠征。

7. A 线是如何形成的?

超声穿过胸膜与正常肺组织时,可反射从而形成线性高回声胸膜线,超声波在探头与胸膜线之间来回多次反射形成伪影,在超声图像中表现为胸膜线深部的一系列与其平行,并且间距相等的规则线性高回声,称为 A 线。

8. B 线是如何形成的?

肺组织之间存在小叶间隔,其中含有水分或纤维从而包裹肺组织形成液体袋,气液交界处也可产生超声波反射,从而在脏层胸膜附近形成影像,而超声波强度随距离变大发生衰减,使影像回声从胸膜开始亮度逐渐减弱,表现为从胸膜线向远方离散的三角形伪像影,形似"彗尾",称为 B 线。

9. 肺水肿的超声征象有哪些?

肺间质水肿时,小叶间隔增宽,可见 B 线大量增加。如影像学见三条以上 B

线,间距小于 7 mm 时,提示可能存在肺水肿,B 线密集程度与受累肺泡数量相关。需要注意的是,肺间质纤维化患者也可出现大量 B 线,需结合病史及临床体征做出鉴别诊断。

10. 气胸的超声征象有哪些?

超声观察正常的肺部,可见胸壁静止,其下脏层胸膜相对滑动,在 M 超下形成外层连续静止内层沙滩一样的表现,称为"沙滩征"。气胸时脏壁胸膜之间存在气体,相对滑动消失,M 超模式下表现为平行的水平线,称为"平流层征"。气胸部与正常肺之间可见两种征象的过渡点,称为"肺点",为诊断气胸的金标准。

11. 支气管充气征的超声征象有哪些?

肺超下支气管壁可反射超声波,形成形同支气管的高回声影像,支气管通畅时,可随呼吸运动。支气管影像完全静止时,通常提示存在肺不张。

第二节　超声引导区域阻滞在胸科手术中的应用

12. 胸科手术中的区域神经阻滞有什么意义?

胸科手术创伤大、术后疼痛级别高,急性术后疼痛可明显增加围手术期应激,神经阻滞副作用小且能显著降低术后疼痛评分。以往区域神经阻滞往往根据体表解剖定位进行盲穿,易发生血管神经损伤,增加气胸风险,并且阻滞效果常难以令人满意,随着超声可视化技术的应用,超声引导下进行区域阻滞可增加阻滞准确性,越来越多的被应用于临床。

13. 胸科手术有哪些常用的神经阻滞方法?

超声引导下肋间神经阻滞、椎旁神经阻滞、竖脊肌平面阻滞、前锯肌平面阻滞等。

14. 肋间神经解剖的解剖走行是怎样的?

肋间神经是由 12 对胸部脊神经的前支构成,主要分布于胸腹壁和部分上肢的肌肉和皮肤,它自椎间孔发出之后,在肋间最内肌与肋间内肌之间,在肋沟内走行,与肋间血管相伴行。最常用的肋间神经阻滞部位是肋角处,因其尚未发出分支,因此阻滞范围较广,此外还有腋后线附近、腋前线附近等。

15. 肋间神经阻滞如何实施?

　　患者可取侧卧、俯卧或坐位,找出手术部位所对应的肋间神经,可用肩胛角作为解剖标志对应第 7 肋,把探头放置于所需位置,并与肋骨垂直放置,显示肋下缘肋间神经走行部位。多采用平面内进针技术,穿过背部肌肉,肋间外肌、肋间内肌至肋骨下缘,回抽无血无气,注入局麻药,可采用 0.25%～0.5%罗哌卡因,每个肋间 3～5 mL。

16. 椎旁神经阻滞的解剖走行是怎样的?

　　胸椎旁间隙是胸椎两侧的三角形解剖区域,前侧由壁层胸膜包绕,后壁为肋横突韧带,内侧为椎体、椎间盘、椎间孔及其内容物组成,上下壁为肋骨。胸椎旁间隙内走行着肋间神经、胸部脊神经、肋间血管和交感链,椎旁间隙上下连通,并非一个密闭腔隙,药物可向临近椎旁间隙及硬膜外扩散,并且椎旁间隙内脊神经没有鞘膜包绕,因此较易受局麻药液影响。

17. 长轴椎旁神经阻滞如何实施?

　　取侧卧、俯卧或坐位,体表找到 T_7 截面,向上/下找到所需位置,将探头垂直后正中线放置,于胸椎棘突旁可见棘突关节突、横突及肋骨,关节突深部和其外侧与胸膜围成的空间即为胸椎旁间隙。于探头外侧进针置于胸椎旁间隙后回抽无血或脑脊液即可注射局部麻醉药。

18. 短轴椎旁神经阻滞如何实施?

　　取侧卧、俯卧或坐位,体表找到 T_7 截面,向上/下找到所需位置,平行于后正中线,胸椎棘突旁开 2～3 cm,探头中间位于两个横突之间。可见浅表部圆形肋骨及深侧方形似"城墙"一般的阴影结构为胸椎横突,横突下强回声为壁层胸膜,其上暗区为椎旁间隙。从探头外侧两横突之间进针,至横突表面深部的 1 cm 目标区域后回抽无血无气,然后注入局麻药。

19. 竖脊肌平面阻滞的解剖走行是怎样的?

　　竖脊肌位于斜方肌和菱形肌深面,外为髂肋肌止于肋角;中间为最长肌止于横突及其附近肋骨;内为棘肌止于棘突。脊神经出椎间孔后分为腹侧支、背侧支和交通支。腹侧支组成肋间神经,背侧支通过肋横突孔向后进入竖脊肌、菱形肌、斜方肌,延续为背部皮支。竖脊肌阻滞中局麻药液可渗透入椎旁间隙,操作中可应用穿刺针刺破肋横突韧带以协助药液扩散。

20. 竖脊肌平面阻滞如何实施?

确定手术所需横突节段后,探头沿棘突旁开 3 cm,平行于后正中线放置,可采用平面内技术,抵到竖脊肌下横突外侧,回抽无血,于竖脊肌深面与横突之间的筋膜间隙注射,可予 0.4%～0.5% 罗哌卡因 25 mL 单次阻滞,也可置管连续阻滞。竖脊肌从横突表面分离,其间出现低回声液性暗区,提示局麻药注射部位正确。可于阻滞前刺破肋横突韧带建立与椎旁间隙间的人工通路,然后退针至横突外侧行竖脊肌平面阻滞,可保证椎旁间隙效果。

21. 前锯肌平面阻滞的解剖走行是怎样的?

前锯肌起源于前 8 根肋骨表面,是一块锯齿状扁肌,位于胸外侧区,前方位于胸大肌及胸小肌深面,背侧位于背阔肌后附着于肩胛骨内侧缘,胸长神经沿前锯肌表面伴胸外侧动脉下行支配前锯肌,胸背神经从 $C_{5\sim8}$ 脊神经发出,走行在腋中线前锯肌平面上,浅表和深部的前锯肌间有肋间神经穿过。胸大肌和前锯肌交界处第 4 肋水平注药可阻滞肋间皮支 $T_{2\sim6}$(T_2 支配肋间臂神经,$T_{3\sim6}$ 支配胸壁皮肤、乳腺腺体、壁层胸膜与肋间肌肉)。

22. 浅层前锯肌平面阻滞(SSAPB)如何实施?

取仰卧或侧卧位,使用高频探头,以胸骨角为解剖标志确定第二肋骨,向尾部和侧方移动计数肋骨直到在腋中线识别出第 4、5 肋。此处前锯肌浅层为背阔肌。此平面内进针,将药液注射至背阔肌与前锯肌之间,可阻滞胸长神经与肋间神经皮支,浅层前锯肌阻滞较深层阻滞扩散范围更广。胸科手术可应用 0.3%～0.5% 罗哌卡因 20～40 mL 行前锯肌阻滞。

23. 深层前锯肌阻滞(DSAPB)如何实施?

取仰卧或侧卧位,使用高频探头,以胸骨角为解剖标志确定第二肋骨,向尾部和侧方移动计数肋骨直到在锁骨中外 1/3 或腋中线识别出第 5 肋。此处前锯肌深层为肋间肌和壁层胸膜。平面内进针注射药物于前锯肌与肋间外肌之间,此处为肋间神经皮支穿出肋间肌的位置。当浅层存在瘢痕或纤维化时,可能影响药液扩散,此时可改用 DSAPB,深层阻滞的前向扩散较浅层更为优秀。

第三节　经食管超声心动图在胸科手术中的应用

24. 经食管超声心动图(TEE)的禁忌证有哪些?

咽部、食管病变,上消化道出血、溃疡病史,肝硬化及门脉高压病史,纵隔、食管放疗病史,严重颈椎不稳定、难以置入探头的患者。凝血功能异常患者 TEE 相关出血风险较大,也应该慎用。

25. TEE 的适应证有哪些?

术中需快速鉴别血流动力学不稳定原因时,术中评估出现难以纠正的低血氧饱和度、低呼气末二氧化碳分压时或术前即有心脏瓣膜异常、心脏功能异常的患者。围手术期急性肺栓塞的鉴别,围手术期心肌梗死识别,术中病变累及心脏/大血管的患者。

26. 食管超声如何放置?

探头保护套内放耦合剂后置入探头,注意前端与保护套之间排净空气,于保护套表面及口腔内涂抹局麻凝胶。可选仰/侧卧位,气管导管固定于嘴角一侧,便于置入探头,右手持探头前 1/3,左手提下颌打开咽腔、将探头送至咽后壁,遇阻力前屈探头,通过咽后壁后将探头稍右旋送过食管开口。置入困难时可用喉镜辅助。应用完毕退出探头前确保探头处于伸直状态,检查前后观察口咽及探头表面是否有出血,及时发现并发症。

27. TEE 探头如何操作?

使用操作柄的大轮顺时针转动,则探头向前弯曲,反之则向后,使用操作柄的小轮顺时针转动,则探头向右弯曲,反之则向左。操作柄侧方按钮可用于在 $0°\sim180°$ 旋转扫描平面。

28. TEE 的基本切面都包括哪些?

包括食管上段、中段、经胃底、胃深部四类:食管上段 $0°$ 主动脉弓短轴,$90°$ 主动脉弓长轴;食管中段 $0°$ 四腔心,$30°$ 主动脉瓣短轴,$45°$ 二尖瓣联合部,$60°$ 右心室流入流出道,90°两腔心,90°～110°双腔心矫正切面和(或)双腔静脉切面,120°左心室和(或)主动脉瓣长轴;经胃底 0°左心室基底和(或)左心室中段乳头肌短轴,90°左心室两腔心,120°左心室长轴及右心室流入道;胃深部 0°左心室长轴、胸主动脉短轴,90°胸主动脉长轴。

29. 如何评估血流动力学的紊乱原因?

经胃左心室短轴切面评估心腔大小,如心腔减小且室壁运动幅度正常,考虑存在血容量不足。如心腔大小正常则评估收缩功能,收缩功能不足可应用强心药物。如心功能、下腔静脉及左心室舒张末面积正常,收缩末面积明显减小,提示分布性休克。如右心室明显扩大合并左心室减小,伴三尖瓣反流,右心室运动幅度明显减低,考虑存在肺栓塞。左、右心室均减小合并舒张功能受限,则需考虑心包填塞。如局部室壁运动异常,提示心肌缺血。

30. 如何应用 TEE 指导补液治疗?

于食管中段双房腔静脉切面,评估下腔静脉内径及塌陷程度,判断容量状态,如见纤细随呼吸变异度大的下腔静脉,提示容量相对不足。于经胃左心室短轴切面,如见左心室舒张末面积明显减小,左心室收缩增强,乳头肌"Kiss征",也可提示左心前负荷不足。

31. TEE 在肺移植中的应用有哪些?

术前可用于评估左、右心室大小、厚度、功能及肺动静脉压力、直径,观察三尖瓣反流情况,判断术前是否存在卵圆孔未闭、房间隔缺损等心内分流,辅助监测中心静脉导管、漂浮导管及 ECMO 位置。在夹闭肺动脉时,可观测右心代偿功能。吻合后观察肺动、静脉吻合口情况,是否存在狭窄及扭曲,心房及大血管内是否存在气栓、血栓。再灌注后辅助监测调整心功能。

32. 如何评估肺栓塞?

直接征象:如栓子位于右心内、肺动脉主干,应用 TEE 可直接观察到高回声的栓子。间接征象:肺栓塞引起肺动脉高压,右心高负荷,因此可见右心室、右心房扩大,三尖瓣反流明显增多,肺动脉干增宽,右心室运动幅度明显降低,并且此时左心回心血量减少,因此可见左心室减小。

第四节 超声在胸科手术的其他应用

33. 超声支气管镜活检(EBUS)的原理与优势是什么?

EBUS是于传统支气管镜前方安装超声探头,应用超声辅助判断前方占位性病变位置,以及其与周围血管淋巴结等组织关系。可提高穿刺有效率的同时防止穿刺针吸活检穿破血管引起大出血。

34. 肺结节术中超声定位的原理与优缺点是什么?

胸科手术过程中,可在行肺萎陷治疗后,将超声探头置于萎陷肺组织表面,排除气体干扰后,超声可观察到肺结节的位置、形态、与周围血管等组织的关系。术中超声可实时监测结节状态,免除术前定位创伤,但对于患有慢阻肺及肺大疱等疾病的患者,因难以排除肺中气体干扰,因此可操作性较差。

35. 胸科术中超声刀的原理与优势是什么?

超声刀是应用超声振荡原理,将电能转变为超声振荡波,并通过能量放大器放大超声振幅,在刀头咬口处形成最大振动,使组织蛋白氢链断裂结构重组,蛋白凝固组织水分气化,切割的同时凝固血管管腔从而达到止血的目的。超声刀在有效止血的同时可避免电刀止血引起的高温损伤。

(叶伟光 田 甜)

参考文献

[1] 任卫东,常才. 超声诊断学. 第3版[M]. 北京:人民卫生出版社,2013.

[2] 赵浩天,龙玲,任册,等. 床旁肺超声对气胸诊断价值的研究进展[J]. 中国急救医学,2019,39(9):892-897.

[3] 王爱忠,范坤,赵达强. 超声引导下的神经阻滞技术[M]. 上海:上海交通大学出版社,2019.

[4] James R. Hebl,M. D. ,Robert L. Lennon D. O. 著. 周大春,裴燕,译. Mayo区域麻醉与超声引导神经阻滞图谱[M]. 北京:人民卫生出版社,2012.

［5］ Blanco R，Parras T，McDonnell JG，et al. Serratus plane block：a novel ultrasound-guided thoracic wall nerve block[J]. Anaesthesia，2013，68(11)：1107 - 1113.

［6］ 张颖,王宇霆,周海燕.超声引导下前锯肌平面阻滞在胸科手术中的应用进展[J].临床麻醉学杂志,2019;35(8)：821 - 823.

［7］ Herrero M，SL Álvarez，Fuentes AF，et al. Quality of postoperative recovery after breast surgery. General anaesthesia combined with paravertebral versus serratus-intercostal block[J]. Rev Esp Anestesiol Reanim，2016，63(10)：564 - 571.

［8］ 中国心胸血管麻醉学会非心脏手术麻醉分会.经食管超声心动图在非心脏手术中应用专家共识(2020 版)[J].临床麻醉学杂志,2020,36(10)：1025 - 1030.

［9］ Miniati M，Monti S，Pratali L，et al. Value of transthoracic echocardiography in the diagnosis of pulmonary embolism：results of a prospective study in unselected patients [J]. Am J Med，2001，110：528 - 535.

第二十五章

胸科手术患者的围手术期管理

第一节　围手术期液体管理

1. 围手术期补液策略都有哪些？

包括传统式补液策略即开放式补液策略，以及之后出现的限制性补液策略与目标导向液体管理策略。

2. 什么是开放式补液策略？

补液量为术前液体丢失量（术前禁食水、恶心呕吐、肠道准备等引起的丢失量）＋生理需要量＋第三间隙再分布量（应激状态下毛细血管通透性增加，血管床渗出增加，大量液体漏入胸、腹腔等第三间隙）＋麻醉后血管扩张量＋术中丢失量（术中失血、尿量、创面与气道液体蒸发量及出汗量）。开放式策略存在高血容量风险，麻醉药物代谢完成后血管张力恢复后，过度补充的液体会增加心脏负荷及肺水肿、肺炎发生率。

3. 什么是限制性补液策略？

仅计算生理需要量及术中丢失量并进行补液，对术前液体丢失量以及第三间隙液体再分布和麻醉后血管扩张引起的相对血容量不足不进行补充，限制性补液策略可降低术后肺水肿、肠麻痹发生率，但与开放式补液相比，限制性补液可增加低循环血量的发生率，增加围手术期急性肾损伤概率。

4. 什么是目标导向液体管理?

目标导向液体管理(goal-directed fluid therapy，GDFT)是以血流动力学指标为补液目标，监测患者液体容量反应性进行实时个体化补液，保持患者心脏前负荷处于最佳状态，在此基础上适当应用血管活性药以对抗麻醉药引起的血管扩张性容量不足。它可以适应围手术期不断变化的生理需求，保证心脏前、后负荷及血管张力随时处于最佳状态，预防血容量不足或过量，保证微循环灌注的同时维护肺毛细血管静水压，减轻间质水肿，改善肺功能，且避免肾功能损害、缩短住院时间。

5. 目标导向液体管理(GDFT)的监测指标都有哪些?

GDFT 的关键在于维持最优前后负荷，它的评估指标包括动脉血压、中心静脉压(CVP)、心排血量(CO)、每搏排血量(SV)、每搏变异度(SVV)、动脉脉压变异度(PPV)、脉搏灌注指数变异度(PVI)、血乳酸、尿量及经食管超声(TEE)等。其中通过心肺交互作用测量的动态参数如 PPV、SVV、PVI 等能提供有关前负荷增加是否也会导致心搏量增加的信息，可较好地预测容量反应性，常作为 GDFT 的指导参数。

6. 动脉脉压变异度(pulse pressure variation，PPV)的原理是什么，受哪些因素影响?

正压通气胸内压随呼吸变化，吸气时压力上升肺静脉血被挤入左心，容积敏感时心排血量及脉压增加。变化越大提示敏感性越大。$PPV=(PPmax-PPmin)/PPmean$，前提是无自主呼吸、无心律失常且潮气量≥ 8 mL/kg PBW(预测体重)的机械通气患者。$PPV>13\%$时考虑存在容量反应性。胸科术侧胸内压受手术影响，而通气侧胸腔密闭性仍存在，正压通气时血压周期性改变存在，但诊断阈值改变，补液需综合考虑。

7. 每搏变异度(stroke volume variation，SVV)的原理是什么，受哪些因素影响?

$SVV=(SVmax-SVmin)/SVmean$。正压通气时原理与 PPV 相似，胸内压力上升时大量肺静脉血挤入左心房，左心房前负荷明显增加，左心室每搏排血量增加，当前负荷处于 Frank-Starling 曲线的上升支时，这种左心容量增加引起的每搏量增加效应更加明显，前负荷足够的情况下，此曲线处于平台期，SV 变化较小，一般以$SVV>13\%$为补液阈值。它的影响因素与 PPV 类似。

8. 脉搏灌注指数变异度的原理是什么?

脉搏灌注指数变异度(pleth variability index，PVI)为无创监测，PVI＝(PImax－PImin)/PImax，PI(perfusion index)为灌注指数。脉搏氧波形是取决于检测部位血容量，小动脉血和非搏动性静脉血等均吸收光，前者组成搏动性信号(AC)，后者组成非搏动性信号(DC)，PI＝AC/DC×100％。PI反应小动脉灌注，正压通气后，胸内压力随呼吸变化，在吸气时动脉压增加，呼气时降低，当小动脉搏动强度随呼吸改变越大时，PVI越大。

9. 如何用 TEE 评估液体反应性?

超声评估容量具有直观、准确且无创的优点，并且直接监测机体容量状态而不受外周血管病变影响。可通过超声测量左心室舒张末面积及左心室收缩幅度等征象评估前负荷，主动脉水平测量纠正左心室射血时间(LVETc)，当其处于 0.35～0.4 s 时，心肌处于最佳收缩长度，过低或过高则提示血容量过少或过多。此外还可以通过下腔静脉内径及塌陷变异指数评估容量状态。

第二节　围手术期肺功能保护

10. 什么是术后肺部并发症?

术后肺部并发症(postoperative pulmonary complications，PPC)是一种常见围手术期并发症，主要包括肺部感染、肺不张、气胸、支气管痉挛、呼吸功能不全、呼吸衰竭等，严重影响患者预后。

11. 术后肺部并发症(PPC)的原因有哪些?

PPC发生的原因有许多种，如全麻患者应用机械通气时不恰当的通气模式引起呼吸机相关肺泡过度膨胀损伤、气压伤，其周围肺泡萎陷变形、肺不张，膨胀及塌陷的肺泡使通气时肺内压力分布不均，肺泡表面活性物质减少，肺泡顺应性降低，更易发生应力性肺损伤。且长时间机械通气可引起膈肌等肌群缺乏有效刺激锻炼，造成废用性损伤。因此胸科手术单肺通气时长也与PPC发生率密切相关。

12. 肺保护性通气策略有何意义?

胸科手术常应用单肺通气，可提供良好的手术视野，但术中非通气侧肺部肺泡塌陷,通气血流比失调,围手术期低氧血症及肺不张的发生率高。既往的单肺通气策略应用较高的潮气量维持氧合,易引起气道压骤增,并可导致通气侧肺血流分流到患侧肺,引起通气血流比进一步失衡,而肺保护性通气策略(lung protective ventilation strategy, LPVS)则是以小潮气量为主、通气侧使用呼气末正压和肺复张的通气模式,显著降低通气相关肺不张及肺损伤,缩短住院时间。

13. 肺保护性通气策略的具体措施包括哪些?

LPVS是以小潮气量联合适当的呼吸末期正压,并于通气期间间断行肺复张性通气,降低肺不张。对于胸科单肺通气患者,需注意在单肺通气模式转换为双肺通气模式后,对非通气侧肺进行复张治疗。此外,在保证氧供的情况下,需使用低吸入氧浓度避免高氧性氧化应激损伤,并于围手术期应用目标导向液体管理,避免液体过量引起的肺水肿。

14. 肺保护性通气策略时通气模式如何设定?

传统容量控制通气(VCV)可减少死腔通气,但在单肺通气时容易出现峰压过高引起气压伤。压力控制-容量保证通气模式(PCV-VG)可保证足够的潮气量同时在吸气阶段保持较低的压力水平,有效降低气道峰压,减少压力性损伤。

15. 传统大潮气量有哪些危害?

传统呼吸模式采用$8\sim10$ mL/kg的潮气量,但潮气量过大常导致肺泡过度扩张,增加肺部损伤、气压伤概率,过度扩张的肺泡激活阳离子通道,释放氧自由基,激活免疫细胞,引起炎症介质释放,从而增加血管通透性,增加肺水肿概率。

16. 肺保护性通气策略时小潮气量如何设置?

LPVS中采用$6\sim8$ mL/kg的小潮气量,单肺通气期间采用$5\sim6$ mL/kg,并通过调整通气模式,使峰压小于30 cmH$_2$O,最高不可超过35 cmH$_2$O。适当的低潮气量并不影响患者氧合,且能减少气道高压性损伤,但小气道过早闭合可增加肺不张的风险,因此需联合呼气末正压同时使用。

17. 呼气末正压通气(PEEP)有哪些意义?

单肺通气侧卧位时受重力影响,上侧肺压迫通气侧肺,功能性残气量(FRV)减少。且机械通气中,吸气相肺泡开放,呼气时肺泡萎陷,反复张闭可造成应力性损伤,应用适当的 PEEP 可保持肺泡在呼气末扩张,减轻应力损伤,改善肺顺应性,减少肺泡萎陷率。

18. 肺保护性通气策略时呼气末正压通气(PEEP)如何设定?

PEEP 如设置过低则难以达到效果,过高则引起肺泡过度扩张,降低肺顺应性,影响血流动力学稳定。在机械通气时,PEEP 可先设定较低水平 $3\sim5~cmH_2O$,并逐步增加,观察气道压力变化,如增加值大于或等于 PEEP 增加值,则应适当减小 PEEP 值 $1\sim2~cmH_2O$,并且术中结合血气二氧化碳分压与呼气末二氧化碳个体化设定 PEEP 数值。此外,也可应用压力容积曲线,选用其下拐点做为 PEEP 压力值。

19. 术中氧浓度如何设定?

可先应用纯氧通气,并逐步降低氧浓度,直至测量出保证氧供情况下的最低氧浓度。机械通气期间应用低氧浓度,可减轻高氧引起的肺损伤,并减少肺不张发生率,但胸科手术单肺通气非通气侧肺缺少气体交换,肺内分流增加,从而降低机体氧合指数,增加围手术期低氧血症发生率,因此需配合应用适当的 PEEP 及间断肺复张性通气以改善氧合。

20. 肺复张的意义有哪些? 如何进行肺复张?

机械通气患者尤其是长时间单肺通气时容易出现肺不张,即使已应用了 PEEP 仍不足以避免肺泡塌陷,肺复张可明显改善肺顺应性,提高氧合指数,膨胀萎陷肺泡,胸科手术中恢复双肺通气后,可于充分吸引肺内分泌物后,应用 $30~cmH_2O$ 持续气道正压通气 30 s,在通气过程中,持续监测血流动力学变化,防范肺复张引起的低血压。

第三节　术后常见并发症

21. 胸外科手术有哪些常见并发症?

胸外科常见并发症包括肺炎、肺不张、房颤、支气管胸膜瘘、脓胸、术后出血、肺水肿,此外还有膈神经损伤、食管吻合口瘘、乳糜胸、肺叶扭转、全肺切除术后综合征、心脏疝等。

22. 术后肺炎的高危因素和临床表现有哪些?

术后肺炎多发生于术后 3～5 天,高危因素包括吸烟、手术创伤过大、免疫异常、术前长期住院治疗、围手术期肺不张、术后长时间机械通气。临床表现主要有咳嗽咳痰、发热、白细胞计数升高,可辅助以影像学检查协助判断。

23. 肺不张的高危因素和临床表现有哪些?

多于术后 1～2 天出现,可观察到患者呼吸功能下降,听诊可闻及管状呼吸音,呼吸音减弱甚至消失,胸 X 线片可辅助诊断肺不张。肺不张与手术创伤,长时间单肺通气,术中痰液引流不佳有关,此外还与术后疼痛控制欠佳,自主咳痰治疗依从性差,痰液潴留有关。

24. 术后房颤的高危因素和临床表现有哪些?

高龄、胸科手术创伤大、围手术期合并肺炎、肺不张等均易发生术后心律失常,其中以房颤最为多见,术后心律失常的诊断有赖于心电图检查,围手术期可应用美托洛尔等预防房颤,如出现术后房颤,应在保证电解质正常的情况下应用药物控制心室率,可选药物有美托洛尔、地尔硫卓、胺碘酮等,如房颤持续存在 48 小时以上,应考虑加用抗凝药物,并可辅以电复律治疗。

25. 术后出血的高危因素和临床表现有哪些?

手术创伤过大如肺叶或全肺切除或术中止血不当是术后出血的高危因素,术后胸腔引流管持续引流出新鲜血液,在纠正患者凝血功能后仍无好转,应考虑进行外科手术探查。

26. 支气管胸膜瘘的高危因素和临床表现有哪些?

患者术前合并有肺气肿、胸腔引流管放置不恰当、手术操作不当都是支气管胸膜瘘的危险因素。如患者术后出现引流管出现大量气体持续漏出,于胸腔内注入美蓝,可见痰液中咳出指示剂,则应考虑存在支气管胸膜瘘。支气管镜检查可明确瘘口情况。

27. 食管吻合口瘘的高危因素和临床表现有哪些?

颈部吻合口瘘可表现为颈部切口局部红肿,短期发生的吻合口瘘常伴有高热寒战等全身炎性反应,而局部炎性反应轻,手术治愈率高,术后 1～2 周发生的吻合口瘘则表现为进食吞咽后颈部吻合口异常响声,感染局部重而全身反应轻,手术治疗失败率高。胸腔内吻合口瘘则可引起胸腔内严重感染脓胸,甚至侵蚀大血管造成致命性大出血,死亡率极高。

28. 脓胸的高危因素和临床表现有哪些?

可表现为术后高热寒战,呼吸急促,伴有患侧剧烈胸痛,胸腔内可引流出脓性分泌物。术后存在支气管胸膜瘘和食管吻合口瘘是脓胸发生的高危因素,它致死率高,如发生则宜应用闭式引流使脓液排出胸膜腔,也可应用胸腔灌洗并应用抗生素治疗。

29. 肺水肿的高危因素和临床表现有哪些?

与患者术前心肺状态及围手术期不恰当补液相关,可表现为进行性呼吸窘迫,咳粉红色泡沫痰,听诊双肺可及细湿啰音。

30. 乳糜胸的原因和临床表现有哪些?

术后可观察到血性引流液消失后,胸腔引流管内仍能引流出大量液体,进食含脂肪类食物,乳糜样胸水明显增多,并可呈乳白色。乳糜胸与术中损伤胸导管有关,应持续胸腔引流,避免乳糜液造成胸腔压迫症状,并可禁食,行胃肠减压及肠外营养,减少乳糜液生成,有利于胸导管愈合,如症状仍难以缓解,则应行外科修补或结扎手术。

31. 肺叶扭转的临床表现有哪些?

可表现为扭转肺叶缺血梗死,术后早期高热,可伴有咯血,术侧肺呼吸音消失,胸 X 线片可见扭转肺叶组织出现肺不张,支气管镜可见管腔扭曲,确诊后应行外科干预治疗如扭转肺叶切除等。

32. 膈神经损伤的高危因素和临床表现有哪些?

损伤侧膈肌上抬,患者呼吸功能受损,确诊后可行膈肌成形术治疗。

33. 全肺切除综合征的临床表现有哪些?

全肺切除术后,对侧肺过度扩张,纵隔向术侧胸腔移位,残存一侧肺支气管出现随呼吸节律变化的摆动,并出现动态变化的压迫症状(右主支气管可受右肺动脉和胸椎压迫,左主支气管则易受左肺动脉和主动脉压迫)。

34. 心脏疝的高危因素和临床表现有哪些?

心脏疝是胸科术后罕见而致命的并发症,与术中切除和(或)开放心包有关,表现为术后突然出现的心脏流入流出道梗阻症状,可监测到血管活性药物难以纠正的低血压及心律改变,胸X线片可辅助判断是否存在心脏疝,一经发现需立即行手术干预治疗。

35. 术后并发症的发现与预防有哪些手段?

术后早期应持续心电监护,间断检测血气分析,早期发现低氧血症等异常征象。术后定期改变体位,可采取坐位/半坐位,充分多模式镇痛,同时鼓励患者咳嗽咳痰和深呼吸,合理应用抗生素及沐舒坦等化痰药物,不同患者间不混用检查用具,防范肺炎、肺不张发生。保持胸腔闭式引流通畅,实时记录引流量及性质,给予患者适当补液和营养支持。如术后长期低氧血症难以纠正,应采取机械通气治疗并积极寻找病因。

第四节　胸科手术术后疼痛管理及胸科术后慢性疼痛综合征

36. 胸科术后疼痛的原因有哪些?

胸科手术术后疼痛大致分为4类:① 胸壁手术及引流管切口引起的躯体痛;② 引流管及手术操作刺激脏壁层胸膜、损伤肺脏引起的内脏痛;③ 损伤肋间神经等引起的神经病理性疼痛;④ 围手术期紧张、焦虑情绪引起疼痛加剧。

37. 围手术期疼痛对于胸科患者有哪些危害?

围手术期的伤害性刺激可影响胸科患者术后咳嗽、咳痰,降低患者呼吸功能锻炼依从性,增加术后肺不张、肺部感染发生率,影响术后睡眠及下地活动,减慢胃肠功能恢复,并且伤害性应激可引起心率增快,心脏氧耗增加,围手术期心肌缺血发生率增加。此外,围手术期疼痛控制不佳可激活外周和中枢痛觉敏化,降低神经调节功能,引起慢性疼痛。

38. 围手术期疼痛评估有哪些方式?

① 数字分级评分法(NRS)把疼痛分为 0~10 分,直观、简单、易于表达,但需患者有数字识别能力,准确性易受数字及描述干扰;② 语言等级评分法(VRS)口述疼痛级别,评分受文化水平、语言表达能力影响;③ 视觉模拟评分法(VAS)简单,但需患者目视标尺指出疼痛级别,难以用于术后慢性疼痛视频访视;④ 面部表情评分法(FACES)可用于语言表达困难者,不受文化背景影响

39. 什么是多模式镇痛?

多模式镇痛是应用多元化的镇痛方式及药物,通过多种途径相加、协同作用,阻断不同层面及不同通路的疼痛感知、传导靶点。多模式镇痛是一种包括术前、术中、术后不同时间段的围手术期完整镇痛模式,它应用细致精确的围手术期疼痛管理策略,致力于达到最佳镇痛效果的同时,减少单一种类的药物应用,从而降低疼痛强度、减少神经元致敏的同时降低药物不良反应。

40. 多模式镇痛方案有哪些?

多模式镇痛包括不同药物及镇痛方式的联合应用:① 静脉全身药物,推荐联合用药,减少单一药物不良反应的同时提供充分镇痛效果;② 伤口单次/持续局麻药物浸润镇痛;③ 单次/持续区域阻滞镇痛,阻断手术创伤区域疼痛的传入途径:包括胸段硬膜外镇痛/神经阻滞镇痛。

41. 多模式镇痛方式有哪些?

多模式镇痛是覆盖围手术期的完整镇痛方案,包括术前充分宣教,缓解患者紧张情绪,手术开始前应用 NSAIDs 药物及区域阻滞/局部浸润进行超前镇痛,术中足量镇痛抗炎,以及术后按照患者需求和药物代谢规律设定适当的多种药物和(或)方式复合镇痛方案。

42. 预防性镇痛有什么意义?

手术损伤会导致局部释放缓激肽、组胺等物质,并激活免疫细胞,释放炎症因子,致使伤害性感受器阈值下降,外周神经疼痛敏化,并且外周伤害性信号可经神经纤维传导入中枢,可引起脊髓及中枢平面的痛觉敏化。预防性镇痛则是在疼痛产生前即给予适当的镇痛及抗炎药物治疗,镇痛治疗覆盖术前至术后,从而全程阻断伤害性刺激传入及炎性反应,避免痛觉敏化。

43. 多模式镇痛全身用药选择都有哪些?

①NSAIDs:抑制环氧合酶及前列腺素合成,炎性痛效果优于对乙酰氨基酚,联合使用可减少阿片类药;②对乙酰氨基酚:抑制环氧合酶,调节内源性大麻素,胃肠副作用小,应用需注意肝脏损伤;③阿片类:建议低阿片镇痛,对于中度以上疼痛手术,联合不同药物、模式以降低总量,阿片耐受可用氯胺酮;④辅助药:地塞米松抗炎、曲马多补充镇痛、神经痛辅以加巴喷丁,此外,可应用α2受体激动剂、利多卡因等。

44. 局部麻醉策略是什么?

可应用0.25%~0.5%的罗哌卡因进行单次或连续伤口局部浸润麻醉,可有效抑制切口处躯体痛,且无全身用药不良反应。

45. 胸外科区域阻滞镇痛策略是什么?

抑制外周神经末梢/脊髓疼痛传导,从而产生外周/脊髓层面镇痛效果,分为硬膜外阻滞镇痛与外周神经阻滞镇痛。胸科手术建议常规应用区域神经阻滞技术,既往胸段硬膜外是开胸手术区域镇痛第一选择,目前推荐胸椎旁阻滞作为一线镇痛方式,两者效果相似但后者明显降低低血压等不良反应,此外还可进行肋间神经阻滞、前锯肌平面阻滞及竖脊肌平面阻滞等。

46. 胸科术后慢性疼痛综合征有什么临床表现?

胸科术后手术创伤已愈合,但患者仍残留有持续难以缓解的伤口局部或术侧胸背部疼痛,也可牵连至腋下、肩及腹部,并已排除心绞痛等其余脏器原因,称为慢性疼痛综合征,多持续3个月以上。

47. 慢性疼痛综合征的危险因素有哪些?

围手术期急性疼痛及炎症控制不佳可引起外周及中枢神经疼痛敏化,从而使急性疼痛发展为慢性疼痛。此外术中损伤肋间神经及神经修复不佳也是重要原因之一,其他原因还包括术前存在慢性疼痛、焦虑抑郁、糖尿病史,以及术后长期留置闭式引流等。

48. 慢性疼痛综合征的预防与治疗有什么?

围手术期合理应用多模式镇痛,适当预防性镇痛及抑制炎性反应是阻止急性疼痛发展为慢性疼痛的重要预防手段。对于已经发生的慢性疼痛,可按三阶梯疼痛治疗原则,给予对症治疗,并辅以针灸理疗等物理治疗。神经病理性疼痛可辅以适当的区域阻滞技术。如患者合并焦虑失眠,可予口服镇静安眠药物。

第五节　胸科手术的加速康复理念

49. 加速康复外科的定义是什么?

加速康复外科(enhanced recovery after surgery,ERAS)是由多学科协作,采用一系列循证医学证实有效的围手术期优化处理措施,减少手术应激,维护机体内环境,加快术后康复,缩短住院时间的围手术期医疗管理模式。

50. 胸科 ERAS 的主要措施有哪些?

包括术前访视和预康复治疗,围手术期静脉血栓预防,术中精细化麻醉管理及外科微创操作减少创伤应激,围手术期低阿片多模式镇痛管理,预防性应用止吐药物及抗生素,术后尽早拔除尿管,早期恢复饮食及下地活动,在保障安全的前提下缩短住院时间,出院后定期随访指导及复查。

51. 胸外科 ERAS 的术前访视和预康复治疗的目的是什么?

通过术前一系列措施,调整患者术前一般状态和脏器功能,缓解患者术前紧张情绪,增加对手术创伤的耐受力,降低围手术期风险,优化围手术期进程。

52. 胸外科 ERAS 的术前访视和预康复治疗包括哪些内容?

评估患者状态,手术及麻醉风险与获益,评估及纠正合并症。对于 COPD 等肺脏合并症,术前应用支气管扩张剂、糖皮质激素及抗胆碱能药物等,以提高肺功能改善术后转归。营养不良的患者给予营养支持治疗。贫血患者给予铁剂、促红细胞生成素及输血等治疗。术前与患者及家属沟通,缓解紧张情绪,告知手术及麻醉方式,围手术期饮食及疼痛管理方案,进行呼吸功能评估及锻炼,教导戒烟、戒酒,针对可能存在的并发症设定预案。

53. 呼吸功能锻炼包括哪些内容?

① 有效咳嗽训练,可降低肺部感染及肺不张概率;② 进行术前运动训练,如有

氧运动、抗阻锻炼等；③ 进行术前呼吸训练，如腹式呼吸训练，可使呼吸气体交换更充分，同时可减少上胸廓运动幅度，缓解疼痛；此外还有训练深慢呼吸、吹气球等锻炼方式；④ 有效的短期肺康复锻炼，可显著降低围手术期肺部并发症发生率，缩短住院时间。

54. ERAS 胃肠功能保护包括哪些？

① 术前适当饮食管理；② 术中应用短效阿片类药物，术后多模式低阿片镇痛，减少阿片类药物引起的恶心呕吐；③ 适当抗炎抗应激管理，减少肠道环境紊乱；④ 预防性应用止吐药物：对于恶心高风险患者，推荐联合应用止吐药，一线用药推荐 5 - HT 受体拮抗剂与地塞米松；⑤ 不常规留置胃管及机械性肠道准备，术后尽早恢复饮水、进食。

55. 如何实行 ERAS 术前饮食管理？

对于胃肠功能正常的患者，推荐术前 2 小时前适当补充碳水化合物饮料，6 小时前可进食淀粉类食物，含油脂及肉类食物则应禁食满 8 小时以上。机械性肠道准备可增加患者应激，改变肠道内环境，并可导致水电解质紊乱，术前不推荐应用。

56. 胸外科 ERAS 术中精细化麻醉管理主要包括哪些措施？

胸外科手术对肺脏功能影响大，术后镇痛不良可影响患者呼吸功能恢复，因此围手术期低阿片多模式镇痛是管理难点之一。此外，还包括围手术期有效抗炎、抗应激管理、目标导向液体管理、术中保护性肺通气策略、实时监测体温，间断监测血气分析，使用精细化麻醉深度管理及药物选择，避免术后谵妄，术间进行气管拔管，并预防性应用止吐药物。

57. 如何维护内环境稳定？

应用适当饮食管理策略，避免术前出现水电解质紊乱，术中足量镇痛抗炎、抗应激，创伤较大的手术可预防性应用乌司他丁、糖皮质激素及 NSAIDs 等药物，间断监测血气维持电解质酸碱平衡，并可应用血乳酸及血糖等指标辅助判断微循环灌注。

58. 术中低体温的原因是什么？有何害处？

麻醉后血管扩张，热量大量丧失及重分布，此外消毒过程躯体暴露，术中术野失温均可导致低体温发生。低体温可导致凝血功能障碍,室性心律失常,延缓药物代谢,增加苏醒时间,降低免疫功能,增加切口感染及术后心肌缺血概率,引发术后寒战。因此,术中应持续监测体温,维持中心温度大于 36℃。

59. 如何进行术中体温维护?

减少患者躯体暴露,维持室温不小于 21℃,可应用温毯等体表加温装置,术中输液及术野冲洗液均应加温使用。

60. 胸外科 ERAS 术后管理包括哪些措施?

胸外科术后管理难点在于术后早期防范、发现和治疗并发症。此外还包括尽早恢复饮食,低阿片充分镇痛,鼓励咳嗽、咳痰及呼吸锻炼,早期下地活动,如无特殊情况,避免流置胃管,早期拆除缝线和胸腔闭式引流。

(叶伟光　田　甜)

参考文献

［1］ Parquin F, Marchal M, Mehiri S, et al. Post-pneumonectomy pulmonary edema: analysis and risk factors[J]. Eur J Cardiothorac Surg, 1996, 10(11): 929 - 932,933.

［2］ 王天佑,胸外科围手术期肺保护中国专家共识(2019 版)专家组,中国医学基金会胸外科专业委员会. 胸外科围手术期肺保护中国专家共识(2019 版)[J]. 中国胸心血管外科临床杂志,2019,26(9): 835 - 842.

［3］ Licker M, Diaper J, Villiger Y, et al. Impact of intraoperative lung-protective interventions in patients undergoing lung cancer surgery[J]. Crit Care, 2009, 13(2): R41.

［4］ Jeon K, Yoon JW, Suh GY, et al. Risk factors for postpneumonectomy acute lung injury/acute respiratory distress syndrome in primary lung cancer patients[J]. Anesth Intensive Care, 2009, 37(1): 14 - 19.

［5］ Joyce CJ, Williams AB. Kinetics of absorption atelectasis during, anesthesia: a mathematical model[J]. J Appl Physiol, 1999, 86(4): 1116 - 1125.

［6］ 李书军,陈彦亮,牛敬宪. 胸外科并发症诊疗学[M]. 北京:科学技术文献出版社,2013.

［7］ Schussler Olivier, Alifano Marco, Dermine Herve, et al. Postoperative Pneumonia after Major Lung Resection[J]. Am J Respir Crit Care Med, 2006: 1161 - 1169.

［8］ Gottschalk A, Smith DS. New concepts in acute pain therapy: preemptive analgesia[J].

Am Fam Physician, 2001, 63(10)：1979 - 1984.

[9]　朱云柯, 林琳, 廖虎, 等. 中国胸外科围手术期疼痛管理专家共识(2018 版)[J]. 中国胸心血管外科临床杂志, 2018, 25(11)：921 - 928.

[10]　中华医学会麻醉学分会疼痛管理学组, 中华医学会麻醉学分会 ERAS 学组. 加速康复外科理念下疼痛管理专家共识(2021)[EB/OL]. https://www.cn-healthcare.com/articlewm/20210818/content-1254382.html, 2021-08-19.

[11]　薛照静, 黄宇光, 赵晶, 等. 慢性术后疼痛研究进展[J]. 中国疼痛医学杂志, 2013, 19(11)：685 - 689.

[12]　BrunelliA, Kim AW, Berger KI, et al. Physiologic Evaluation of the Patient With Lung Cancer Being Considered for Resectional Surgery Diagnosis and Management of Lung Cancer, 3rd ed：American College of Chest Physicians Evidence-Based Clinical Practice Guidelines[J]. Chest. 2013, 143(5 Suppl)：e166S - e190S.

[13]　支修益, 刘伦旭. 中国胸外科围手术期气道管理指南(2020 版)[J]. 中国胸心血管外科临床杂志, 2021, 28(3)：251 - 262.

[14]　中华医学会外科学分会, 中华医学会麻醉学分会. 加速康复外科中国专家共识暨路径管理指南(2018)[J]. 中华麻醉学杂志, 2018, 38(1)：8 - 13.